解读抑郁

——告别抑郁三步走

曹惠 著

黑龙江科学技术出版社

图书在版编目（CIP）数据

解读抑郁 / 曹惠著．-- 哈尔滨：黑龙江科学技术
出版社，2020.12
　ISBN 978-7-5719-0838-6

　Ⅰ．①解… Ⅱ．①曹… Ⅲ．①抑郁症－诊疗 Ⅳ.
①R749.4

中国版本图书馆 CIP 数据核字（2021）第 021869 号

解 读 抑 郁
JIEDU YIYU

作　　者　曹　惠
责任编辑　项力福
封面设计　清风悦木
出　　版　黑龙江科学技术出版社
地　　址　哈尔滨市南岗区公安街 70-2 号　邮编：150001
电　　话　（0451）53642106　传真：（0451）53642143
网　　址　www.lkcbs.cn　www.lkpub.cn
发　　行　全国新华书店
印　　刷　廊坊市瀚源印刷有限公司
开　　本　787mm×1092mm　1/16
印　　张　19.25
字　　数　302 千字
版　　次　2020 年 12 月第 1 版
印　　次　2021 年 6 月第 2 次印刷
书　　号　ISBN 978-7-5719-0838-6

定　　价　56.00 元

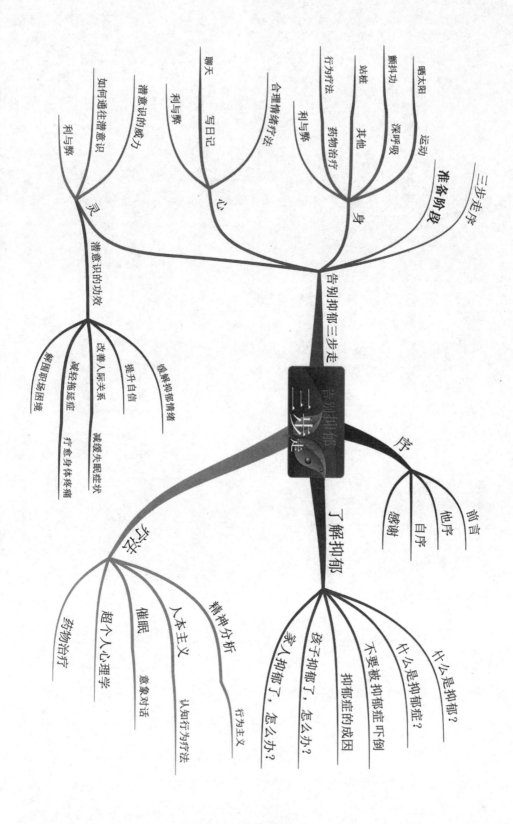

告别抑郁三步走

三步走

了解抑郁

什么是抑郁？
什么是抑郁症？
抑郁症的成因
不要被抑郁症吓倒
孩子抑郁了，怎么办？
家人抑郁了，怎么办？

行为主义
精神分析
人本主义
认知行为疗法
催眠
意象对话
超个人心理学
药物治疗

实践

潜意识的功效
缓解抑郁情绪
提升自信
改善人际关系
减轻拖延症
减缓失眠症状
疗愈身体疼痛
解围职场困境

利与弊
潜意识的威力
如何通往潜意识

灵

聊天
利与弊
写日记
合理情绪疗法

心

晒太阳
颤抖功
运动
站桩
深呼吸
其他
行为疗法
药物治疗

身

准备阶段

三步走序

序
前言
他序
自序
感谢

前　言

　　关于是否将这本书写出来，我一直很犹豫。一方面，我非常想把来访者一点点地放下痛苦，最后从抑郁中走出来的过程写出来，借此跟大家分享我们的喜怒哀乐，更希望那些有着同样烦恼的人通过咨询，或者通过自己的努力，能够从抑郁中走出来，让自己过上幸福的生活；另一方面，我又不敢写，总觉得自己资格还不够，其主要原因是，自己没有"高贵血统"——不是毕业于医学或者心理学专业（当初还无此类专业），也没能跟某个著名的流派攀上"关系"，尤其是在咨询中使用的一些方法，似乎与"正统"心理学有所出入，这就加重了我的担忧。

　　直到前几年，看到一些关于超个人心理学方面的介绍，才知道国外心理学界早已在咨询过程中引进一些非传统心理咨询的方法。这一发现让我觉得自己与国外某个"皇亲国戚"搭上了关系，腰杆子也硬了起来，在咨询中使用放松技巧的时候，也不再"偷偷摸摸"的了。

　　最终让我真正下定决心的，是一位来访者的话。她说："曹老师，我在每次咨询结束后，回去都会做笔记，一方面，自己回顾一下咨询过程；另一方面，我觉得您将来写书的时候，有可能用得上。"她觉得我应该把自己的一些咨询经验写出来，以帮助更多的人。

　　每当我在咨询中遇到坎坷，或者跃过障碍时，我的成长督导师刘军老师，总会跟我说这样一句话："谁能说这些来访者不是来成就你的呢？"每当听完这样一句话，我都会特别感动，我非常感谢这些来访者走进了我的人生，同时，也非常感恩在我的人生路上能遇见刘军老师。那位为了让我写书时有材料可用而花时间整理咨询感受的来访者，不就是上天派来推我一把的吗？我还有多少后退的理由呢？

更重要的一点是，在咨询室里，我看到过太多人的痛苦，特别是那些对心理知识不了解，通过从网络上获得一点"心理知识"而给自己戴上一顶"抑郁症"的帽子，吃了很多年药物，甚至接受了物理疗法的来访者们。有的来访者说，他们进了治疗室，医生只会问一些简单的问题，有的做了心理测量，有的甚至连心理测量都没有做（虽然测量只能作为诊断的参考），就给他们开药了。所以，我非常希望大家在走进医院之前，不要先给自己下结论，最好把自己的详细情况告诉医生，让医生去诊断。

另外，我很抱歉在有些地方用了"朋友们"一词，因为实在找不出其他能够形容我与走出咨询室的那些人的关系的词了。我知道，这在心理学界，特别是医学界是禁止的。弗洛伊德创立的精神分析理论对于心理学的贡献是巨大的，尽管由于经典精神分析疗法太耗时，现在已经不是主流了，但弗洛伊德的许多理念仍然在极大程度上影响着心理学界。弗洛伊德是一位精神科医生，他的患者多数是比较严重的精神病患者，所以，他才把他的患者看成患者。医生与患者之间是需要一定界限的，而且这种界限是终身的。但走进心理咨询室的人，在我的眼里，他们并不是患者，只是目前有些不舒服，但他们与我们一样，是意识正常的人（精神分裂症患者并不在我们的咨询之列），他们只是目前出了一些状况，当症状消除后，他们跟我们是一样的人。所以，我并不觉得走出咨询室后，装作与他们不认识是非常好的做法，因为那样他们会更加认为自己是一个不正常的人（那些要求我们要装作不认识的来访者除外）。在咨询室外装作不相识，对于他们走出困境并无益处。从另一方面说，如果心理咨询师害怕来访者纠缠而避免与来访者打招呼，也是可以理解的。所以，适当的界限是必要的，即使是朋友之间的关系也需要保持一定的度。另外，来访者与咨询师的交往模式，也是把咨询带入生活的一种模式。

现代心理学起源于西方，西方人讲究科学、讲究证据。我们是东方人，讲究的是圆融、是平衡，讲究的是整体，不是非此即彼。所以，在咨询室里，我们会把来访者作为一个整体的人来关注，而不是只关注他们的症状。在本书中，除了疗法、抑郁症的成因以及抑郁症的诊断标准和一些理论之外，其余的内容基本都是来访者和我的实践，以及我们在此过程中的感受，如果大师们和同行们觉得与你们学派的观点不一致，请见谅！

　　申明一：本书所述为本人与来访者的实践与感悟，无意冒犯任何学派与大师。

　　申明二：本书所述案例如果与您的相似，请勿对号入座。

　　申明三：本书所述案例是从一类个案中选取出来的，如果您有类似症状，请勿给自己"戴帽子"。

　　申明四：本书内容基本为实践与体悟，没有太多理论，如果让您失望了，请见谅！

　　在书中，采用化名的个案，我们都会事先与来访者本人亲自沟通，因为这会涉及比较多的细节。而那些不具名的案例，在咨询室里是常常碰到的，至少不止一两例。看到这样的案例，请您切勿对号入座。谢谢！

　　在此，祝福已经走出抑郁的朋友，今后走得更好！祝愿暂时还陷在抑郁中的朋友早日摆脱痛苦！没有治疗不了的心理疾病，一切都在于你的决心和信心！你值得拥有幸福快乐！

原来人生可以重来

曾经一直认为，我的人生将一路黑暗到底；曾经一直认为，我到这个世界只是来接受痛苦的；也曾经一直认为，我可能活不过30岁……但是上天为你关闭一扇窗，也会为你打开一扇门，就在我坠入万劫不复的深渊无法跳出来时，我遇到了来救我的人，那就是曹老师。

从20岁的时候开始，我的人生就进入了一片黑暗的宇宙。因为我的弟弟得了精神分裂症，父母从此再也没有了欢颜和笑语，本来就比较冷漠的父亲，更是每日都冷若冰霜，这个家再也体会不到任何的温暖。

我曾无数次的劝解过父母，家里有人生病了，我们要做的就是用积极的心态和温暖的心包容那个生病的人，帮他治疗，让他慢慢变好，可是我的父母觉得儿子生病了，这个家就成了一盘散沙，女儿也不是自家人，所以每天都背着沉重的负担生活，即便是后来我的弟弟有了很大的好转，他们依然一副过不下去的样子，整个家就这么一直被焦虑和阴暗笼罩着，这也极大地影响了弟弟的治疗和我的情绪。

终于，我受不了了，离开了这个家去外面工作，但在接下来长达八九年的时间里，我的家人无时无刻不从肉体和精神上折磨着我，在这个过程中，弟弟两三次离家出走，我得回家找；父亲也患了抑郁症，我得带着看病；弟弟两次结婚、两次离婚；弟弟四五次住院；母亲隔三岔五地哭诉；最后，我也患上了中度抑郁症和焦虑症。这些年，每个月、每一天，我的父母都因为各种各样的事情，给我打电话，让我解决，让我处理，让我去想怎么办。每一天，我都在恐慌中度过，害怕他们的电话，害怕有不好的事情发生，每天都不开心，因为这么多年，从来都是在处理不好的事情，没有一件开心的事。我深深地感到自卑，也不自信，每天看不到希望，看不到任何色彩。现在想想，我当时也只不过20多岁，虽然在这个过程中我结婚了，我的爱人对我特别好，也经常劝导我，可我压抑了太久，承受了太多这个年龄无法承受的事情。

最终在我生完孩子，没人帮助，而我的父母在这个时候还把我看作外人，还在给我找麻烦的情况下，产后抑郁彻底暴发了。我每天哭，每天想着怎么自杀，我的爱人看我这样，带我去了脑科医院看了医生，这时我已经重度抑郁和焦虑了，看完之后他又帮我找了心理老师辅导我。真的很感谢我的爱人，虽然我是这样的一个人，但他对我从来不离不弃，这才让我有了努力自救的想法。

因为没钱，我们找了心理辅导机构治疗费最便宜的老师，刚开始的时候进度很慢，因为这个高度的老师只能解决一些表象问题，我依然被各种内心的煎熬和多种躯体反应折磨，每天都睡不着，内心焦虑到感觉心脏都要爆炸了，治疗一直在进行着，吃药让我睡眠有了改善，可是情绪还是时好时坏。在我接触心理老师大概两个月的时候，之前的心理老师有私事暂时来不了工作室了，所以把我交给了另一位老师，那就是我生命中的救星——曹老师。真的就是这么巧的缘分，现在回想起来，如果当时不是那位老师把我转交过来，我真的不知道还要多久才能走出来，不知道还得受多少苦，毕竟那个时候病情那么严重。

曹老师那时已经是主任导师了，可她没有让我去补差价，依然很认真地给我做咨询，和我耐心商量，帮我制定系统的治疗方案，而且曹老师特别擅长催眠疗法，在催眠过程中去解决问题，效果也是事半功倍。在跟着曹老师治疗了两个月的时候，我已经好了七八成了。我那曾经被害怕、焦虑、憎恨所笼罩的灰蒙蒙的内心终于有阳光照进来了，堵在心里的一块块石头被我扔掉了，我能看到阳光了，也能闻到花香，能感受到别人给我的温暖了，这一切真的是我以前做梦都不敢想的事。

后来又过了大概两个月，我终于感觉自己好得差不多了，就开始在家自己做情绪训练和运动辅助。这个时候，我觉得是曹老师帮我重塑了自己，因为一切都在慢慢变好。

时至今日，已经过去差不多 10 年了，我一直保持着良好的心态，遇到一些事情时，会想起曹老师教我的一些自我训练方法，开解自己、说服自己，我也喜欢看一些这方面的书来学习。现在的我是一个阳光、向上，热爱生活的人，真的像是重生了一样，很多事情我不再去在乎，也不再想太多，过着自己简单、重复的日子，陪着孩子和爱人一起，让我的小家越来越好！

Spring

他序二：

面对才能超越

在走进曹老师咨询室之前的那段时光，我已经严重到完全不想出门，面对每一个人都感到紧张和害怕，包括我最亲近的父母和男朋友。每到晚上，我就只是伤心欲绝地琢磨着死亡，却又不敢。

跟爸妈沟通了以后，妈妈先是带我去了老家医院的心理科，一到那儿，发现心理科的门敞开着，里里外外坐了很多人，我与医生谈话的时候就被他们那样看着，一点私密性也没有。医生问了几句便开了些抗抑郁的药，结果呢，自然是没有用。

然后我开始在网上了解与心理咨询相关的信息，并且联系了网上的一个心理咨询师，那个咨询师建议我还是去当地直接找咨询老师面谈，效果会比较好。

于是，我找到了曹老师当时所在的一家咨询机构。预约的时候，前台的助理给了我一组照片，让我选择一位咨询师咨询，是曹老师灿烂的笑容吸引了我，现在回想起来，能遇到一个好的、强大的心理老师是多么幸运的一件事！

第一次与曹老师咨询就发现，好神奇啊！竟然有一个人可以不受我紧张情绪的影响，可以让我放下内心的愧疚和逃避，并且能够与之放松地聊天。她是那段时间里我第一个能信任地与其聊天的人，因为在此之前，只要一旦感受到对方因我的紧张而紧张，我就会开始逃避和不信任对方。印象最深刻的一幕是前几次咨询时的一次，曹老师对我说，她觉得"没有什么事是不可能的"——但当时做咨询之前我感觉我是不可能变好的，这句话使我受到很大的震撼，怎么能这么有信心！是曹老师完全打开了我的另一个世界，是曹老师告诉我，原来真正为别人好是先顾忌自己的感受，是先把自己的感受放在第一位，暂时不用管别人的感受，而不是陷入自己明明已经状态不好了还希望别人不受影响，当感觉别人受影响了又充满自责和愧疚的恶性循环中。每个人只需要对自己负责——这完全不同于爸妈和社会环境给我的熏染和教育。

当原来那个非常擅长逃避的我，开始不停地对自己说不用去管别人的感受时；当我开始不再逃避，而是怀揣着害怕去选择面对时；我感觉自己慢慢开始有勇气了，开始有胆量去面对身边真正在乎我的人、对我好的人了。那段时光的我，虽然很害怕也很弱小，但又充满着勇气，因为有曹老师这个一直"严厉"地推着我走、不让我逃避的人。在咨询的过程中，我才真正开始认识自己，认识自己的"黑暗面"——那个我一直非常善于逃避和不接受的自己的另一面，一直不断去掩饰和遮盖的另一面。可能是从小到大的成长过程非常顺遂，被父母疼爱，被身边的人赞扬和喜欢，有很不错的家庭环境，有好的外在条件，有好的成绩，好的艺术天赋，这样的一个女孩子怎么可能过得不好、不快乐呢？只是人呀，总是要经历挫折的，若是儿时没有经历过，长大了总是要经历的吧。越逃避、掩饰，越会害怕，越是挥之不去；只有去面对和承认，才能让这样的恐惧慢慢消解。

非常感谢上天，让我在走投无路的时候，遇到了曹老师。是曹老师拯救了我，也拯救了我的父母。是曹老师用亦温暖、亦严厉的方式把我从痛苦中拉了出来，帮助我慢慢地、真正地建立真实的自我、独立的自我；带我了解那么多从前完全不知道的关于内在世界的样子，带我看清自己的内心世界，陪着我试着去觉察、去改变，或者去接受。

也要感谢我的父母和爱人，感谢他们在我人生最灰暗的时候并没有嫌弃我，而是一直给我支持。

Sweet

他序三：

重塑自我，学习成长

认识曹老师有一年多了，感谢我妈一脚把我"踢"进了这个门，不然我可能会别扭一辈子。

第一次见曹老师的时候，大概是我在"故作深沉"的阶段吧。当时，我无法处理内心糟糕的现状，对我与父母、舍友、男友的关系都不满意，还沦落到了去找心理老师的地步，真的失败到我都觉得自己不值得活着。

经过几次咨询后，我渐渐地变幼稚了——易怒、情绪化（曹老师建议我首先释放那些被压抑的情绪）。那几个星期，我把大约积攒了十几年的怒气、怨气、悲伤一股脑儿都发泄在了父母身上。现在回想起那时候的我，还是感到很害怕。我的不负责和任性使父母很受伤，我也因此产生了巨大的内疚，这使我当时不能坚持再往前走一步，只愿待在原地，不愿向前。但是那一段时间的疯狂，使我学会了哭泣和柔弱，不再像以前一样"装"了。

又过了一段时间，我从"哭得很大声"的婴儿的状态中得到满足，身边人的帮助仿佛滴滴母乳安抚我，让我成长。他们对我的关注让我觉得庆幸、窃喜，甚至产生自豪和报复的快感，类似于缴获战利品的感觉。有很长一段时间，我都是这样寻找价值感甚至满足虚荣心的。但这样终归会让自己所爱的人痛苦。渐渐地，我开始重新长大，担负起责任，学习"说话"，表达情绪，不再让父母操心。现在，我应该还是在学习成长过程中吧，虽然每次在曹老师面前都不愿意承认，但是我觉得自己的心理年龄还是只有七岁左右，有时甚至只有一两岁的感觉。

毕竟时间不等人，自己还没学会成长就已经长大了。

希望这本书，包括我的经历能给那些想要重塑自我的人一个契机、一个动力，给自己一个重新学习成长的机会。

以下是我的一次催眠经历，它使我改变了许多，希望对大家可以有一些帮助。

那一次咨询前，我与爸爸吵得很激烈，甚至要断绝关系，加上来做心理咨询也使自己产生了内疚与羞耻感，所以，那几天我一直在感叹我怎么如此失败，如此"惨"。在这次催眠中，我在一个幽暗的洞穴中遇到了一位老人，他身着白衣，一束光正洒落在他身上。他施舍我一次提问的机会。我问他，为什么我有这样一位令我伤心的爸爸？我问他，为什么我的命运这样悲惨？我问他，为什么我活在人世却如身处地狱般痛苦？我发疯似的抓向他，企图撕烂他的嘴脸，想让他与我一同堕入地狱。此时洞中的藤蔓将我卷起，限制了我的行动，将我绑在了老者对面的一棵树上。渐渐地，我从疯狂哭泣变为了呜咽，最后转为平静。此时，我仰头看见了绑住我的大树——阳光洒落在树上，光影斑驳，错落有致，随着风微微吹动，不时飘下几片落叶。

老者说："你看，人，就像一棵树上的树叶。"

我看着树叶摆动，阳光闪烁，这令我感到平静，甚至有一丝怜悯。我仔细地看着树叶，它们的纹路、大小、形状各不相同，有疏有密、有大有小，但是他们就是树叶，仅此而已。一阵风吹过，有些树叶飘落了，有些还在树上，但它们都是树的孩子，没有公平与不公平之分，也没有因果循环那么复杂。

这时，我终于悟到：人也是一样，命运没有理由亏待一个人，没有什么上辈子造孽或者其他理由。我并不是特殊的幸运儿，也不是特别悲惨的倒霉人士，我只是普普通通的一个人。随之升起的是一股不甘和放松的感觉。那一刻，我接受了自己的平凡，接受了自己所遭遇的挫折，不再哭泣、逃避，最终成长。

相同的人总会互相吸引，希望这本书能给想要了解自己或是处于迷茫痛苦中的人提供一个精神栖息地。

Sun

2020.10.16

自　序

　　生活中，常看到或听到许多无缘走进心理咨询室的抑郁者们还在苦苦前行着。本人一直努力想为他们做些什么，也曾写过一些文章、拍过一些视频，但都很难成体系。我想借这本书，把我们在心理咨询室里曾经经历过的惊涛骇浪与大家分享，希望这些故事或者其中的某句话能够像刘军老师当初点醒我时那样，在某个瞬间能够照亮大家或者给大家一点力量。

　　如果你真的陷入抑郁了，请不要害怕，因为你并不孤独，不仅人类会抑郁，许多高等哺乳动物也存在抑郁现象。当今，抑郁普遍存在于人群中，在青少年、白领阶层中尤为常见。纵观古今中外，在高智商人群和成功人士中，抑郁症的比例很高。你更不要感到羞耻，也不要轻易给自己戴上一顶抑郁症的帽子，因为抑郁本来只是一种情绪，仅仅是情绪低落、不开心，并不代表你就已经是抑郁症了，一个人是否真的得抑郁症了，是需要从多个维度去衡量的。

　　首先，情绪低落、不快乐，并不代表你就抑郁了；其次，即使你抑郁了，也不代表你就是患了抑郁症；最后，并不是所有抑郁症患者都会自杀（当今社会中，人们对抑郁症那么恐惧，是因为抑郁症患者的自杀率要高于普通人群）。

　　如果我们真的已经抑郁了，应该怎么办呢？这是本书要说的重点。

　　既然是一本心理学方面的书，关注点就应该集中在心理层面，或者如何改变你的一些想法，从而使你能够快速地走出抑郁。但是，在心理咨询的过程中，我发现，如果我们只从心理这个层面去改变，效果不是特别理想，而且过程比较缓慢。希望本书能够带给你一些新的思路，让你从身（身体、行为）、心（心理、意识）、灵（灵魂、潜意识）立体地进行调整，尽快走出抑郁的泥潭。

本书不是仙丹灵药，它不能代替心理咨询、心理治疗或药物治疗，也不能保证每个人都能从抑郁中走出来，更不能改变令人痛苦的现实生活。但希望本书能够起到以下几个作用。

1. 正视抑郁，不要逃避和压抑

多年来，许多人一直默默地承受着多种心理困扰，不敢与别人交流抑郁感受，更不敢求助，他们对把自己的问题公开暴露给他人感到难堪和内疚；有些人觉得抑郁是一件见不得人的事情，一旦被别人知晓了，他们的一生也许就完蛋了；或者他们也求助了，但却没有得到合适的帮助，有时可能反而加重了问题的严重性；有些人最后不得不选择通过离开这个世界的方式与抑郁告别。他们的这些行为通过网络等媒体的渲染，又进一步加剧了人们对抑郁的恐惧，导致许多人误以为如果人抑郁了就可能自杀。而这种误解又反过来压制了人们的求助动机。

有的时候，为了不让别人看出自己抑郁了，抑郁者在外人面前会努力控制自己，不让情绪暴露出来。他们越控制自己，对情绪的压抑就越厉害，一旦头脑（意识、理智）控制不了局势，他们就会发怒、砸东西、歇斯底里，或者完全瘫了下来，什么也做不了。所以，对于很多抑郁的人，从表面并不能识别他们，也有许多抑郁者自己都没意识到已经处在抑郁状态了，有些人是不了解，另一些人则是"骗"别人久了，连自己也"骗"过了。也许某一天，忽然听说某位看上去非常阳光的明星或者邻居自杀了，你可能会觉得奇怪，但这种事情真的有可能发生。比如，那位扮演"憨豆"的著名演员也曾深陷抑郁。

所以，对待抑郁的第一步就是要正视它，而不是压抑、逃避。

2. 不要吓唬自己和家人

现在，"抑郁症"几乎已经变成一个众所周知的心理疾病的代名词了，有的人自己或家人一旦出现情绪波动、失眠、厌食，就开始担心是否得抑郁症了，甚至担心是否会发生自杀现象。

其实：

情绪低落、不开心 ≠ 抑郁

抑郁 ≠ 抑郁症

抑郁症 ≠ 自杀

3. 根据自己的实际情况，寻找一些适合自己的方法

在本书中，建议大家用三步走出抑郁：

第一步　身：在身体（行为）层面做工作。

第一步　心：在心理层面做工作（许多心理学方面的书写的是这个层面）。

第三步　灵：在心灵的更深处做工作。灵就是我们的灵魂，是我们的根本，潜意识是我们灵魂的重要组成部分。

如果你感觉自己情绪低落或抑郁了，建议你先走三步中的第一步，如果第一步起作用了，你能够回到正常的工作和生活中，那就再好不过了。所以，建议大家从第一步开始做。哪怕你目前并未抑郁，走这一步也会大大减少你陷入抑郁的可能性。

如果你感觉第一步没有好的效果，或者你不能够坚持，那么，你就需要选择"外援"，走第二步和第三步。其实，第三步并不一定必须跟在第二步后面，只是第三步比第二步走得更深、更快，效果也更好。在咨询的过程中，我觉得三步并走效果是最好的。说是三步，其实是身、心、灵三个不同的方面，但越向后，确实走得越深；越往后走，也越能从根本上解决问题，复发的可能性也就更小一些。

4. 希望家人、同事、朋友给抑郁者更多的空间和宽容

期待一个未曾经历过抑郁的人真正理解抑郁者的感觉是很难的，"感同身受"几乎是不可能的事情。如果你从未被卷入过抑郁的旋涡，一直站在抑郁的痛苦之外，是不可能有那样深刻的体会的。我曾经品尝过抑郁的滋味，虽未完全被卷入抑郁症的旋涡，只被它外围的"尾巴"扫了几下，也足以吓得我几乎魂飞魄散了。那种沉在海底、浑身冰冷、无人能够救你的绝望感，让我终生难忘。

我也曾指责那些患者的家人和朋友们不能真正理解抑郁者，但是现在，我知道未曾真正陷入抑郁的人确实是不可能理解那种感受的，因为那些感受真的不能言传，只能意会。只有你曾经经历过，才能体会到那是一种什么样的感觉。其实，在这个世界上真的没有什么感同身受，如果你从未吃过苹果，不可能真正知道苹果是什么滋味，无论别人如何向你介绍，告诉你苹果有点甜、

有点酸、有水分、有点脆，你也只能依靠别人的介绍去想象，这种想象出来的感觉与你真正品尝苹果时的感觉是完全不一样的。也许某一天，你有机会真正品尝到苹果，却刚好吃到了一个苦涩的，你就会觉得别人的介绍都是骗人的。

所以，如果某天有人告诉你他抑郁了，非常痛苦，突然变得一点都不想动，什么都不想做，或者说出许多你不能理解的观点、想法，就算你不能真正理解他们，也请别质疑他们，别认为他们是矫情，别急着给他们扣上一顶"懒"的帽子，也别跟他们说"你别想这么多了，一切都会好的！""多大的事儿啊！""不要放在心上，总会过去的""你怎么会这么想呢？""他不和你交朋友，就不和他做朋友呗，你可以再找其他的朋友啊！"等之类的话。更请求您别说他们"矫情""作"那样的话，因为这样的话对于他们来说真的是雪上加霜，只会让他们更加觉得自己不被理解，甚至更自责——这些话听起来好有道理呀，好像做起来也不难，我们怎么就是做不到呢？

有的时候，我们不知道一句话会带来怎样的伤害。有的来访者往往会因为父母的某一句话而不理睬他们，有的孩子甚至多达数年不与父母交流。有些来访者表现得与父母无比"亲密"，但在咨询室内却对父母恨得咬牙切齿。

5. 更希望这本书能够提醒大家预防抑郁的发生

其实，我自己也知道这一点几乎是痴心妄想，因为当大家还没有陷入痛苦时，没有人会关注这些。但我仍然心存希望，哪怕只有一个人注意到，我也就心满意足了。

我非常希望自己能做点什么，让大家从头预防抑郁的发生，而且不仅是预防我们，还要预防我们的孩子将来陷入抑郁。这话听起来好像有点无厘头，但许多抑郁者的幼儿经历对他们的影响极大，特别是父母的忽视、指责、严苛、不允许等。之所以要强调这一点，是因为我看到现在许多父母正在"创造"未来的"抑郁症患者"。

6. 我希望这是一本没有心理学基础的人也能看懂的书

没有晦涩的专业用语，没有太多的理论，你看到的将会是许多曾发生在你身边或你曾经看到过的故事。

通过这本书，你将看到许多人曾经有过与你一样的经历，这将让你不再为抑郁感到羞耻和孤单。

希望能给抑郁中的人带来一丝阳光，如果你能偶尔从冰冷的海底浮上来一会儿，可以借助这一丝阳光，通过自己的努力走出来。一本书能够给你的帮助有限，药物的作用也是有限的，咨询师的帮助同样有限。一切的一切都需要通过你的努力，你的消化、吸收，才能转化成为你所用的东西，从而陪伴你走出抑郁。

本书分为三个部分：第一部分介绍抑郁，在这一部分，我们大致了解什么是抑郁、什么是抑郁症，学会简单区分抑郁情绪与抑郁症，了解抑郁产生的原因、抑郁对生活的影响，说说如果孩子或家人抑郁了，我们该怎么办；第二部分介绍一些心理学疗法，简单介绍这些疗法的特征，本人对这些疗法的理解；第三部分介绍我们如何走出抑郁泥潭，即"告别抑郁　三步走"。在三步走前，给大家做一个"战前动员"，本人觉得这一步非常重要，然后再三步走：第一步"身"，强调身体和心理的相互影响，提出一些简单但却有非常有效的方法，通过这些方法，可以在短期内将我们的情绪拉高，当情绪高涨后，我们的许多思维开始变得活跃，我们的头脑或意识将够夺回控制权，进入一个良性循环，从而使我们走出抑郁的泥潭；第二步"心"，许多心理学书籍的内容都侧重在这一部分，本书作为一本心理方面的书籍，这一部分也是必不可少的，这一部分将重点介绍如何在心理层面进行调整；第三步"灵"，在我们的潜意识（灵魂）层面做调整，这一部分将通过一些来访者的内在探险，呈现我们内在的神奇和威力。

各个部分基本是独立的，如果您对某一部分不感兴趣，可以直接跳过，选择需要的看。

在本书中，您可能会读到一些案例，它们可能与您的情况极其相像，那么它可能是您的故事，也可能不是。因为抑郁的许多症状是非常类似的，许多家庭中发生的故事也很类似。如果我们用了您的案例，我们会提前与您沟通确认。即使在书中我们使用了您的案例，也绝对不会透露您的个人信息，别人无法将书中的案例与您对号入座。当然，案例中涉及的人使用的都是假名。并且，为了避免对号入座，故事的情节也可能被改编过。有时我将几个案例合并为一个，目的也是防止对号入座。

感　谢

　　这本书从最初的准备到如今完稿，中间经历了近10年的时光。今天，终于有勇气可以呈现给大家了，在此，我要诚挚地感谢我生命中的许多贵人。

　　首先，我要感谢我的来访者们，谢谢你们！这么多年来，如果不是你们走进我的生命，让我陪伴你们走出抑郁泥潭，我就不会有如此多的感受；是你们给了我接近抑郁人群的机会，是你们的支持、肯定和鼓励，才让我有如此大的勇气去写出这本书，谢谢你们！你们是我力量的源泉，是我前进的动力！虽然你们称我为老师，但其实你们更是我的老师。在咨询的过程中，你们教会了我什么是坚强、什么是理解、什么是爱！有多少次，你们让我感动得流泪，我为你们骄傲！感恩今生与你们的相遇！是你们的坚定与支持才给了我如此大的信心和勇气！谢谢你们！

　　我也要感谢我的各位心理学老师们，是他们将我带进了心理学这个奇妙的世界，让我在咨询中学习和成长。首先，我要感谢森知咨询中心的王宇老师。是他，在我走上心理咨询道路的初期，给了我许多接触案例的机会，没有他，也许到如今我也仍然只是一个拿了心理咨询师证，但让它躺在家睡大觉的名义心理咨询师。谢谢王老师当初给我这位刚刚入门的心理咨询师以指导，给我推荐了许多书，特别是欧文·亚隆（Irvin Yalom，以下简称"亚隆"）的书，让我窥视到心理学的神奇。我要感谢我的催眠老师林冠腾，当初应一些来访者的需要，我突发奇想去学了催眠这门技术，以便能够更好地为他们服务。但是，林冠腾老师却为我打开了一扇神奇的大门，让我能够真正领略到潜意识的丰富和威力，也让我有机会陪同来访者们一同去探索他们的内心世界，并与他们的灵魂对话。我也要感谢赵燕程老师，是她把朱建军老师的意象对话这门神奇的技术交到了我的手里。这么多年来，我将催眠放松与意向对话结合起来，帮助了很多来访者走出他们的困境。我也要感谢朱建军老师发明的意象对话，这个技术让我在心理咨询过程中，带领很多来访者摆脱了心理痛苦。当然，对于其他的心理学大师，诸如弗洛伊德等，我就不再一一感谢了，毋庸置疑，他们作为心理学先锋给了我很多的理论指导。但是我最喜欢的是亚隆大师的风格，他认为每个来访者都是独特的，所以针对每一个来访者，都应该有一个独特的治疗方案。这给我的咨询生涯带来了一个非常好的方向指引。

我更要感谢我的成长老师——刘军，没有他的引领，我不可能深入自己的内心，也不可能解决我自身的许多问题。如果那样的话，也许我的咨询就只能停留在表面，就不可能与来访者们在灵魂深处相遇，而我所学的催眠、沙盘游戏、意象对话、精神分析、回归内在等技术或理论也就只能鹦鹉学舌，徒有虚名。没有他的指引和鼓励，我不可能也更不敢把一些非主流的工具运用到心理咨询中来。当我在咨询中遇到"瓶颈"的时候，刘军老师不是把眼光放在案例或者是来访者身上，而是引导我去检查是我自己的什么因素导致这个个案被卡住了；当我感觉到来访者确实身体特别僵硬而导致咨询很难有进展的时候，他教会我许多方法，让我先去唤醒来访者的身体和感受；当我感觉无法让来访者放下焦虑的时候，他也会指引我怎么让来访者的身体放松下来；而更多的时候，他总能让我有灵光一闪、豁然开朗的感觉。

我最要感谢的是我的家人，感谢我的老公、儿子，谢谢他们一直以来对我的支持和包容。即使当初不理解我做的事情，他们也很支持我、包容我。而且，和他们生活的点点滴滴，也是我在咨询中经常跟来访者分享的资源，是支撑我的力量。我也要感谢我家庭的新成员——儿媳和小孙子，他们的笑容是我心情低迷时的阳光。我的儿子陈亮宇和儿媳姜爽在我写此书的过程中，更给予我非常多的支持和鼓励，在我懈怠的时候他们总会推我一把。特别是在校稿的过程中，虽然他们的工作非常繁忙，但仍抽出时间给予我全力支持。

我也要感谢在此书出版过程中帮助我的朋友们，特别是唐唐，为了修改我的初稿，她花费了不少的心血。

当然，我也想感谢我自己，感谢我自己下决心来写这本书。因为写这本书，我才有机会去跟踪以前的来访者，并且非常感谢他们给了我反馈。真的非常感谢他们的肯定，同时也谢谢他们的真诚。在当初咨询的时候，我一直以为自己的一些技术或处理比较好，帮助到了他们。但从他们的反馈来看，往往我自己肯定的却不一定是他们肯定的；而他们觉得当初对他们非常有帮助的，却是我以前并未留意到的。这给了我一个反省的机会，也提醒我在今后的咨询中，要更多地去倾听对方、理解对方、感受对方。

　　最后，但却是最重要的，是感谢我的各位读者朋友！虽然我们未曾谋面，但广大的读者朋友是我写作这本书的最重要的动力来源。是你们对心理学的渴望，对追求更加幸福的生活的热情，促成了这本书的问世。是你们给了我动力，让我认真反思不同的心理学流派和所有的理论知识与实践经验，沉下心来仔细梳理咨询过程中的点点滴滴，将一个个时间上、空间上不连续的事件像珠子一样穿在一起，这一次次有效的治疗更加验证某些理论的正确性。相信你们认真读完这本书后，会对人生有新的感悟，对生命有更真挚的感恩，对自己的心理健康更加珍惜。祝愿我的每一位读者朋友都身心健康，和和美美，心里每天都洒满温暖的阳光！

目　　录

第二篇 疗 法

第三篇　告别抑郁　三步走

第一篇
了解抑郁

什么是抑郁?

抑郁一词源于拉丁文 deprimere，"抑"的意思是下压、压抑，"郁"则意味着忧郁、郁闷,抑郁在心理学上是指一种情绪低落的感觉体验和情绪状态。

我们的一生中会经历很多事情，我们的情绪也会随之起起伏伏。当我们坠入人生低谷时，难免会感到情绪低落。如果我们只是情绪低落，那我们的大脑，或者说思维、意识还能够掌控住局面。但是当我们陷入抑郁时，情况就会失控，我们的大脑或者意识根本指挥不了我们。这时，一个叫作"潜意识"的东西将接管我们的行为。潜意识是一个心理学术语。这个词由心理学家弗洛伊德首次使用，指人类心理活动中，不能认知或没有认知到的部分，是人们"已经发生但并未达到意识状态的心理活动过程"。也就是说，当我们只是情绪低落时，我们不能控制住自己的情绪，无法让自己高兴起来；抑郁时，我们不仅不能控制自己的情绪，而且连自己的行为也控制不了，常常情绪低落到什么都不想做，有时甚至会影响正常工作、生活。这时，我们的情绪就不只是简单的低落了。

处于抑郁状态中的人常常感觉世界是冰冷的，整个世界对自己都不友好，身心感受不到一丝温暖。当陷入抑郁的时候，我们失去了对爱和温暖的感知能力，无论我们身边的人对我们多好，我们都很难感受得到。同时，抑郁中的人对自己的评价也是非常负面的，有着很多的负性思维。这部分内容我们将在本书的第三篇详细来说。

抑郁不仅影响了我们的感知、思维，也影响了我们的精力、注意力集中程度、睡眠状况甚至性欲望。抑郁时，不仅会感到情绪低落，同时还可能伴有以下一些症状（多数人是部分症状）。

一、缺乏快乐

抑郁的核心症状是"缺乏快乐"，当陷入抑郁时，我们将丧失体验快乐的能力，生活将变得异常乏味、空虚，毫无快乐可言。抑郁时，即使在阳光灿烂的日子里，我们也感受不到阳光的温暖，总觉得自己的世界是灰暗的、冰冷的。如果我们一直感觉不到阳光的温暖，真的就冰冷到心了。在咨询的过程中，我确实观察到多数抑郁的人非常怕冷，而多数焦虑的人容易燥热。

有位近30岁的来访者说的话，至今仍让我记忆犹新。在一次带他做意象对话的过程中，当看到阳光从很高很高的闸门缝隙中透过来时，他的眼泪一下子就涌了出来。他说："我已经十几年没看到过这样的阳光了！"听到这话，我的眼泪也一下子涌了出来，如果我们一直看不到阳光，内心不就一直处于暗无天日的状态下吗？他的这句话，也让我更加了解抑郁症患者的痛苦。在此之前，也曾有患抑郁症的来访者对我说，他觉得天阴沉沉的，感觉特别压抑，很不开心。而那天恰好是阴天，所以我就说："是呀，今天是阴天，就是阴沉沉的。"当时，我还觉得自己是在帮助来访者转变他的思维，现在想来，自己当时真的没能够去体会来访者内心灰暗的感受。

这种快乐缺乏与正常的情绪低落不同。当生活中遭遇某些事件（例如，未能如愿升职、生意失败、亲人离去、生病等）时，情绪低落是正常现象。一般当事件过去之后，随着时间的推移，我们就会慢慢恢复正常。但陷入抑郁时的快乐缺乏，会让我们非常绝望，因为常常看不到路在哪里，那种感觉就像陷在沼泽地里，你越挣扎，陷得越深，不知何时才能逃出抑郁的泥潭。

抑郁时，我们越是感受不到快乐，就越是想要追求快乐的感受，对于快乐的渴望也就与日俱增。随着一次次的失望，常常变得非常易怒。一个来访者曾告诉我，家里很多套非常昂贵的陶瓷餐具，却没有一套是完整的，因为她发怒时抓起什么就砸什么，后来她的家人不得不将餐具全部更换为塑料制品。

在咨询室或工作坊中，常常有人问："我如何才能幸福快乐？"其实，真的没有一个方法能让我们永远幸福快乐，只有勇敢地去面对曾经的伤痛，并释放它们，我们才能越来越轻松。快乐和悲伤处于同一神经通道，如果不允许悲伤流动，那么这个通道就会萎缩，我们也就很难真正快乐起来。所以，允许悲伤，允许所有的情绪通过，我们才能真正身心健康，幸福快乐！

二、兴趣减退

抑郁影响我们做事的动机。抑郁时，我们常常感到自己态度冷淡、无精打采，对许多事情都缺乏兴趣——似乎没有什么事情值得去做，甚至觉得连尝试都没有必要。我们同样也会丧失对家人和孩子的兴趣，但又会因此感到内疚。我们曾热衷的工作、旅游、下棋、唱歌、跳舞等，现在也都令我们感到枯燥乏味。我们感到自己无力做任何事，即使将每天的活动压缩至最少，仍为之感到痛苦。所以，抑郁时，我们常常会被误认为很懒。其实，这时我们并不是真的"懒"，而是拖不动自己的身体。

有一位大学生很有上进心，别人放假回家了，他却决定留在学校好好看书，备考研究生。同学们离校后，第1天，他睡到中午，起来出去吃了个饭，回来后拿起书翻了一下，又有了困意；一个午觉睡到下午3、4点，醒来后想了想，反正离晚饭也没有多长时间了，玩一会儿再说吧，晚饭后再看书；晚饭后对自己说，刚吃完饭就看书好像不太好，玩一会儿手机再看书吧，这一玩就玩到了晚上10点多，心想今天已经这么迟了，还看什么书呀，不如再刷一会儿手机吧；这一刷就刷到了凌晨2、3点，最后带着满满的悔意上了床，决心明天要好好看书。第2天又是一个新的重复。临近开学时，他才意识到自己的问题，而此时，两个月的假期已经接近尾声了。

三、注意力不集中、记忆力减退

抑郁时，注意力非常难以集中，记忆力也快速消退。起身想去拿某一件东西，走了两步，却忘记自己为什么要站起来；昨天干了什么事情、前天做了什么，往往也记不起来，更别说上周或者上个月发生的事情了。这种症状可能会因吃药而更加严重。所以，抑郁中的孩子是非常痛苦的，因为注意力不集中，上课时老师讲的内容听不进去，或不能理解，那么完成课后作业就很艰难；别人用半小时可以完成的作业，他们可能需要3小时甚至更长的时间。如果家长不理解，总是看管、逼迫他们写作业，就会加剧他们的痛苦。

同样，别的同学用 10 分钟就能背下的英语单词，抑郁中的孩子可能用 1 个小时也记不住，而这又增加了他们的自卑感。一个女孩子因为想出国留学，一周要花几个上午的时间背诵英语单词，但效率很低。她一直觉得自己的智商很低，非常羡慕那些她认为智商高的同学。其实，在她没有陷入抑郁时，曾经做过智商测试，当时的测试结果高达 121。在抑郁期间，她说那个结果肯定是错了，或者测量的方法与她了解的不一样，因为她认为自己根本没有那么高的智商。在抑郁情绪减轻一些后，她尽管没有能够天天到学校去，也考了他们班最好的成绩。不知道这是否能够说明她的智商并不低。

因为注意力不集中或记忆力减退，他们做事的效率也会大大降低，这又加重了他们的自卑，他们总感觉自己比别人笨，自己是多么无用、多么无能！这样的自己，连学习都学不好，将来绝对是一事无成！

四、焦虑、悲观

抑郁时的我们非常悲观、焦虑、恐惧，看事物总是看到负面，一点小事也能让我们想到最坏的结果。例如，切菜时不小心把手弄伤了，正常情况下，我们会先处理好伤口，然后，小心伤口不要被感染。当然内心也会自责——自己做事怎么这么不小心！但是，抑郁时，情况就会不太一样，可能在极短的时间内，我们的情绪就会被极速地带入谷底，在不到一秒钟之内，思维运转可能是这样的：手破了，会不会感染？如果感染了，会不会发烧？会不会变成破伤风？会不会变成败血症？我会不会死掉？我怎么这么无能？切菜也会把自己弄伤，那我还有什么用？留在这个世界上还有什么价值？我只会成为别人的拖累……

有的时候，即使没有发生什么事情，我们也可能会产生很多悲观的担心。

有一位 40 多岁的先生，事业有成。因为担心太太的安全，所以不让太太出去工作，让她在家里做全职太太。即使这样，他也不能放心，每天要从公司跑回家好几趟。因为他担心自己的太太什么都不会做，担心她在家里煮东西时，会不会不小心让家里着火了？担心她从楼上下来的时候，会不会不小心跌倒了？如果跌倒了，家里又没有其他人，他的太太会不会出现更严重的问题？太太一个人在家里会不会想不开，做傻事？等等。

　　另外，他也非常担心自己的孩子。他的女儿已经上初中了，他们家里的经济条件很好，所以他们在离学校非常近的地方买了学区房。女儿出了学校门，穿过一条马路就到家了。但是他仍然非常担心自己女儿的安全，他总是担心：如果女儿过马路被车撞了，怎么办？如果女儿被别人绑架了，怎么办？如果女儿被绑架了，会不会被卖给别人？更可怕的是，会不会被割了器官去卖？天呐，这个世界太可怕了！他也不放心让他的太太接送女儿，所以，他每天还要从公司赶回来接送女儿。

　　以上仅仅是他众多担心的事件中的其中两个，他担心的事情还有很多很多。好在他的公司运行正常，他的几个助手也挺得力。可越是这样，反而越让他有更多的时间去担心各种各样的事情。

　　最致命的是，他并不觉得自己有问题，他并不是为自己来咨询的，而是替他的太太来咨询的。由于他的种种担心、害怕和限制，他的太太感到很不舒服。他太太不想一直闷在家里，也想出去走走，跟朋友喝喝茶、聊聊天、逛逛街。可是，那怎么能行，外面多危险！如果跑丢了怎么办？遇到坏人怎么办？他觉得他的太太很不正常——他对她那么好，她干吗还老想往外跑？为什么他的太太就不听他的话呢？他想通过心理咨询讨个法子，如何才能劝他的太太留在家里，不要到处乱跑。

　　平时生活中这样的人也有很多，他们非常焦虑，非常担心，而且无时无刻不再把这种焦虑和担心传递给别人。更可怕的是，他们还觉得自己的这种焦虑和担心非常正常，这就会让他们身边的人更加痛苦。

　　如果说上面的这种焦虑、担心比较罕见，那下面我要说的这种焦虑和担心看起来就会很平常。现在绝大多数的父母都非常担心孩子的未来，他们把孩子的学习成绩看得非常重。可能孩子还没开始说话、没学会走路，早教就已经开始了。这些父母的逻辑是这样的：如果我现在不让孩子学英语、学识字、学数数，那么将来他就不能上一个好的幼儿园；不能上好的幼儿园，他学到的东西就会很少，将来就不能选择一个好的小学；小学没学好，那他考上一个好初中的可能性就比较低；如果考不上一个好的初中，学校的师资力量肯定不行，同学也不行，那他就很难进入重点高中；如果上不了重点高中，那他肯定考不上好大学；上不了好大学，将来就不会有好的工作；那他这辈子该怎么办？这样的推论，你是不是几乎每天都能听到？

五、睡眠障碍

睡眠障碍包括失眠、嗜睡、多梦、易醒、易惊等。

失眠对抑郁中的人来说是家常便饭，焦虑、担心、恐惧等情绪的影响会导致夜晚睡不着。又因为我们有太多的焦虑、担心，往往把芝麻大点的事情看得很重，这样就造成了进一步的焦虑。例如，有个20多岁的姑娘因为早上5：30左右就醒了，总担心自己失眠了。当她告诉妈妈她早上5点多醒的时候，她的家人也觉得她是失眠了，全家人非常着急，带她四处求医，这又加重了她的焦虑。但他们没有考虑到另一个因素，就是她晚上8、9点就上床睡觉了。对于一个20多岁的小姑娘来说，一天超过8个小时的睡眠怎么可能是失眠呢？

不过，多数抑郁者就没她这么幸运了。许多陷入抑郁的人，辗转反侧不能顺利入睡，这是常见现象。有的人一夜只能睡2、3个小时。还有些人会把失眠当成一件丢脸的事，这令我十分费解。有位30多岁的女士就是这样的，她非常害怕别人知道她失眠了，经过询问才得知，原来她的逻辑是这样的：失眠，肯定是想得太多；想得多，就代表心思重；心思重，就证明我是一个小心眼的人；那我肯定就不是一个好相处的人。而她又非常重视别人对她的看法，所以，她绝对不能让别人知道她失眠，不能让别人看出她的黑眼圈！这又更进一步增加了她的焦虑，恶性循环，结果她的失眠越来越严重。

如果仅仅因为环境变了（如初到异地、刚换新工作等），或者因为最近发生的某些事情而比较焦虑，如临近考试比较紧张等，导致几天睡眠质量不佳，那不一定是抑郁的症状。等适应了环境，或者引起焦虑的原因消失了，睡眠可能就恢复了。完全没必要因为几天的失眠担心自己抑郁了。

嗜睡，是抑郁症患者表现出来的另一个常见现象。每天睡多少觉都觉得不够，整天昏昏欲睡。当这种情况发生时，很多人都不能理解，觉得这个人太懒了。如果您的家人在某一个时期突然变得非常爱睡觉，并且什么都不愿做的话，请先别去指责他们，最好陪伴他们一起去心理咨询中心，请心理咨询师进行初步判断，看看他们是不是在抑郁状态，甚至已经是抑郁症了。之所以不建议你们先去医院，一是因为医生太忙了，在5到15分钟的时间里，他们没有耐心听你详细地说；二是因为职业的缘故，医生往往戴着职业的有色眼镜，认为"来医院的就是患者"，这将加重抑郁者的心理负担，不利于他们尽快走出心理困境；三是因为许多人对于"看病"有着不同程度的抗拒心理，他们觉得一旦进了医院，就意味着自己是个患者，讳疾忌医，这也容易延误治疗的最佳时机。

许多人睡眠时间不短，看起来睡得也不错，但第二天起床后，总是感到浑身无力、萎靡不振。这种情况下，他们多数人处于多梦状态，而且抑郁中的人多数做的是噩梦。所以，抑郁中的人也较易醒，有的甚至经常从梦中惊醒。

六、饮食障碍

饮食障碍包括厌食和暴饮暴食。

在抑郁期间，有的人吃不下饭，严重时吃了就吐，也有的人因为低价值感，总感觉自己不够苗条（即使只有80多斤的体重，还是觉得自己胖），开始减肥时强迫自己不吃，以致患上厌食症；另外一些人，则控制不住地吃。

有个很漂亮的小姑娘，因情绪问题不得不休学而被父母带回国内，从另外一个城市来到南京做心理咨询。她的暴饮暴食情况简直让我震惊，她可以中午吃了牛排后，下午自己再点一份肯德基全家桶，并且很快全部吃光。但她瘦弱的身体承受不了这么多，所以，她常常在暴饮暴食后催吐，每次呕吐后，她又非常难受。有的时候，连催吐都吐不出来，就更难受了。每次暴饮暴食后，她总是对自己说，下次再也不能吃这么多了。可是，在下一次情绪低落时，她仍然控制不住自己。有意思的是，她的暴饮暴食竟然与她小时候的几次"偷"东西的经历有关。当这几次经历在催眠过程中呈现出来后，她的暴饮暴食现象奇迹般地消失了，这种情况连我自己都觉得匪夷所思。

七、情绪极易波动

抑郁的人也将变得非常脆弱，常常因为一点小事就陷入悲痛之中，不能自拔。所以许多抑郁的人变得非常爱哭泣。在外人面前，他们不得不强行支撑着，但回到家里，家人不经意的一句话或者一个眼神，都足以让他们躲到房间里哭上半天，或者因为一点不足挂齿的小事而大发雷霆。抑郁者的家人也是非常痛苦的，因为不知道何时就惹怒了抑郁者们，往往前一秒钟大家还在一起谈笑风生，可是转眼间，抑郁者就满脸不开心，或者暴跳如雷。这种情况下，家人都不知该如何安慰他们。

一位十几岁的女孩子，初中时因为跟好朋友的关系破裂而抑郁。当时她跟家人诉说此事，父亲说："哎呀，多大的事呀！她不跟你做好朋友，那我们就跟其他人做朋友好了！"就是因为父亲的这句话，她多年不跟父亲交流。她觉得父亲这一句轻描淡写的话，对她的伤害实在是太大了，父亲根本不知道这位朋友对她来说意味着什么。而那位"朋友"，并不能算一位真正的朋友，也许只能算作她的一个"面子"。因为她感觉自己性格特别内向，没有什么朋友，为了不让自己显得形单影只，她必须寻找一个人陪在她的身边，那位"朋友"的作用就在于此。为了保持这段关系，她忍辱负重，常常不得不为那位"朋友"做很多事，虽然不情愿，却也不得不做。她的单方面付出，不仅得不到那位"朋友"的感恩，反而被变本加厉地索取。到最后，她忍无可忍，才回来向父母诉说，没想到的是，她不仅没有能够从父母那里得到理解，反而被觉得是小题大做了。她的父母把事情想得很简单，他们认为：不跟这位女孩子交朋友，再跟其他孩子交朋友就是了。可是她的父母哪里知道，她如何能够再去找到这位"朋友"的"替代品"呢？

做了一段时间咨询后，她愿意重新跟父亲交流。没想到，父亲的一句话又伤害了她。当时她的父亲说："女儿，没关系的！你不要想得太多就好了，努力！加油！一切都会过去的！"她听了，又非常生父亲的气——你觉得我这么多年没努力吗？事情都过去了吗？你觉得我这几年不能好好去上学，是我自己不努力吗？你知道我有多痛苦吗？她又再次对父亲关上了沟通的大门。

其实，对于抑郁者的痛苦，没有体验过的人是很难感受到的。有个来访者曾经说过："以前我看到那些抑郁的人，觉得他们是'作'；自己抑郁之后，我才知道，原来抑郁时真的非常难受。"

所以，如果别人抑郁了，千万别跟他们说"想开点嘛""没什么了不起的""一切都会好起来的""一切都会过去的""你想开点就好了"之类的话。这会让抑郁的人感到很受伤，虽然别人说这些话的目的是为了安慰或鼓励抑郁者，但这些话在抑郁者听来似乎表示他们没有想开，甚至是小心眼。其实，他们也想想开，也想开心起来，可是，抑郁时，他们就是做不到，真的做不到！有的时候，在热闹的人群中，抑郁者的内心总感觉被东西压着，不能真正地快乐起来。虽然别人笑他也在笑，但他的内心却在流泪或暗自悲伤。抑郁中的人，常常会前一秒还"面带笑容"，后一秒就露出一张悲伤的脸。我知道这种伪装多累、多消耗能量，所以在咨询室里，看到这样的笑容，我都会问他们："我看到你在笑，你是真的开心吗？"他们往往会先愣一下，然后苦笑道："我觉得此处应该有笑容吧。"我问："不累吗？"他们才会卸下伪装，放松下来，虽然没有了"笑容"，却自然了许多。

八、思维迟钝

抑郁中的人反应也会变得非常迟钝，过去应付自如的事情，如今将会变得异常困难。过去只需要半小时或 1 小时就可以完成的工作，在抑郁期间，可能一个星期甚至 1 个月的时间都难以完成。他们的思维将变得非常迟钝，对任何事情都感到沉重。

九、回避人际交往

抑郁时，人际交往也是一件令人头痛的事情。在抑郁之前，你可能非常乐意与朋友一起吃饭、聊天、K 歌、旅游，但现在宁愿一个人躲在某个角落里，有时恨不得挖个地洞钻进去，让别人看不到自己。抑郁者会尽量地避免社交，将自己隐藏起来，许多从前乐于从事的活动，现在却变得令人难以忍受。

有一位研究生女孩，在入学后不久认识了另一位女孩，两人成了好朋友。后来，那位好朋友在学校渐渐认识了其他新朋友。当发现她的好朋友与其他人一起谈笑风生时，她感觉自己被抛弃了，感觉自己是不被别人喜欢的，因为连自己的好朋友也快离开自己了。所以，当她一个人去食堂或图书馆时，总是低着头，生怕别人看到她。她觉得，如果别人看到她是孤单一人的，就代表她是没有朋友的，那么她就是不可爱的，就代表她人品不好，别人就会看不起她。为了避免别人看到，她开始躲到没有人的地方。到了后来，她几乎就躲在宿舍里，甚至整日蜷缩在床上，把头缩在被子里，常常连饭也不想吃，也不愿见任何人。

十、"不守信用"

抑郁中的人常常"不守信用"。因为抑郁中的人常常有无力感，对于承诺的事情往往不能兑现。昨天与朋友约好了今天的饭局，今天却一点也不想动，于是就取消了饭局；答应领导月底完成的任务，到了30号，可能连任务的1/3也没有做完；答应陪老婆逛街，却躺在床上不肯动；答应带孩子去公园，当孩子拉自己的时候，却给了孩子一巴掌……

这种情况在咨询室里更常见。许多来访者明明打电话来预约了咨询，但时间到了却不见踪影。症状轻一点的还可能打个电话取消预约，有些情况严重的则电话不接、信息不回，完全消失得无影无踪。

十一、消瘦或肥胖

厌食和失眠，往往会引起抑郁者的急速消瘦；而暴饮暴食和嗜睡，往往会导致他们肥胖。除了饮食障碍和睡眠障碍可能引起消瘦或肥胖外，对于自己的不接纳，也是抑郁者消瘦或肥胖的一个重要原因。

有的成年女性来访者体重已经不足90斤，可是她们还是觉得自己不够苗条，还想更瘦一些。为了能够让自己更加苗条，她们往往会选择节食，甚至整天都不吃东西，结果当然就更瘦了。

有意思的是，另外一些人又不接受自己的苗条。有些女生其实并不是特别瘦，当然也不算胖，可是她们对自己的苗条却非常介意。如果有人对她们说，哎呀，你太瘦了，多吃点吧！她们会难过好半天，甚至有的时候会对说话之人翻白眼，或者说："关你什么事！"

另外一些来访者则特别肥胖，有的女孩子体重高达200多斤，而有些男生高达300多斤。身体越胖，他们越厌恶自己；越厌恶自己，情绪就越低落；当情绪低落的时候，他们选择的排解方式往往就是吃。形成一个恶性循环：越吃越胖，越胖越吃，越来越不能接纳自己。

十二、无价值感，缺少信心，甚至有罪恶感

当我们陷入抑郁中时，我们的价值感极低，觉得自己是无用的，不配有人爱，非常看不起自己，对自己也没有信心，做事时常常踌躇不前。

在来访者中，有位漂亮的女孩子，有点像一位著名影星，但她却觉得自己长得极丑，几年来，她从未照过镜子。有一次，我建议她用手机看看自己，

看自己究竟长得如何，她非常生气地拒绝了。但是，当她从抑郁中走出来一点后，就可以接受自己了。当她拿出自己的第一次自拍给我看的时候，她是何等的开心啊！她说，原来我长得并不太难看呀！其实，她不仅长得不难看，而且可以算得上人群中比较出众的美女了。

有的时候，抑郁的人甚至觉得一切都是自己的错。最严重的时候，则感觉自己是多余的人——如果没有我，这个世界可能会更美好！这种情况在性别歧视特别严重的家庭里相对多见。在比较极端的情况下，有的女孩子做得再好、长得再漂亮、事业再成功，在她们父母眼里，仍然是没有用的。她们的父母几乎从不赞扬，只会批评，说她们没用。她们的父母希望她们赚钱回家给她们的兄弟买房子、娶媳妇、买汽车。有的父母甚至为了自己的儿子，让女儿牺牲婚姻，去嫁给父母眼里的好女婿——只不过因为对方经济条件好。如果这些女孩子能够挣些钱还好一些（多数情况下，都不能满足父母的欲望），但如果不能挣钱，那就更惨了，她们只会成为父母口中的"扫把星"。

至于家中的财产，那更没有女儿的份了。从小到大，父母舍不得为女儿买衣服、买鞋子，甚至不肯为女儿买校服、买书籍、交学费，即使女儿已经得了抑郁症，也不舍得为女儿花钱做心理咨询或看医生。他们的钱必须要留下来给儿子买房子、买车子、娶媳妇、养孙子。

这种情况下，这些女孩子何来的价值感？何来的自信？如果兄弟娶不上媳妇，她们好像倒成了最大的恶人。这时，她们真觉得自己活在这个世界上是多余的了。

十三、不自信

抑郁时，我们也总感到非常自卑，觉得自己处处都是缺点。

有个高中的女生，刚来咨询时，走路总是低着头，从来不敢抬头、抬眼看人。她觉得自己长得很难看，觉得自己的眼睛、鼻子、嘴巴，哪里都不好看。她也总觉得自己的智商很低，非常羡慕那些聪明的同学。

其实我一直觉得她挺好看的，但是每每说到她的长相或是智商，或者我发现了她的闪光点，与她分享时，她总是否定，有的时候甚至很生气。有一次，我看了一部电视连续剧，觉得电视剧里的女主角非常熟悉。我平时很少看连续剧，虽然我知道这位演员是一位名演员，但是我对她并不熟悉。那么这种熟悉感是从何而来的呢？我很奇怪。后来，我忽然意识到原来这位女演员与我的一位来访者非常相像，就是这位高中生。我非常开心，第 2 天，她来咨询时，我很高兴地与她分享了我的发现。她听了之后，一脸厌恶地说："她呀？难看死了！"我听了非常震惊，虽然我对娱乐圈并不特别关注，但是我还是知道那位演员是很出名的，怎么她就觉得那位演员那么难看呢？而且，在她说那位演员难看的时候，我明显感觉到了她对自己的厌恶。

后来，有一次来做咨询时，她带着一脸掩饰不住的喜悦走进咨询室。还没有坐定，她就告诉我这个星期她非常开心。我问她发生什么事了，她说，有一天中午，一位她不认识的同学，拍了一张她的照片发到校内网上，下面的评论中说，没想到我们学校还有这么漂亮的同学。后来，很多同学都跟帖说，是的，她真的非常漂亮！看了那些评论后，虽然害羞，但是她还是很开心的，因为她觉得同学的评价都是非常真实的。这时，我说："是啊，你确实很漂亮啊！为什么以前我说你漂亮的时候，你都那么否认呢？而且有时是很生气地否认呢！"她说："可能之前我的自卑感太过于强烈，当别人说我漂亮时，我总是不相信。"

再一次来咨询时，她低着头害羞地说："其实我觉得我长得也并不是那么难看，我终于第一次拍了自拍。"我问她："可以给我看看吗？"她说："可以的。"然后紧张地把手机递给了我。当我看了照片，抬眼的时候，发现她正在用一种忐忑而期待的眼神看着我。当我说出"哎呀，真漂亮啊"的时候，她终于松了一口气，然后瘫坐在沙发上。

其实，从开始咨询到后来，她还是她。虽然在后来的阶段，通过咨询、美容，她的脸上确实比以前更光滑、更有光泽，但是她整个脸庞并没有特别大的变化。可是，她对自己长相的认识却是一个天上一个地下，截然不同。

所以，当我们陷入抑郁时，对自己是非常容易否定的，即使别人劝说我们，我们也不相信那是真的！

只有减缓一点低落的情绪，我们才有可能看到一些真相，或者说更客观一些。但是当我们陷在抑郁那个冰冷的泥潭中时，就很难做到这一点。

十四、性欲减退

抑郁时情绪非常低落，性欲减退也是正常现象，毕竟性爱是一种巅峰体验，不是随时都能享受到的。情绪低落时，很难感受到或想去感受这种巅峰体验。有些咨询师甚至将性欲减退作为男性是否抑郁的风向标，虽然有点夸张，但我确实发现许多来访者的性生活频率相当低。有些二三十岁的来访者甚至觉得每年一两次的性生活是很正常的，而且他们觉得对于这种事情没有兴趣，也没有必要。

当我们陷入抑郁中时，可能会有以上症状中的某一种或几种，有些人一旦出现一些症状，就非常担心自己是不是得了抑郁症。其实，抑郁并不代表一定患上了抑郁症。抑郁只是一种情绪，但抑郁症就是病了，抑郁症是有一定的诊断标准的。

****

从抑郁中走出来的人，如果能有机会去回顾他们当初的言行，都会觉得非常奇怪，想不通自己当初怎么会那样，有些人甚至不敢再去想以前的自己是什么样子，或者干脆逃避不想。

雁是一位 20 多岁的女孩子，因为比较严重的抑郁情绪来做咨询。当她第一次走进心理咨询室时，我感到很震惊，明显感觉到她的情绪非常低落，而且，她的每一个动作都显得非常困难、迟缓。在咨询中我了解到，她 165cm 的个子，体重却高达 200 多斤。她是家里的老二，上面还有一个姐姐，当她出生时，长辈们都希望她妈妈能够生个儿子，没想到落地的又是一个女娃。全家人都非常失望，当她的奶奶跟一位亲戚说起这件事情的时候，甚至气得哭了。自出生到她 4 个多月，住在同村的奶奶也就见过她 2 次。父亲告诉她，她的名字是爷爷给起的，取了一个"厌"的同音字。意思是令人讨厌、厌烦。因为她是一个女孩子，所以全家人都不太待见她。她的母亲性格内向，她的父亲脾气暴躁，经常因为一点小事，就会打她的母亲和她。在这样一个家庭氛围中长大的她从小就非常渴望能够与人沟通，她的姐姐没有跟他们生活在一起，她的母亲又非常内向，无法很好地与她交流；她又不敢与她的父亲多说话，因为担心说错话会被打。不知不觉中，为了吸引别人的注意，她变成了一个捣蛋鬼——用棍子捅别人，却不知轻重；把别人的鞋子、衣服藏起来，让别人找不到；拿着粉笔，到处乱画；看到绳子或高的地方，就想往上爬……别人讨厌什么，她就做什么。她的种种行为导致别人更不喜欢她，初中时她还曾被校园霸凌过。

在这样的环境中慢慢长大的她，总是控制不住地吃，变得越来越胖，也越来越不喜欢自己，甚至自残过，想要去死。

她的情况是比较严重的，但我也不敢一下子把她推开（她比较排斥医院），如果一开始我就把推到医院，有可能会导致她更加自暴自弃，甚至可能完全放弃自己。我先与她的家人做好沟通，希望她的家人在短期内做好看护工作，不要让她再伤害自己。同时，我的第一步工作是让她的情绪先得到纾解。

通过几次咨询后，她的情绪稍微缓解了一些，极端行为少了，我们的咨访关系也比较稳定，这时，我建议她去医院看一下。到医院后，医生让她住院，她在医院住了20多天。出院后，医生给她开了一些药物，让她回家了。

在吃药的同时，她继续做心理咨询。当她再次来到咨询室的时候，我明显感觉到她已经有了很大的变化。她告诉我两件非常有趣的事情，她称之为是自己的"悟"，我认为那也确实应该是她的悟。她说，当她住院时，临病床的一位高中生，也是因为抑郁而住院的。但他不肯吃药，想去死。他说："他们（父母）这样对我，我活着还有什么意思？我就要死给他们看！"这时，她的内心冲出来一段话，这段话几乎脱口而出："难道你活着是为别人吗？难道你不应该为自己而活吗？"当这句话快要冲到嘴边的时候，她忽然意识到这句话是别人曾经对她说过的。当她意识到这一点的时候，她顿时觉得悟到了一点什么，同时，也为自己曾经的所作所为而感到害羞。

这样的话，我们在咨询室里曾经反复说过，当她在情绪非常低落时，她是没有感触的。但是，当她的情绪稍微好转一点的时候，曾经"存进去"的东西将会跳出来，一旦这些东西到达她的意识层面，并为她所接受，那就将会对她产生作用。从那以后，她开始为自己的人生负责，工作时抱怨也少了，虽然她还在自家的店里工作（以前失败的工作经历让她暂时还不敢出去工作），但她可以把工作当成自己的事情了。另一个更明显的改变是她的体重，她开始减肥，而且非常有毅力，短短的几个月，体重就降到了160多斤。

　　她的另一个"悟"，是关于她和她父亲的关系。在她住院期间，她的父亲为自己的坏脾气向她道了歉，并给她买了很多东西。以前，她感觉不到父亲对她的好，但在住院期间，她终于感受到了父爱。她说："父亲的道歉，是他们的样子，我就是我的样子。"也就是说，她可以把别人对待她的方式与她自己的感受区分开来了。

　　这个故事的开头是她当初向我介绍的，但在后来向她确认我可否将她的故事讲出来与大家分享的时候，她对许多地方都感到很吃惊，觉得自己当初怎么会变成那样？她觉得她父亲并没有那么坏呀！她的父亲仍然是同一个人，只是她自己的感受变了，对父亲的认知也变了。情绪变了，她的体重也减轻了，人也变得漂亮了。

　　这样的小案例透露给我们很多的信息，我们可以看到环境、家庭、理念等是如何使我们抑郁的，而抑郁又会给我们造成何种影响，包括对身体、工作、生活等的影响。

什么是抑郁症?

很多人一旦有了抑郁情绪，就担心自己是不是得抑郁症了。第一章中，我们讲述了什么是抑郁；这一章，我们再来谈谈什么是抑郁症。

很多书都没有将这两个概念区分开来，我们在这里分开来说，是因为很多人将这两个概念混淆了，造成了很多不必要的担心和恐慌。其实，抑郁只是一种情绪状态；而抑郁症中的"症"是病字头的，那确实是一种病了。

我们应该都曾有过这样的经历：偶尔非常的沮丧，感觉整个生活都是灰色的，什么也不想去做；一段时间之后，又会变得非常积极，可以完成许多事情，这都属于正常现象。换句话说，温和的、短暂的抑郁常常会出现在我们的生活中。

但如果持续性情绪低落，愉快感丧失，对日常活动都失去兴趣，饮食紊乱，睡眠失调（失眠或嗜睡），且常常伴有焦虑、无价值感、无助感、绝望感，意志减退，精神运动性迟滞，思维困难，不断出现死亡或自杀的念头，甚至将自杀付诸行动，那么，就可能患上抑郁症了。

许多人谈"郁"色变，是因为抑郁症有一个特点，即此病的自杀率远远高于其他疾病。再加上媒体的快速传播，让很多人听到"抑郁症"3个字就非常害怕，许多人一有风吹草动，就担心自己是不是得抑郁症了。其实，抑郁症的发病率并没有那么高，曾经有个来访者跟我说，80％的人都会得抑郁症。这个数据一定是被夸大了，暂且不提抑郁症，就算感染抑郁情绪的比例也没有那么高。我们不能因为一时的情绪低落，就担心自己或别人患上了抑郁症。

抑郁症是一种心境障碍，医学上叫作情感性障碍（心境障碍）。如果不仅仅是情绪低落，还时有躁狂发作，就需要甄别是否是双相情感障碍（躁郁症）。

抑郁症与抑郁不同，抑郁症属于心理疾病的范畴。当今社会，"生病"是与吃药、住院挂钩的，一旦被诊断为抑郁症，就很容易引起恐慌。就像许多癌症患者是被"吓死"的一样（有的人被诊断为癌症之后，心理防线崩塌，可能会很快离世），许多自称"患有抑郁症"的人，其实问题并没有那么严重，但戴上"抑郁症"的帽子之后，他们的问题就更加严重了。所以，我希望大家不要总是用"症""病"来吓唬自己。

当然啦，如果我们真的生病了，也不可讳疾忌医，我们需要正视它、重视它，然后才有可能战胜它。

既然属于疾病范畴，也就与医学密不可分，先来看看在医学上是怎么定义抑郁症的。

抑郁症的医学定义

精神疾病分类与诊断标准中，抑郁症被定义为一种情感性障碍（心境障碍），其具体定义如下：

以明显而持久的心境高涨或低落为主的一组精神障碍，并伴有相应的思维和行为改变。可有精神病性症状，如幻觉、妄想。大多数患者有反复发作的倾向，每次发作多可自行缓解，部分可有残留症状或转为慢性。

根据情绪的低落与高涨，可将其分为抑郁发作和躁狂发作。

一、抑郁发作

症状标准：以心境低落为主，并至少有下列表现中的 4 项。

（1）兴趣丧失、无愉快感。

（2）精力减退或疲乏感。

（3）精神运动性迟滞或激越。

（4）自我评价过低、自责，或有内疚感。

（5）联想困难或自觉思考能力下降。

（6）反复出现想死的念头或有自杀、自伤行为。

（7）睡眠障碍，如失眠、早醒，或睡眠过多。

（8）食欲降低或体重明显减轻。

（9）性欲减退。

严重标准：社会功能受损，给本人造成痛苦或不良后果。

病程标准：

（1）符合症状标准和严重标准至少已持续2周。

（2）可存在某些分裂性症状，但不符合分裂症的诊断标准。若同时符合分裂症的症状标准，在分裂症状缓解后，满足抑郁发作标准至少2周。

二、躁狂发作

以心境高涨为主，与其处境不相称，可以从高兴愉快到欣喜若狂，某些病例仅以易激惹为主。病情轻者社会功能无损害或仅有轻度损害，严重者可出现幻觉、妄想等精神病性症状。

症状标准：以情绪高涨或易激惹为主，并至少有下列表现中的3项。

（1）注意力不集中或随境转移。

（2）语量增多。

（3）思维奔逸（语速增快、言语迫促等）、联想加快或意念飘忽的体验。

（4）自我评价过高或夸大。

（5）精力充沛、不感疲乏、活动增多、难以安静，或不断改变计划和活动。

（6）鲁莽行为（如挥霍、不负责任，不计后果的行为等）。

（7）睡眠需要减少。

（8）性欲亢进。

严重标准：严重损害社会功能，给别人造成危险或不良后果。

病程标准：

（1）符合症状标准和严重标准至少已持续1周。

（2）可存在某些分裂性症状，但不符合分裂症的诊断标准。若同时符合分裂症的症状标准，在分裂症状缓解后，满足躁狂发作标准至少1周。

抑郁症的诊断标准中，其具体症状与抑郁的症状差不多，如果要诊断抑郁症，除了上文中的具体症状外还有其他标准。

首先，如果仅仅情绪（心境）低落、不开心，并不能被确诊为抑郁症。

除情绪低落（心境低落）之外，还有至少4种以上的症状表现，才可能是抑郁症。

其次，其程度需要达到：严重损害社会功能，给别人造成危险或不良后果等。即因情绪低落和其他症状，抑郁者本人的社会功能已经受到严重损害，甚至不能正常工作、学习、生活；或者因为抑郁者的原因，给他人造成危险或不良后果。例如，有些严重的抑郁症患者有过自杀倾向，为了预防其自杀，他们的家人、同事或朋友不得不一直陪伴在他们身边，这就给他人带来了不良后果；更有一些具有抑郁倾向的母亲，当她们觉得生不如死的时候，同时也担心如果自己离开了这个世界，孩子该怎么办，她们很有可能在其情绪极度低落的情况下，打算带着孩子一起离开这个世界，这就给家庭和社会带来了更大的痛苦和伤害。

最后，病程标准：症状严重持续2周以上。即短时间内情绪低落、失眠、厌食、注意力不集中等。没有达到2周以上，也不能被诊断为抑郁症。

以上是抑郁症的医学诊断标准。在"什么是抑郁"一章里，我们对于以上这些抑郁症状做了一些更通俗的讲解。有抑郁情绪不一定就代表是抑郁症。可是，如果已经有自杀倾向（有自杀念头，特别是已经有自杀行为了），那就需要引起重视了，是抑郁症的可能性极大。

三、自杀

抑郁中的人常常会想到自杀，但念头一出来，立刻又想到，如果我死了，孩子怎么办？老公（老婆）怎么办？父母怎么办？事业怎么办？想到自己离开后家人的各种惨状，就更加感觉悲凉。往往陷在那种情绪里，不能自拔。

在多数情况下，许多人只是想"这么痛苦，我还不如死了算了"。如果你不仅是这么想想，而且已经打算落实到行动上，计划如何实施，甚至有行动了，那你一定要去医院，马上用药物调整抑郁情绪，因为你可能不仅是抑郁了，而是可能患上了"抑郁症"。

自杀是一个令人望而生畏的话题，许多人对于抑郁症的恐惧也源自于此。许多学校、公司的心理咨询服务似乎也是为了防止学生、员工自杀。学校领导、辅导员、家长为了避免学生们走向极端，有的时候甚至会草木皆兵。例如，有的学生失恋了，就扬言如果曾经的恋爱对象不与自己复合，就自杀，这往往急坏了辅导员，忙坏了学校领导。其实，有的时候领导和老师们也知道这些孩子不一定真的会自杀，但是他们不敢怠慢。在咨询的过程中，我发现，那些真正比较严重的抑郁症患者，很少把自杀挂在嘴上。当我发现他们情绪非常低落的时候，不得不主动去问他们是否有不好的念头，这时，他们往往只是无可奈何地笑笑说："会啊！真的，许多时候觉得如果死了，也许一切问题就都解决了。"那个时候，好像他们对死亡是一种无所谓的态度。有个抑郁比较严重的高中生，当她在催眠状态中看到棺材的时候，脸上呈现的是一种向往、松了一口气的表情。她总是非常想躺进去，不再起来。所以在她的催眠过程中，我要花费很大的力气才能把她从那种渴望的状态里拖出来，因为我非常担心如果不这么做，这种深深吸引会演变成其现实中的行动。

没有经历过抑郁的人是很难理解抑郁的感觉的。有一位高中生说，他们的一位班主任（还是年级主任），在听到他们学校有位学生与母亲吵架后跳楼自杀的消息后，这样跟他的学生们说："就因为和家长吵架这件事跳楼，有没有想过父母？"他让同学们别同情那个跳楼的孩子，说这种人根本不值得同情，他死了活该！这位年级主任还对学生们说："你跳楼没什么，别给父母带来负担，也不要给周围的人带来负担。你跳楼找个安静的地方去跳！"他还说："像这样的人，跳楼只会成为别人茶余饭后的笑谈。"我不知道这位为人师表的老师是怎么想的，但我一点也看不出他对孩子的爱心和同情心。看似他在为孩子的父母和周围的人着想，但他可曾想过那位跳楼的孩子有多痛苦？谁不珍惜生命？不痛苦到极点，谁会为了一次吵架就跳楼？与母亲的这次吵架不过是压垮这个孩子的最后一根稻草罢了。

学校的老师这么说，那么家长们呢？有一位初中生，她的母亲在说到她自杀身亡的表哥（她舅舅的儿子）时，几乎也说了与那位年级主任同样的话。这位母亲已经知道自己的女儿有自杀倾向了，还对女儿说这样的话，我不知道她是如何想的，也许她是想用这样的方式警告自己的女儿吧。但她不知道的是，她的这番话会对女儿造成怎样的伤害——自己的母亲对于自己的自杀，想到的只是不要让这样的事件对父母造成不良影响，不要让他们成为别人的笑料，却从未心疼自己女儿消失的生命。

有更多的父母，在孩子已经自残或自杀未遂后，仍然只关心孩子的学习，却从未思考过孩子为何要自残或自杀，也从未想过如何挽救孩子，他们的眼里只有学习成绩。更让人揪心的是，有的父母在知道孩子要自杀时，甚至对孩子大叫：你去呀！你去死呀！你怎么还不去死呀！我不知道，这些父母可曾想过，如果从自己的父母那里都得不到一丝温暖，这个世界还有多少是可以让孩子们留恋的？

抑郁症的危害

美国国家心理健康研究所（National Institute of Mental Health，NIMH）曾在 2000 年前就抑郁症的危害做过调查，并提供了下列统计数据：

·每年有多于 1900 万的美国人会经历某种形式的抑郁症；

·抑郁症会增加心肌梗死的危险性，同时也是中风、糖尿病和癌症的严重并发因素；

·抑郁症会导致残疾；

·每年与抑郁症相关的经济费用达到了 300 亿美元（NIMH，1999）；

·估计到 2010 年，抑郁症将在全世界范围内成为影响寿命、增加经济负担的第二大疾病——1990 年它排在第 4 位（Keller& Boland，1998）。

正如这些报告所说，抑郁症是一种世界范围内，可致残并造成沉重经济负担的疾病。

一、对抑郁症患者本人的危害

1. 对身体健康的伤害

抑郁症发作期间，抑郁症状的严重程度因患者、症状、程度、病因等存在差异。经历抑郁的人都是非常痛苦的，经常会出现一些躯体症状，如：睡眠障碍（失眠、嗜睡）、饮食障碍（厌食、暴饮暴食）、性欲减退、体重明显减轻或加重、头疼、脖颈痛等。另外，由于情绪低落，抑郁症患者还容易出现胸闷、气短、便秘、胃痛等症状。美国国家心理健康研究所的研究报告中表明，抑郁症还会增加心肌梗死的危险性，同时也是中风、糖尿病和癌症的严重并发因素。一项历经 40 年的研究发现，因抑郁症导致功能失调而引起的死亡率，同癌症、糖尿病和心脏病患者的死亡率一样高，并且，抑郁症患者的自残、自杀未遂等行为都可能导致残疾。

2. 对心理健康的伤害

忧郁心境可导致思维消极、悲观、自责、自卑，患者犹如带着"灰色眼镜"看世界，感到任何事情都困难重重，把自己看得一无是处，把微不足道的过失和缺点无限放大，感到自己对不起他人和社会，认为自己罪恶深重，好像别人的不幸都是自己造成的。这些想法又进一步加深了情绪低落、精力减退、对周遭事物不再感兴趣的症状，在这样的循环中，不经干预，患者很难凭借自身走出抑郁困境。另外，从未真正经历过抑郁的人，是很难理解抑郁者的状态的，他们往往认为抑郁中的人是"矫情""作""无病呻吟"等。这种不理解加深了抑郁者的自卑与自责，造成了一种无形的伤害。

3. 对社会功能的损害

因为自卑、自责等心态，抑郁者回避与他人的交往，而在回避正常社交的同时，又极其渴望人际交往，渴望与他人正常交流。抑郁者长期带着抑郁、消极的情绪，并且其思考、反应、记忆能力等均出现不同程度的下降，极大地影响了工作和学习，情况严重者甚至无法正常上班、上学、生活。

4. 经济损失

由于抑郁症患者失去了正常的工作、学习、社交能力，极大程度地影响了收入，且抑郁症治疗也需要一笔不小的费用。

5. "形象"损害

很多人的自我感觉取决于他人如何看待自己，试想这样一幅画面：某人失业后，整日待在家中，闭门不出，吃饭穿衣也成了问题，甚至可能个人卫生也无法维持，这时还有何形象可言？低价值感之下，抑郁者已经很难顾忌到个人尊严、个人形象等，也就更难再出现在他人面前，进一步影响了其正常的社会功能。

6. 选择"自我解脱"

据相关数据统计，大约有2/3的抑郁症患者存在自杀的念头，其中大约1/5的抑郁症患者会付诸实施。抑郁中的人失去了对爱、温暖的感受能力，他们感觉不到任何希望、任何温暖，不知何时是尽头，当绝望到极点，生无可恋的时候，他们可能会选择离开这个世界。虽然俗话说"好死不如赖活"，但对于深深陷在抑郁中的人来说，生活在人世间徒然受苦、毫无意义，唯有死去才能帮助他们脱离苦海。更有很多内疚、自责感非常强的抑郁症患者觉得如果自己离开了，一切就都好了，这也加重了他们的自杀念头。

二、对家庭的伤害

1. 情绪影响

抑郁中的人常常情绪低落，或是容易愤怒、易激惹，他们的这些情绪往往在亲人的面前呈现得淋漓尽致，家人极有可能不知道自己的哪句话、哪个动作或什么眼神惹得抑郁症患者不高兴或愤怒，因此他们不得不如履薄冰地与抑郁症患者生活在一起，这对于长期与抑郁症患者一起生活的亲人来说，具有极大的挑战性和很大的压力。

2. 无计可施

让抑郁症患者的亲人感到痛苦的是爱莫能助的无力感。亲人们不能理解郁症患者为什么会那么想，为什么会那么做；他们真心想要帮助抑郁症患者，结果往往力不从心。家人劝说抑郁症患者想开一些，说一切都会好起来，抑郁症患者却认为家人不能真正理解他们，从而感到非常愤怒，甚至多年不与家人交流；为了不让抑郁症患者们感到孤独，家人们尽量多与他们说话，抑郁症患者却往往嫌他们吵闹；如果家人让抑郁症患者安静一些，他们又说家人根本不关心自己……

3. 经济负担

因为重度抑郁症患者已经丧失了正常的社交能力，他们往往容易失去自己的经济来源。另外，抑郁症治疗一般需要持续较长时间，其间所用药物、所接受的心理治疗、所需的护理工作都将耗费大量的人力、财力，给家庭造成较大的经济负担。

三、对社会的危害

1. 降低效率

抑郁症患者缺乏做事的动力，思维困难，而且记忆力和注意力也受到极大的影响，导致其工作效率下降。一向思维敏捷的科技人员或白领人士患上抑郁症后，将会很难胜任日常工作，难以发挥创造力；平时学习优秀的学生，患上抑郁症后，成绩也会显著下降；另外，抑郁症患者遇事总是习惯逃避，经常用消极的情绪去对待工作、学习。这些都极大程度地降低了社会效率。

2. 影响管理

对于抑郁症患者来说，迟到、早退、不上班、休学等，可能成为常见现象，这给组织机构和管理者们的管理工作带来了很大的困扰。

3. 抑郁症患者自杀的影响

得知下属或者同事抑郁了，人们的行为处事就不得不更加小心翼翼，担心万一哪天自己的某句话或行为导致抑郁症患者自杀，他们将难以承担如此沉重的责任。这种现象在学校尤为严重，说得夸张一点，那些校长、老师、辅导员、管理员几乎每天都要提溜着一个耳朵睡觉，生怕哪天一个电话通知说某个学生自杀了。

抑郁症的诊断

心理学源于西方，西方医学是心理学的重要"祖先"之一。受西方医学的影响，人们看病的习惯流程也演变成：生病—到医院找医生做诊断—用药、住院、开刀。西医讲究对"症"下药，所以，在当今的医院，诊断是一个必需的步骤，是医生用药的依据。如果没有诊断，医生就无法给患者用药。

对于心理疾病来说，诊断的作用是什么呢？著名心理学家、精神分析学家卡尔·古斯塔夫·荣格（Carl Gustav Jung，以下简称"荣格"）曾经说过："临床诊断能帮助医生形成一个确切的方案，但对患者却没有什么帮助。"按照这位著名心理学家的理解，对医生来说，诊断是根本；对患者来说，诊断却没有特别大的作用。

在咨询室里，我们很少给来访者做诊断。第一，医生的关注点是患者的"症"，而在咨询师眼里，看到的应该是一个"人"、一个"整体"。所以，医生看重症状，而我们咨询师则更看重当下来访者整个人的状况。第二，抑郁中的人通常都比较焦虑，在还没走进咨询室之前，他们就已经给自己下了"诊断"——我是抑郁症、强迫症、焦虑症等。而这些来访者中，很多还没有达到抑郁症的程度，戴上一顶"抑郁症"的帽子，对于抑郁中的人来说无疑是雪上加霜。第三，很多"症"（抑郁症、强迫症、焦虑症等）有着许多相似的地方：焦虑程度都非常高，有很多不合理信念，非常悲观等。我们不能因为患者有这些症状，就给他们一顶"抑郁症"的帽子。第四，许多心理咨询疗法并不完全局限于针对某种"症"。所以，对于咨询师来说，也许诊断并不是那么重要。当然啦，在咨询师的心里，对于来访者的初步判断还是非常必要的，如果咨询师发现来访者的情况确实比较严重，有可能达到"症"的程度，也会强烈建议来访者去医院，由医生来做诊断、用药，安排其住院。

当抑郁症严重时，患者会产生幻觉或者妄想。特别是双相情感障碍患者的情绪波动非常大，即使在医院里，也容易被误诊为精神分裂（在咨询过程中发现，双相情感障碍很容易被误诊为精神分裂，或者说它们之间的分别也不是特别明显，否则也不会有同样的患者，医生却给出不同的诊断了）。以下是一个多年前的个案。

小米是一位刚入学的研究生，几个月前，父亲因为车祸去世，母亲承受不住，得了精神病。原来被极其宠着的她，在短短的时间里，失去了双重保护，最后出现了心理问题。继母亲之后，她也住进了医院，并被迫推迟了入学时间。

医生对小米的诊断是精神分裂，需要终身用药，并且药量很大。她非常害怕，出院后，用药的同时又求助于心理咨询。刚来咨询的时候，小米极少看人，只盯着地上，而且眼神躲闪。

小米是"80后"，家里的独女，小米的母亲也是外公唯一的女儿。母亲还很小的时候，外婆就离开了家，母亲一直与外公相依为命。母亲从小就非常要强，喜欢看励志类的书。小米小时候也只跟母亲一起生活，父亲在外挣钱养家。母亲在物质方面充分满足她，她比别的小朋友吃得好、穿得漂亮；另一方面，母亲又对她有着极高的要求，包括好好学习、对别人友好、积极进取、努力向上等。

小米一直希望自己是个男孩。在催眠过程中，我引导她去看她心中的小孩，开始的时候，出现的总是一个小男孩。在一次催眠结束时，我跟她说，等某一天你心中的小孩变成了女孩，你柔软的一面也就慢慢出来了。她立即回应，我才不要变成一个女孩呢！并且阐述了男人的 N 种优点和女人的 N 种缺点。我问她："你能变成一个真正的男人吗？"她考虑了很长一段时间，才在意识层面答应变成一个女孩，在尊重她的意愿的前提下，我们又做了一些处理，她心中的小孩才变成一个女孩。非常神奇的是，这以后，她整个人也变得柔和了许多。

在这个个案中，还有一点让我印象深刻。我引导她去看她的婴儿期的时候，那个小孩是冰冷的，她说好像那个小孩是死的。这似乎也印证了精神分析理论中关于精神分裂症最初形成的时间，理论上，精神分裂最初形成是在一周岁以内。

经过一段时间的咨询，小米的人际关系变得比原来好了；做实验也不总是损坏仪器了；眼神也不再躲躲闪闪，有时可以与人对视了；脸上的痘痘也少了很多，脸色好了些；整个人也变得快乐了。有一天，她忽然告诉我，她将药物从每天12粒减到了3粒，这把我吓坏了，我的笔差点从手上掉了下去。我问她："你征求过医生的意见吗？"她说没有。我问她："为什么擅自减药？"她说，自从吃药以后，已经好几个月没来例假，头也昏昏沉沉，做心理咨询的目的就是不想终身吃药，而且，减药的情况已经持续1个月左右，情况仍然良好，并没有出现严重的症状。之所以没有提前告诉我，就是担心我不允许她擅自减药。

用药需要谨遵医嘱，我建议她再去医院检查一次，由医生决定是否减药。她换了一家医院，检查的结果是双相情感障碍，并且，医生也建议她将药量减下来。

后来，我安排她参加了一次刘军老师的工作坊，她的笑容彻底绽放开了，不像以前那般脸总是皱在一起。她的一位同学曾对她说："原来人还可以这样改变呀！"

3个月左右的咨询之后，她以忙碌为由，中止了咨询。

等小米再次走进咨询室，已是大半年之后。她又变成了最初来咨询时候的样子，甚至更加严重。除了眼神的躲闪，她的手也不停地抖动，舌头总是在嘴里搅动，满脸痘痘，神情紧张，情绪低落。

原来，半年前，因为实验太紧张，她没能持续进行心理咨询。

在停止咨询的那段时间，小米感觉自己喜欢上了一位男生，她未曾有过与异性交往的经验，又无人可以倾诉，只能任由自己胡思乱想。再加上当时实验压力很大，发展到后来，情绪问题越来越严重，家人只得再次把她送进医院。这次的诊断结果是躁郁症（双相情感障碍），住院、吃药、电休克，诊疗费数万元。

这次看到她，我非常担心她的状况。重新开始咨询后的第一二次，她都没有抬头看过我一眼，端水杯的手也不停地抖动，说话时能看到她的舌头像蛇一样蹿来蹿去。我甚至不能确信自己这次还能不能够帮助到她。

令人惊喜的是，当她第3次走入咨询室时，整个人看起来明显不太一样，脸上有了一些光泽。在咨询的过程中，她偶尔也会抬头，虽然手还会有些抖动，舌头也会乱动，但频率降低了一些。这些变化都给了我很大的信心。

这期间，她的咨询也能够按照设置正常进行，不再像之前3个月的咨询，那时她经常不能按时前来。一段时间的咨询后，医生也给她换了一些药，她的手也基本上不再抖动，舌头还是会动，但频率相对低了很多。除了生理上的变化外，她也变得愿意去做实验和写论文，也再没有损坏过仪器。

经过一段时间的咨询，她可以按时起床、做实验、写论文，还成功地拿到了研究生毕业证书和学位证书，找到了非常满意的工作。毕业后，她顺利地度过了次年的春天，并且至今没有再发作。

但是，绝大部分被诊断为精神病的患者并不能像小米这么幸运，他们终身依赖药物，因为医生和家人都不敢给他们停药，害怕停药之后容易复发，甚至可能更加严重，害怕控制不了各种状况。

在医学分类中，重度抑郁症也被归为精神病性障碍。按照严重程度，心理障碍可以被分为精神病或神经症——是否有现实感可作为区分的标准之一。神经症患者并没有失去以合理有效的方式与环境保持联系的能力，而精神病患者则失去了这种能力。这其中部分原因在于，精神病患者的思维过程常常受到幻觉（或者叫作虚假的感官知觉）、妄想（或者叫作虚妄的信念）的干扰。

从1980年开始，"神经症"一词也不再使用，精神病与神经症之间的区别是作为精神病和非精神病之间的区别来进行讨论的，而且这种区别常常被用于抑郁症的判断。在精神病性抑郁中，幻觉、妄想和极端的退缩通常与抑郁情绪相对应——比如妄想许多情况都是由于个案自己的一些缺点造成的。但是，许多重度抑郁和双相情感障碍（抑郁和躁狂）都属于非精神病范畴。多数情况下，抑郁都是属于非精神病范畴的，但社会上许多人都会将抑郁与"精神病"等同起来，这加重了抑郁者的心理负担，容易错失治疗的最佳时机。

因此，我们需要适当地区分抑郁症与其他心理疾病。

不要被抑郁症吓倒

据有关资料预测，抑郁症将成为危害人类的第二大疾病。但是，如果你陷入抑郁了，请不要害怕，也不要轻易给自己戴上一顶"抑郁症"的帽子，因为抑郁本来只是一种情绪，仅仅是情绪低落、不开心，并不代表你抑郁了；即使你抑郁了，也不代表你就患上抑郁症了。而且，并不是所有抑郁症患者都会自杀。衡量一个人是否真的患上了抑郁症，需要从多个维度去考察。

你不一定是抑郁症

抑郁症是令人害怕的心理疾病，但多数人很可能并没有达到抑郁症的程度。如果你感觉自己情绪低落、很不开心，千万别吓唬自己，不妨先稍微分辨一下。

情绪低落—抑郁—抑郁症

情绪低落：由于某些事件的发生，或是在人生的某个阶段，或由于身体原因造成的情绪低迷，且这种情绪低迷仍在意识可控范围之内，通过自己的努力或外在条件的变化，能够回归正常。

抑郁：一种情绪低落的感觉体验，有时可能由于某些事件的发生，有时根本没有明显原因，情绪就陷入了一种非常低迷的状态。在情绪低落的同时，还可能伴有兴趣减退、睡眠障碍、饮食障碍、注意力不集中、记忆力减退、易激惹等症状。明明知道自己的想法是不合理的，也努力想从这种状态里走出来，却身陷低谷，无法脱身。

抑郁症：一种心理疾病，属于心境障碍或情感障碍。除心境低落外，还至少有 4 种以上的其他症状（抑郁中的一些症状）；并且，抑郁程度已经严重影响到社会功能（不能正常地工作、上学、生活），或给本人造成痛苦等不良后果，且持续时间达到 2 周以上；或者反复出现轻生的念头，有自杀、自残行为等。

再次强调，如果只是在一段时间内感到情绪低落，不要吓唬自己，以为自己患上了抑郁症，抑郁症是要达到一定的诊断标准的。情绪低落、抑郁和抑郁症的区别见表 1-1。

表 1-1　情绪低落、抑郁和抑郁症的区别

情绪低落	抑郁	抑郁症
心境低落	心境低落并伴有其他一些症状	心境低落，并至少有 4 种以上其他症状
某些事件发生或身体不适等原因造成情绪低落	由于某些原因，有时甚至无名地感到情绪低落	成因目前没有定论
思维和行为在自己的可控范围内	自己控制不了情绪，但行为仍可控	自己控制不了思维和行为
事件过后，或通过自己的努力，能够走出来	需要外援，如心理咨询、朋友疏导，加上自己的努力	需要自己努力，药物治疗，并配合心理咨询
痛苦但不太影响社会功能	痛苦并影响部分社会功能	痛苦并影响社会功能，严重时不能正常工作、学习、休息
时间长短与事件有关	持续时间不长	持续时间超过 2 周
在特别生气时会想：还不如死了算了	偶尔会有自杀、自残的念头	反复出现自杀、自残的念头，甚至产生计划、行动

一般来说，情绪低落时，我们只是感到不开心，无法控制自己的情绪，无法使自己开心起来。但是，当抑郁席卷而来的时候，我们不仅感到情绪低落、不开心，可能还同时伴有失眠、厌食、暴饮暴食、注意力不集中、记忆力减退等，

对什么事情都没有兴趣，什么也不想做，整个人都被低落情绪拖曳，陷在抑郁里无法逃脱。对于抑郁症，需要从 3 个维度去诊断：症状、程度、时长。

抑郁症不是不治之症

"抑郁症能治好吗？"是许多来访者第一次走进心理咨询室时，最常问的一句话，当然也是他们最关心的问题。早些年，很多来访者会满眼绝望地看着我说："医生说，抑郁症需要终身吃药，那我这一辈子是不是就完了？"近几年来，在咨询室里，听到的声音渐渐变成："医生给我开了药，但是他们建议我在吃药的同时配合心理咨询。"药物配合心理咨询已经慢慢转变成为抑郁症治疗的一个发展方向。

抑郁症是心理卫生工作者最常接触的一种疾病，抑郁症会增加心肌梗死的危险性，同时也是中风、糖尿病和癌症的并发因素，是世界范围内使人致残并造成沉重经济负担的一种疾病，有资料推断说抑郁症将成为全世界范围内第二大疾病。目前，全世界对抑郁症越来越重视，抑郁症的治愈率也随之慢慢提升。

很多人谈"郁"色变，主要是因为抑郁症患者的自杀率是远远高于其他疾病的，再加上媒体的快速传播，让许多人在听到"抑郁症"3 个字之后就会非常害怕，一有风吹草动，就担心自己是不是也得了抑郁症。实际上，抑郁症的发病率并没有那么高，有个来访者曾跟我说，80 % 的人都会抑郁，这其实是某种程度上的"三人成虎"。

抑郁多半是有阶段性的。当个人或家庭发生重大变故、出现生理疾病时，有抑郁情绪是正常的。事件过去之后，或者能够面对这些事件，抑郁情绪也会随之而去。最糟糕的莫过于习惯性地沉溺在抑郁情绪里，不能自拔，影响了工作、生活、学习，并且因为抑郁情绪导致了一些其他的症状，如失眠、厌食、注意力不集中、兴趣减退等，时间久了，就可能演变成抑郁症。深陷抑郁时，很多负面思维会让我们感到绝望，觉得自己难以彻底摆脱抑郁状态，再加上有些医生会对患者说"抑郁症患者需要终身服药"，就加深了抑郁者的悲观情绪。

其实，即使真的被诊断为抑郁症，也请不要灰心。下定决心，从各个方面共同努力，还是能够逃出抑郁症"黑洞"的。在咨询室里，如果来访者能够全力配合心理咨询，同时自己努力，基本上可以摆脱抑郁的痛苦。当然，这并不代表心理咨询室是治疗抑郁的"仙界"，心理咨询师是"神仙"，只要咨询师的几句话，就可以"拿走"抑郁带来的痛苦。抑郁不是一朝一夕形成的，同样，走出抑郁也需要一个过程。在这个过程中，更需要抑郁者的坚持和努力。

曾经有个来访者T（这是很久以前的一个个案），她在1次小手术后陷入了抑郁，对什么事都没有了兴趣，情绪非常低落。她曾学过心理学，知道自己抑郁了，所以想要通过心理咨询帮助自己，但她的家人及父母都不能理解她，坚持认为需要送她去医院接受治疗。T很难受，想要自杀，家人把她送到了医院，诊断结果为抑郁症，T被安排住进了精神病区。T跟医生申辩说，自己没有精神病，但护士觉得她这样说反而证明了她的问题很严重，已经没有了自知力。护士每天给她吃好多药，T就想办法避免吞咽，保持清醒。她的一位"病友"（非精神病性）先T出院，T就请求这位"病友"给她的家人带信，让她的家人前来"救"她，这才出了院。

T出院后不久，就向单位请了半年的假来南京"治病"。起初一个半月，T为了方便咨询，住在南京。一个半月后恰逢春节，我建议她年后去上班，一边上班一边接受心理咨询。这样有几个好处：首先，上班可以让她有事情可做，不至于一直沉溺在抑郁情绪里；其次，在单位中，她会碰到各种各样的事情，在咨询过程中，针对这些事件去了解她的思维方式，从而在意识层面帮助她改变，这样也更利于把咨询效果带到生活中；再次，在与家人和同事的相处过程中，如果她能感觉到自己的变化，也更能增强T的信心；最后，这样可以同时减少T的经济压力。

在持续8个多月的咨询时间里，T每个星期都坚持来接受心理咨询（除了春节和我外出进修期间各停了1次）。她总是在星期三的下午，坐车从几百公里以外赶到南京，在同学家住上一晚。星期四早上，比咨询时间提前半小时来到咨询中心，咨询结束后，再乘5个多小时的车回家。

在T接受咨询大约3个月的时候，她告诉我，有一天她的女儿跟她说："咦，好奇怪哦，爸爸好久都没有打你了！"听了女儿的话，她才意识到，老公确实很久都没有打自己了。T与老公是自由恋爱的，两个人的感情基础非常好，但是，婚后老公却经常打她，她的右耳曾被打得穿孔，脸上也残留有疤痕。在咨询了一段时间之后,她的老公好像再也没有打过她(据我所知,在整个咨询期间是这样的,后续情况我们也不太方便跟踪)。

以下是她与抑郁抗争的心路历程。

我是 T,今年 30 多岁,自从做了宫颈囊肿的手术后,就觉得生活变得没有意义,没人关心我。我整天以泪洗面,心中有很多委屈,想找人倾诉,可身边的朋友及家人都不能理解我。后来,我的饭量突然大增,有一天我吃了 12 碗饭,还加上每天都在注射的营养液,才能维持我的正常活动。别人说我一句不好,我就会泪流满面,家人像哄小孩一样地照顾我。可即使家人整天陪着我,我还是会觉得内心空虚无聊。

后来,家人带我去市第一人民医院做检查,没有检查出什么结果。我对医生说,好想从 20 楼跳下去,觉得那样做是非常爽快的,可以摆脱一切痛苦。医生给我开了一些养心、抗抑郁之类的药物,并对我的家人说:"如果吃完这些药还没有效果,就转到精神病院去看看。"

回家后,我遵医嘱按时吃药。但症状却越来越严重,看到高的地方总想着往上爬,这么想着我就真的爬到了墙上、房顶上,觉得从高处向下看,心里好爽,整天想着怎样死去爽快。后来,我意识到,我的心生病了,而且病得很严重,需要接受心理咨询。因为我的家人只相信医院,他们就把我带到了市第三医院。我没有办法,只能同意,我还有一个 10 岁的女儿,和爱我的老公,我不想去死。

于是,我父亲、老公,还有四妹夫妇陪着我来到了另一所专治精神疾病的医院。到医院之后,老公委托一位熟人给我挂了一个"精神科"的号。负责诊治的是一位四五十岁的女主任,看上去很慈祥,我觉得她就是我要找的可以倾诉的对象。我的眼泪夺眶而出,开始诉说我的病情。医生诊断之后,对我的家人说:"她得了抑郁症,随时都有自杀的危险。你们决定住院治疗,还是开点药回家呢?"我的家人问:"住院好,还是回家好呢?"医生说:"住院。我们医院有 24 小时的监护,并且每天吃的药需要及时调整,回家你们能做到吗?"家人们商量后,决定安排我住院。

办理完住院手续之后,我被转给了一位姓刘的医生。刘医生进一步询问了我的病情,我就又重复了一遍。他告诉我说,他是我的心理医生,有事可以找他。

这时我的心情好多了，自杀的念头也没了。过了一会儿，一位护士走过来，对我挺热情的，说要带我去吃饭，我就跟她来到了吃饭的地方。天哪！我傻眼了，那些病号一个个傻傻的、痴痴的，怎么个个都像精神病？我好害怕！难道我要和这些人在一起吃饭？我赶紧问护士这是什么情况，护士说："你不用害怕，这些人不会伤害你。3天之后，我们会把你转到二护，那边比这边自由。"我竟然还要在这里待上3天！可又有什么办法，是我自己愿意来的，既来之，则安之！

到了下午，刘医生来找我谈话，谈话的地点就在监护室。当我们谈话时，还有许多患者也在场。我想，怎么选在这种地方，而不是一个舒适、安静的地方呢？而且，我发现他在听我说话时，有点心不在焉，我就不想再跟他多说了。他的这些做法跟我想象中的完全相反，我也考取了国家三级心理咨询师的证书，也曾因情感问题到南京心理咨询中心接受过咨询，我觉得这里根本不是我要找的地方。但是，我没有办法和我的家人取得联系，他们也不了解这里的实际情况，按照规定，一个星期以后我们才能再次见面。

过了一会儿，一位大约40岁的女性走过来，跟我说话，一听口音，原来是老乡。她看上去不像是有精神病，恐怕也只是心理问题。她对我说："我看你也不像有精神病呀！"我说："我本来就没有精神病，我是心理问题，谁知这里是精神病医院呀！要知道我才不来呢！"她说："我已经来了几天，我看出来了，要是你不听话，护士就会给你罪受！"。我后来观察到，确实如此，只要是哪位患者大喊大叫、不吃饭、不吃药等，护士就会把他绑在椅子上、床上，那些场面看起来很恐怖，这哪是治病，这是对心灵的进一步摧残！

到了下午，又来了一位老乡，我们就过去看望她。这位老乡只有20多岁，打扮得很时尚。因为她进来时反抗，和她的父亲吵架，被护士们绑在了床上，挂水、强行灌药。那个女孩一直在喊："我没病，我只是心理有点问题，来找心理医生的，而且我挂的是心理科，你们凭什么把我绑在这儿？"可任凭女孩怎样喊叫，护士们都没有心软。我想，被送来这儿的人，在她们眼里，大概都是精神病。

我被这一情形惊呆了，也看透了：好好吃饭、好好睡觉、好好吃药、不哭不闹，护士或许会放松警惕，否则就成了重点监护对象，也就有得受了！所以我要按照她们的要求去做，才不会受罪。有一位护士是我的老乡，没有把我当成患者看待。我就向她打听了一些事情，她也告诉了我，这儿确实不是我要找的地方。我想出去，但还需要等我的家人过来，我才能出去。逃跑是根本不可能的。

又过了两天，我便秘了。我知道我老公临走时，留了100元钱在护士长那儿，我就去请护士长给我买水果，护士长还挺忙的，一直没空给我买。后来，那个时尚女孩给了我一个水果吃，我很感激她，我们建立起了友谊。我们都觉得这儿不是我们该来的地方，也觉得对方都不像是精神病患者。她把她父亲的手机号码告诉了我，我把我老公的手机号码告诉了她。我们互相表示，谁先走出去，就通知另一方的亲属。

第3天晚上，女孩见到了她的父亲，并被接出了医院。

第4天，我被转入第二看护中心（以下简称"二护"）。二护里的患者哭闹比一护（第一看护中心）里的少一些，还可以在规定的时间到楼下去转一圈，其余都一样，只是在二护更自由、开放一些，但在护士的眼里，你仍然是个精神病患者，也一样需要按时吃药。我对这儿失望透顶，只盼望能够早点离开这里。

到了第5天，我终于见到了老公，我想一定是那个女孩给我老公打了电话，不然，我的死脑筋老公是不会提前来看我的。我在心里很感激那个女孩，并默默祝愿她平平安安。看到我老公时，我好想哭个痛快。但我明白，我必须控制自己，先把我知道的情况告诉我的老公，让他救我出去。我担心老公一个人做不了主，就让他联系了我父亲。

老公答应明天来给我办理出院手续，之后我就回去了。当天晚上，护士们又给我加了药。吃完药之后，晚上7点钟我就觉得浑身没劲，昏昏沉沉地想睡觉。我平常都是晚上9点之后睡觉的，今天不知是怎么了。而且，我发现自己走起路来也没有以前精神了，眼神也变得凝滞。我意识到，这药我不能再吃了！再吃我就要变成精神病患者了！但反抗是要额外受罪的，会被灌药。我后来想到，我可以把药放在右手心，假装张嘴吃到嘴里，然后左手端杯子、喝水，并且把舌头伸给护士看，这样就可以过关。我再把手中的药顺着卫生间马桶冲下去，她们是不会发现的。

第6天上午，我按照预想的办法去做，过关了。之后，我父亲、老公、四妹夫妇一起来了，我把这儿的情况跟父亲说了一遍，让家人尽快想办法把我救出去，他们同意了。我老公先去找最初让我住院的那位女主任，女主任听说我要出院，坚决反对，并且说了我很严重之类的话，来吓唬我的家人，还说如果我们坚持要出院，有什么危险情况医院概不负责，并且让我的老公签了字，以表示出了任何问题都由我的家人负责。

我终于出院了，离开了监狱式的医院，终于自由了，见到了阳光，听到了鸟叫，见到了我的家人，我好高兴！

回到家中，我问了我的老公一共花了多少钱，老公说："3100多。""五天时间，3000多？"我让他把票据拿给我看，上面标着森田疗法、心理治疗……这些治疗我都没有接受过，平白被多收了700多。我现在都不想死了，因为进了那个精神病医院比死还可怕。我想在家平静几天，再和老公一起去南京，看看我是否真的患了抑郁症。

来到南京之后，在一位咨询师那儿做了几次咨询，后来前台助理又为我介绍了一位专家心理咨询师曹惠，我也同意了。

第1次见曹老师，我把我的情况说了一遍，让她给我一个答案，我是不是得了抑郁症。曹老师说："我不会随便给来访者'戴帽子'，我需要仔细了解你的情况，然后再决定咨询方案。但我觉得你的问题不是通过这次谈话就能解决掉的，心理咨询是需要一段时间的。"她接着又说，她一般会用催眠疗法，探寻潜意识。她还说："你的问题是心理不成熟造成的，你的心理年龄和实际年龄很不相符，我会在催眠里帮你从婴儿期开始做心理成长。"我觉得她越说越对劲，于是就和我的老公商量了一下，决定先做个催眠体验，体验后感觉很舒服！曹老师说，我的"灵魂"和我的身体已经"分家"了，所以我对事物没感觉、自信心丧失，让我自己慢慢体会。

这次咨询结束后，我办理了一张疗程卡，也和曹老师结下了不解之缘。在她那儿咨询了一段时间之后，我慢慢地恢复了感觉、信心，重新认识了自我，并开始接纳自我，陪伴自己，即使家里只有我一个人，我也不觉得无聊。我自己，还有我的家人都渐渐不再觉得我有病了。我对别人的评价、否定、消极的语言也都有了承受能力，我和家人的关系也越来越好，特别是和母亲、四妹的关系的改善特别明显。

当初，生病的时候，我甚至看不了电视，因为我很难看懂电视剧中的故事情节，只能看到人在说话，但却理解不了他们在说什么。在曹老师那儿咨询了两次后，我可以正常地看电视了。记得第2次咨询结束后回宾馆，老公在看一部叫《双胞胎》的电影，还看得津津有味，我就凑了上去，没想到，我也跟着他一起把这部电影看完了。

曹老师对我说，即使变好了很多，我的内心深处也还需要清理。我相信曹老师，同时也相信我自己会坚持到最后！

停止咨询后的这些年，T的生活中也发生了一些重大事件，她都顺利地度过了，抑郁症没有再复发。她不仅摆脱了抑郁症，还找到了快乐的感觉，从当初不能上班，到后来不仅做好自己的本职工作，还会主动做一些力所能及的额外的工作。例如，课后教孩子们做剪纸、手工等，在帮助孩子们的同时，她也从中得到很多的快乐。

俗话说，心病还需心药治，不管怎么说，抑郁症是一种心理疾病，如果只依赖作用于身体的药物，可能很难真正地从抑郁中走出来。当抑郁来临时，会有一种排山倒海的感觉，让人非常痛苦。但是，相比强迫症，抑郁症的治愈会更快一些。因为强迫的人往往很纠结、很彷徨，而他们的怀疑态度恰恰延缓了治愈速度。陷入抑郁的人，真的太痛苦了，所以如果能够抓住一根救命稻草，他们就会奋力往上爬。T的故事就是这样的。如果你或你的家人、朋友抑郁了，不要怕，抑郁不一定是终身的。只要下了决心，一定能走出抑郁"黑洞"，一定能走进阳光里！

对于那些有幻觉、幻听、妄想等症状，并且坚持自己看到、听到的是真实的来访者，心理咨询的效果是很小的。对于这些来访者，建议他们去医院接受治疗，当幻觉、妄想消失并有一定自知力后，再配合心理咨询，效果才会更加显著。

抑郁症不是精神分裂

很多人对抑郁症非常恐惧，除了人们对自杀的害怕，还有人们对抑郁症的误解。一方面，有些人将抑郁症与精神分裂等同起来，其实，抑郁症与精神分裂是不一样的，在抑郁症严重时，也会产生幻觉、妄想等症状，但其在医学上仍然与精神分裂属于不同的分类；另一方面，在许多医院中，抑郁症患者与精神分裂患者被安排在同一个病区，这也加剧了人们对抑郁症的误解。

《变态心理学》一书中，把精神病分为3类：心境障碍、精神分裂症、妄想性障碍，在医学上的分类会更细些。

精神分裂症是一种以思维、知觉、情感严重失调，以及举止异常和社会性退缩为标志的精神病。DSM-IV-TR（美国精神病学会制定的《精神疾病的诊断和统计手册》修订版）列举了精神分裂症的5种主要症状：妄想、幻觉、言语混乱、行为无序或紧张，以及"消极性症状"（消极性症状是指诸如言语和目的指向性行为的衰退或缺失）。如果个体出现了2个或2个以上的症状，且持续1个月以上，症状明显干扰个体活动达6个月以上，则可诊断为精神分裂症；如果症状明显干扰个体活动的时间少于1个月，则诊断为急性短暂性精神病性障碍；如果症状明显干扰个体活动的时间在1个月以上、6个月以下，则诊断为精神分裂症样精神病。

可以说，精神分裂症是所有心理障碍中最严重的疾病，加之精神分裂症患者出现幻觉、妄想症状，没有现实感，易做出一些令人匪夷所思的行为，甚至会伤害他人。另一方面，一旦被贴上了"精神病"的标签，那这个标签就很难被揭下来，因为精神病患者的一个重要特征就是没有自知力。精神分裂症患者完全活在自己的世界里，与现实世界脱轨，家人、医生说的话也起不了作用，心理咨询对于精神分裂症发病期的患者，疗效甚微。

从上文对精神分裂症的介绍来看，抑郁症与精神分裂症的症状是不一样的。但是，当抑郁症非常严重的时候，特别是双相情感障碍（躁郁症）患者，他们的症状在很大程度上会与精神分裂症类似，这类患者也比较容易被误诊为精神分裂症。

不要"迷信"诊断

诊断对于医生来说非常重要，医生需要根据诊断来给患者对症下药。通常来说，感觉自己有心理问题的人到医院后，医生会先给这些"患者"做检查、测量，然后根据诊断结果，开药或者建议住院。在这个过程中，医生也会向患者了解情况，一般只有十几分钟，有时可能只有几分钟。而心理问题是看不见、摸不着的，如果没有器质性病变，误诊也在所难免。

一位胖胖的女孩子，因为被诊断为比较严重的抑郁症前来咨询。她已经去过医院了，排了几个小时的队后，终于见到了医生。在大约 5 分钟的时间内，她告诉医生，她失眠、暴饮暴食、自残，想过自杀。随后医生给她安排了身体检查和心理测量，最终诊断为抑郁症，安排她住院 1 个月。1 个月之后，医生重新给她配了药，安排她出院。

家人担心药物的副作用，也担心药物不能从根本上解决心理问题，带她来进行心理咨询。进了咨询室，她坐下后，就开始述说她的情况，一点也不避讳。当她说到自残、自杀的时候，我开始有点紧张，进一步观察后，我发现，她与其他抑郁者的表现不太一样，她几乎以一种幸灾乐祸的表情谈论着自残与自杀。我看了她的伤口，在手臂和手背上有几道划痕，但都不太深（因为是第 1 次咨询，我不方便就这个话题与她进行深入讨论，在后期的咨询过程中，我发现她所谓的自杀、自残，不过是为了引起家人的注意，甚至成为威胁家人的一种手段）。开始的十几分钟，一直是她在说，我在听，当她说得差不多时，我就一些细节与她进行讨论。在这些细节中，让我记忆犹新的是关于她的失眠问题，我问她："怎么失眠了？"她说："最近早上 5：30 就醒了。"然后，我问她："那你晚上几点睡觉呢？"她说："晚上八九点吧。"我问她："睡眠质量如何？"她说："夜里要起来上一两次厕所。"我笑了，说："你这样的睡眠已经可以让很多人羡慕了，在你这个年龄，近 9 个小时的睡眠时间已经足够了。"

在咨询进行了一段时间之后，我建议她再去一次医院，并让她在跟医生述说的时候，把详细情况告诉医生，不要自己先下结论，更不要把自己的结论告诉医生。再次去医院诊断后，医生将她的用药量从每天 10 粒减为 3 粒。

这个例子听起来可能有些可笑，但许多焦虑的人（一般来说，抑郁的人基本上都比较焦虑）经常会这么先给自己下结论，然后把自己各种各样的"症状"告诉医生，医生就可能会根据他们说的内容来下诊断。有的时候，孩子可能只是考前焦虑，导致几个晚上没有睡好，或者因为失恋，情绪低落、吃不下饭，焦虑的家长们就急得不行，把孩子带到医院，告诉医生孩子失眠、抑郁、厌食等。医院的患者太多了，医生根本没有时间对这些情况一一确认，就很容易造成误诊。特别是有的学生失恋后，要死要活，并且放言，如果对方不同意与自己谈恋爱，就去跳楼，把学校和家长吓得半死，给医生的信息自然也就失真了。

真正可怕的，其实是那些很少跟别人讲，自己悄悄实施自杀行动的人。即使在咨询室里，他们通常也不会主动说出自杀的想法或者行为。当发现来访者的情绪真的非常低落时，我会主动询问这些来访者是否有自杀的倾向。当我问的时候，他们一般也会承认，在他们说到自杀的时候，往往是一种得到解脱的感觉。这类来访者，即使他们抗拒医院，我也会强烈建议他们去医院，配合药物治疗。这一类人，在医院里反而不一定会被诊断为严重的抑郁症，因为他们做量表或者回答医生的问题时，会选择避重就轻。

有一位很漂亮的女中学生，每次走进咨询室时都是笑眯眯的，非常有礼貌，一点也看不出来她有抑郁情绪，她的父母也认为她没有什么严重的心理问题。她以前曾自杀过几次，但是她的父母都不知道，因为她的亲生父母在她出生后不久就离异了，离异后又各自重组了新的家庭，她就被丢给了奶奶。所以，从小她就很独立，她的父母只在物质上满足她的基本生活，其他的基本上全靠她自己。

她的父母之所以送她来咨询，是因为她不能好好上学。她非常聪明，但她的情绪常常低落到无法进行正常的学校生活。当她在咨询室里放松下来之后，我明显感觉到她的"高涨"情绪是伪装出来的，她的抑郁情绪应该比较严重。当我问她是否有自杀倾向时，她只淡淡地苦笑了一下，说："有几次，但没成功。有的时候，真的是太痛苦了，感觉死了就轻松了，但死的过程又太痛苦了，想到死后亲人的痛苦，在中途又求救了。"我建议她去医院看医生，配合药物治疗。

当她把真实情况告诉医生后，医生建议她住院（之前她都没有告诉医生实情）。出院后，她继续来接受心理咨询。这次，我观察到，她的模样变了许多，相比之前，缺少了一些灵气。在放松进入催眠状态后，她所见到的东西里，有很多是令常人害怕的，但她却很平静。"棺材"是她催眠状态下，常常见到的一个物件。当她看到"棺材"时，不仅不感到害怕，还非常渴望躺在里面，她觉得躺在里面才会很舒服、很轻松。几乎每次催眠放松，我都需要花费很大的力气，才能把她从那种死亡欲望里拖曳出来。对于那些真正想要自杀的人，言语的劝说是很难有效果的，在有些抑郁症患者的潜意识里，"死亡"会吸引着他们。

在咨询室，常常有些来访者一坐下来就会说，"老师，我得了抑郁症""老师，我得了强迫症"，然后再问："能不能治好呀？"还有许多人甚至紧张兮兮地说："老师，我可能精神有问题了。"

刚开始，他们这样说，我也会觉得他们的问题比较严重，随着接触的深入，我发现情况往往并不像他们说得那么严重。那么，他们是怎样得到"诊断结果"的呢？他们一般是在网络上查到，或者根据心理学书籍上描述的症状给自己诊断的。例如，有的人在某个阶段，很难对一些事情提起兴趣，或者几个晚上睡不着，他们就开始着急，心想，我是不是出了什么问题呀？然后，上网去查，或者对照书籍，就会发现自己有许多现象符合抑郁症或者强迫症症状，然后自己就对号入座了。

在给自己"诊断"的过程中，通过网络或者书籍，看到那么多人也有着同样的情况，就不再感觉自己是个异类——原来这个世界上还有那么多跟自己一样痛苦的人，或者说，了解到许多抑郁症患者从困境中走出来的成功案例。那么，这样的查资料就是有益的，可以不再感到孤单甚至羞耻，而且还会看到希望。但是，如果你希望通过查资料，来了解这些病症将来会有什么结果，或者想通过症状描述来确定自己得了什么病，那么，我建议你最好还是不要这么做，因为你会更多地关注一些负面信息，这些信息对你来说不仅没有什么益处，反而还会让你更加害怕，你会觉得：对对对，我就是这样的！然后，担心自己的问题是否非常严重。在此，建议大家不要"网络看病""淘宝买药"因为那样只会让你越陷越深。

除了自己对号入座，多数患者的诊断是在医院做的。从医院转来咨询的人中，绝大多数是因为担心服用药物会产生副作用。中国有句古话，"是药三分毒"，很多人担心吃药会对自己的身体产生不好的影响，也有一部分人觉得心理问题仅仅依靠药物解决不了，希望结合心理咨询一起来解决自己的问题，还有一些人觉得药物根本解决不了自己的心理问题，或者已经服用药物一段时间后依然没有效果。有些来访者甚至气愤地说："我的心理问题，吃药能有什么用呀？又不是身体问题。"

诊断是一件很微妙的事情，许多自愿走进咨询室的来访者，情况并没有达到他们想象的糟糕程度，相反，那些被家人"押着"来咨询的人，情况则要严重得多。例如，许多严重精神分裂的人，并不会认为自己有问题；而重度抑郁的人，对一切都没有兴趣，有的甚至连生存的愿望都没有了，也很难有兴趣走进心理咨询室（他们需要被家人送去医院）；还有同性恋者，当他们被家人强迫来接受咨询的时候，很可能已经在与同性交往的过程中找到了快乐，他们并不想改变现状，只是他们的家人想让他们改变。

令人头痛的是，心理问题往往是各种症状交织在一起的。例如，抑郁、强迫、疑病的人总是伴有焦虑，而焦虑又会产生各种各样的心理问题。有不少来访者说，医院给他们的诊断是抑郁症、强迫症、焦虑症，这3症中又有轻重不同。同一个人，可能会是轻度抑郁症、中度强迫症、重度焦虑症等。这给来访者（在医院里称患者）带来了更大的心理压力。

"疯狂""癫狂""精神有毛病""狂热""精神错乱""精神失常""神经病"，这些诊断性术语，常被公众、法庭和精神卫生人士用来描述患有精神疾病的人。在理想情况下，准确的诊断能够让患者及时得到有效的治疗，但这些人为贴上去的标签可能会制造混乱甚至伤害。这些标签会让人们用惯性思维来审视心理有问题的人，掩盖患者个人的不同症状，以及导致症状的独特原因，更会让"患者"遭到偏见和被抛弃。

错误的诊断又会有怎样的后果呢？一个被错误诊断为癌症的患者，在得知诊断错误后，可能会好好庆祝一番。但是，对于一个被诊断为精神障碍的人，恐怕永远都证明不了诊断是错误的。癌症是一种器质性病变疾病，可以借助一定的仪器和手段来进行诊断。但到目前为止，还没有能够"看见"精神障碍的仪器或方法，因为精神障碍是非物质性的。我们这么说并不代表心理问题的诊断都是有害的，有些人遇到任何事情都希望有个说法，当他们感觉自己有了心理问题，也会希望有个说法、有个结论，这样他们才能心安，对于他们，诊断是有利的；而对于那些比较容易担心、害怕、悲观的人来说，在他们感觉不舒服的时候，就已经开始担心了，经过诊断，一项帽子压下来，日子就更难了。由于患有精神障碍的人往往处于不利的社会地位，诊断性标签也会让他们因此被歧视、被贬低，这当然会打击患者的自尊，并且加重他们的障碍症状，社会往往让这些患者承受着巨大的折磨，并在这一过程中，让他们的"精神障碍"成了永远的伤痛。

有两个个案的诊断让我印象特别深刻。

第一个个案，是一位20多岁的男孩，他和家人都觉得他的心理有些问题，于是家人带着他去医院检查。医生给他做了智力测试，测试的结果只有七十多分。从此之后，他一蹶不振，痛恨他的父母，觉得都是因为他们笨，他才会这么笨的，既然已经这么笨了，那也只有破罐子破摔了。

他的母亲"押着"他来进行心理咨询，但是他根本不相信心理咨询能有效果，更别说吃药了，因为在他的认知里，他几乎成了一个白痴，心理咨询对他又能有什么用呢？吃药能提升智商吗？在与他交流的过程中，我发现，他并不是特别笨，日常生活也是应对自如。而且，听他的母亲说，他在单位操作机器时比其他同事都灵活，还经常帮助其他同事修理机器。但这些好像都不能增强他的信心，他更愿意相信那位医生的诊断。我想，这也可能是他逃避生活的一个借口，当然，这个借口是那位医生给予他的，他是被那位医生关于智商的测试结果给催眠了。

另一个更奇特的个案是一位20多岁的女性，她人长得不错，工作、生活也都挺好，因为"被"诊断为双相情感障碍前来咨询。

她的故事是这样的。

早几年，她独自一人在苏州工作，那期间谈了一个男朋友。她的男朋友是由母亲抚养长大的，他的父母在他很小的时候就离婚了。这个女孩子在与男朋友的一次冲突中，有过一次过激行为（在两人争吵的过程中，她扇了男朋友两个巴掌），她男朋友的母亲认为她的心理有问题，让她去医院检查。医院的诊断结果为双相情感障碍，她男朋友的母亲以此为由，逼迫他们分手了。

后来，她与另一位年龄比她大很多，离异并带有一子的中年男人结婚了。婚后，她与老公、老公与前妻的儿子、老公的母亲、老公的哥哥一家生活在一起。她的老公非常忙，常常不回家。她老公不在家时，其他人就都不理她，他们觉得她这么年轻就嫁给她的老公，肯定是为了他们家的钱。而她老公难得回来一次，即使回家了，还有其他人需要应付，也不怎么理她。有一天，她实在忍不住，与老公吵了一架，老公觉得她是无理取闹，仍然不愿理她。为了吸引老公的注意，她在他们家的厕所门前点燃了一个小纸盒，她的这个举动不仅没有得到老公的关心，反而将他们的婚姻推向了死亡。

她曾跟老公说过她与前男友的那段经历。这次烧纸盒事件后，她老公到南京咨询了一位知名的精神科医生（她未在场），也得出了她是双相情感障碍的结果。后来，她老公以此为由胁迫她同意离婚。姑且先不论这位女士是否是双相情感障碍，在当事人不在场的情况下，一位"知名的精神科医生"就能给出这样的诊断结果，对这位女士未免太不公平。当然还有一种可能——这个诊断是捏造出来的，但是，即使是捏造的结果，也是需要专业的心理人士协助的。

对于患者的诊断，真的需要特别慎重。对于一位医生来说，患者只不过是许许多多患者中的一位，但对于患者个体来说，一个诊断可能会影响他们的一生。以上我只是说了曾遇见过的两个特别的例子，这并不代表所有的诊断都是有问题的。

我很抱歉，在上文中使用了"患者"一词，因为我真的不知道该如何称呼这类有心理障碍的人。在咨询室里，我们通常称其为"来访者"，但精神病患者不在我们的咨询范围之内，即使接受咨询，也必须配合药物治疗，或者是在恢复期间。一般来说，这样的咨询效果都还不错。一旦恢复自知力，他们非常愿意前来咨询，因为吃药会对他们的身体造成很大的影响，如发胖、记忆力减退、嗜睡、目光呆滞、舌头乱动等。并且，有些医生要求他们终身服药，这也很令他们害怕，他们害怕药物会伤害他们的神经。心理咨询改变了他们的一些理念，他们的情绪也得到了很大的改善，渐渐地，他们也会减少对药物的依赖。

在心理咨询室里，我们很少告知来访者"诊断"结果，也很少讨论症状，原因是，当我们聚焦于症状时，注意力就会被它吸引，这其实给它灌注了更多的能量，反而使症状比较难以消除。例如，如果现在我正跟你谈话，我希望你能专心听我说，于是，我对你说："你要专心听我说话，不要去想象那个长着翅膀的粉红色的小猪。"你会想到什么？是那个粉红色小猪，还是会更关注我们的谈话？对于症状也是如此，如果不断地提到症状，怎么可能不去关注它呢？当我们不断关注症状时，岂不是给它们灌注了更多的能量？

所以，当来访者来到咨询室之后，第一次咨询过程中，我们谈论症状会比较多，在之后的咨询里，我会让来访者尽量少关注症状，更多地去关注他们的生活。在谈论他们的生活时，我们咨询师要从他们生活的细节中发现一些线索，以这些线索作为切入点，去消除他们的症状。就像有的来访者说："当初我的病来得莫名其妙，消失的时候，也是莫名其妙，不知道怎么回事，那种痛苦就消失了。"

双相情感障碍

对于抑郁的诊断相对简单一些，但对于双相情感障碍（躁郁症）的诊断就会更难一些。许多来访者都曾说过，不同的医院给他们的诊断也不同，有的医院会诊断为精神分裂症，有的则诊断为双相情感障碍（这些来访者的问题都比较严重，都经过了住院治疗）。

双相情感障碍（躁郁症）是比较容易被误诊的一种心理疾病。首先，双相情感障碍的症状有时与精神分裂症非常相像——患者时而兴奋或暴躁，时而情绪非常低落（交替周期长短不一），一些病情比较严重的患者，在躁狂发作时会出现暴怒、砸东西、打人等严重情况，有些病情严重的患者甚至会出现幻觉，他们的这些症状往往容易使他们被误诊为精神分裂症；其次，对于那些情况不是特别严重的患者，在轻躁狂期他们往往感觉特别兴奋、开心、有活力，精力过度充沛，这些并不会让他们感觉有任何问题，当他们因抑郁发作而去医院诊疗时，他们只会向医生描述他们的抑郁症状，而不会想到他们的过度兴奋和精力充沛也可能是一种症状，在这种情况之下，他们往往容易被误诊为单相情感障碍（抑郁症），这种情况更多见一些。

来访者来到咨询室后，在前一两次的咨询过程中，如果我们发现情况比较严重，会建议他们去医院诊治，尽管有些人很抗拒用药，但是我们仍然会竭力劝说他们去医院。有许多来访者相信心理咨询会给他们带来更深入的改变，所以在出院后或者用药的同时，仍然会再次来到心理咨询室。在后期的心理咨询中，我们发现，有些来访者的轻躁狂现象并没有得到医生的重视，原因是患者很少意识到他们的轻躁狂也是一种症状（那是让他们很兴奋的状态），所以并未跟医生提及。在这种情况下，我们会建议他们再次去医院向医生全面描述自己的症状（包括抑郁和躁狂），以使医生全面了解，做出更确切的诊断。

双相情感障碍的另一个问题是比较容易耽误治疗，因为在轻躁狂发作期，患者的感觉太好了，所以并不觉得自己有任何问题，或者认为自己已经完全从抑郁中走出来了。

世界卫生组织 WHO 合作中心资料评估结果显示，在中国上海，内科医生对抑郁症的识别率仅有 21%，约为世界平均水平的 1/3，5 个抑郁症患者就可能有 4 个被误诊或漏诊，病历记录也不统一。对于焦虑、疲乏、自主神经紊乱等抑郁症典型症状，中国医生在病例中的记载与国际专家复诊结果的相关性很低。上海是中国医疗水平最发达的城市之一，对抑郁症的诊断尚且如此，其他城市更不容乐观。

抑郁不代表失败

很多人认为，抑郁的人往往都是失败者，不容易成功，这其实是一种误解。首先，抑郁的人不代表一生都处于抑郁之中；其次，历史上有很多伟人、名人也曾经历过抑郁，科学家爱因斯坦，画家梵高，杰出领导人林肯、丘吉尔，艺人张国荣，主持人崔永元……大家耳熟能详的这些名人，都曾经抑郁过，但是抑郁并没有妨碍他们成为伟人或名人。那些经常抑郁的人，存在一些特质，这些特质可以促使他们的事业更成功。他们的担心、害怕、恐惧使他们不敢停下自己的脚步，一直向前走，这就会促成他们事业的成功；许多有抑郁情绪的人，不敢让别人知道他们抑郁了，在外人面前常常表现得更加有礼貌、更加热情，对别人更加尊重，这也是一个人事业成功的基础；另外，自律是造成抑郁的一个可能因素，同时也是成功的一个重要因素；总之，抑郁的他们也有其自身的优势。

第一，完美主义几乎是许多抑郁者的共性。抑郁的人多数都力求完美，但是，在现实生活中，几乎是不可能实现 100 % 完美的。完美主义是抑郁者陷入抑郁的一个非常重要的因素，另外，完美主义也是他们成功的一个重要因素。当抑郁者做事的时候，他们对自己和别人的要求都相当高，所以他们做事比别人更精细、更漂亮。许多抑郁的人甚至抱着完美主义不放，因为他们觉得这是他们的一个非常重要的优点。但他们不知道的是，完美主义与做事要求完美是不同的，做事要求完美是力图做得更好，而完美主义是不允许失败甚至瑕疵，这将增加抑郁者的焦虑、自责，从而导致抑郁的发生。所以，抑郁者的完美主义可以将他们引向成功，同时也可能将他们带入抑郁。

第二，抑郁的人通常都比较焦虑，这种焦虑能够让他们比别人考虑得更多，或者说，使他们更有危机感。抑郁者通常能够更加清醒、深刻地意识到现实的风险，他们也比常人更能考虑到实现目标的难度，所以，为了实现目标，他们也会付出更多的努力。比起非抑郁者，抑郁者们在判断自己处理的事情时把握得更加准确。也有人说，抑郁者对现实的认知会比非抑郁者更接近真实。华为的创始人任正非曾表示："10年来我天天思考的都是失败，对成功视而不见，也没有什么荣誉感、自豪感，而是危机感，也许是这样才存活了10年。"也正是这种居安思危或者说焦虑，让他们更能未雨绸缪，节省能量，从而做出更好的决断，也更加成功。

第三，抑郁者对生存品质的要求更高，他们一般不愿意"苟且偷安"，而是需要获得成功、社会地位、被尊重等。这种高要求就像疼痛一样让人不舒服，却更能让人生存下去。事实上，有"痛苦的感觉"未必是坏事，甚至是我们生存的必需。疼痛是普遍存在于动物和人类中的一种痛苦体验，一旦没有了疼痛，身体发生了问题，我们都无法提前感知，可能最后是怎么死的都不知道。肉体的疼痛能让我们感知危险，从而避开危险，获得安全。"先天性无痛症"患者因为丧失了痛觉，当身体被火烧、刀割时，都无法感知。疼痛恰恰是对我们的警醒，它并不完全是一件坏事。同样，精神的痛苦——抑郁，也可以让我们时时刻刻提醒自己，从而避免危险。

第四，在现代社会里，抑郁倾向较强的人通常在学生时代会更安静、乖巧，更能静下心学习，能更被老师喜爱，取得更好的成绩，从而考上更好的学校，接受更好的教育，进入更好的圈子，找到更好的工作，并且通常在工作中能表现得更为出色，最后成为更优秀的人，得到更多财富。

第五，抑郁的人通常会选择回避社交，这让他们能更专注于自己的事情，而不会轻易地被其他事情和人干扰。抑郁能让人更冷静地专注于问题，客观地评估态势，找出解决问题的办法。

第六，有调查发现，"忧郁小王子""林妹妹"型的人更容易俘获异性芳心。一方面，这种忧郁容易让人心生怜悯，产生一种保护欲；另一方面，忧郁者的安静有一种神秘感，吸引异性。除了"忧郁气质"，冷静、理性、谨慎等抑郁特质都是"完美伴侣"的附属条件，能给另一半带来更多安全感，而且抑郁的人更容易积累财富，这也让他们更容易吸引异性。

第七，许多抑郁的人都有着轻躁狂倾向，也就是双相情感障碍。当他们处于抑郁期，情绪低落、兴趣减退，什么都不想干；但处于轻躁狂期的时候，他们将会意气风发、斗志昂扬、信心满满，觉得自己无所不能，这也增加了他们成功的可能。一般来说，轻微躁狂状态调整得好，不会向躁狂抑郁症发展，并且还增加了成功的概率，但有些人为了事业成功而忽略了精神上的亚健康，在外界不良因素的刺激下容易发展为抑郁。另外，成功之路不可能一直一帆风顺，成功路上的"风霜雪雨"也是诱发抑郁症的外界因素。现代社会瞬息万变、竞争激烈，当人们在向成功高峰攀登的时候，无时无刻不承受着巨大的心理压力。这些长期、巨大的压力及各种社会因素，都可能诱发或者加重抑郁症，同时也促使他们走向更大的成功。

当然，陷入抑郁时，事业有时也不太容易成功。因为我们陷入抑郁时，情绪低落，什么事都不想做，躺着能等到天上掉馅饼吗？还可能成功吗？

抑郁并不可怕，它不过是我们人生中阶段性的心灵感冒。如果我们的体质比较好，一个小感冒很快就容易康复。同样，如果我们经历了抑郁情绪，在我们的心理素质比较好时，也可以很快恢复。如果我们的体质稍微差一些，配合一些治疗，感冒也会好起来。同样，对于抑郁，如果我们及时配合心理咨询或治疗，甚至配合药物，我们也会痊愈。当然，有时感冒也会发烧，伴有并发症，引发心肌炎之类的疾病，也会有生命危险。同样，过度而持久的抑郁，可能也会发展成为抑郁症，更严重的还会"杀人于无形"。

俗话说，心病还需心药治，不管怎么说，抑郁症还是属于心理疾病范畴，如果只依靠作用于身体的药物，我们可能很难真正地从抑郁中走出来。对于抑郁，我们不要害怕它，但也不能轻视它。疾病只是一种现象，一定不要恐惧这些现象，我们可以透过现象去找背后的本质。疾病是上天另一种形式的爱，它能提醒我们从错误中醒来。

抑郁症的复发

抑郁症的复发，是许多来访者非常关心的问题，也是一个让人很头疼的问题。确实，就像许多其他疾病一样，抑郁症也有复发的可能。

在美国心理学博士戴维·H.巴洛（David H.Barlow）主编的《心理障碍临床手册》（第三版）[*Clinical Handbook of Psychological Disorders* （ 3*rd Edition* ）] 中，对抑郁症治疗的复发率进行了研究。

书中讲到（ P 289），尽管大部分的抑郁症患者都能从首次抑郁发作中康复，但他们仍旧非常容易复发。对于许多抑郁症患者来说，复发是一个主要的问题：至少有 50 % 的患者在第一次抑郁发作之后的 10 年内会有另一次发作，有过两次抑郁发作经历的患者出现第 3 次发作的概率是 90 %，而有过 3 次或 3 次以上抑郁发作的患者在一次抑郁发作缓解之后的 15 周之内复发的概率是 40 %。

另一组研究者认为，单相抑郁症患者复发的概率是 85 %（Klen& Boland, 1998）。这些研究数据清楚地表明，人们迫切地需要尽可能地减少和降低复发率。

这本书中，将认知疗法（一种心理咨询技术）与药物治疗进行了对比。书中认为治疗抑郁症的最令人兴奋的发现是单纯使用认知疗法，或是通过将认知疗法与药物治疗联合用来治疗患者，其治疗结束之后的复发率要远低于单用药物进行的治疗。

在连续一年的随访研究之后，研究者发现接受认知疗法的抑郁症患者的复发率要远低于单纯运用抗抑郁药的患者，其比例为：12 % 比 66 %（Simon, Murphy, Levine, Wetzel, 1986），9 % 比 28 %（Shea et al., 1992）。就是说，运用药物治疗的复发率是运用心理疗法复发率的 3 倍至 5 倍。

书中说到，没有任何证据表明抗抑郁药在治疗结束之后有防止症状复发的作用。由于重症抑郁患者会出现多次复发，因此防止复发的重要性一点也不亚于治疗当前的抑郁症状。

对精神药物疗法最主要的忧虑之一是治疗之后的残留症状的问题："……大多数通过药物途径对抑郁症进行治疗的患者可能会持续存在很多残留症状。用药物治疗抑郁的患者不可避免地会持续存在一些抑郁的症状，正如许多研究者已经发现的那样，除非患者已经痊愈了，否则残留症状会增加复发的危险性。"

人们已经发现，认知疗法可以有效地减少抑郁症的残留症状和复发率："在成功的抗抑郁药物之后的短程认知行为治疗，对降低停止服药后的复发率具有确实的疗效。"在一个为期1年的随访研究中，人们发现接受认知疗法的复发率是25%，而接受临床管理的对照组的复发率是80%，显然认知疗法的复发率更低。

一些研究者认为，对于完全康复而言，抑郁症可能需要长期治疗。精神科医生对应用抗抑郁药治疗后高复发率这一问题的处理，最近的一个趋势是"持续治疗"，即长程（一些患者甚至是终身）维持治疗，并且维持治疗的药量与急性期治疗量相同。而根据对在治疗复发率这一问题上认知疗法与药物治疗的比较，我们发现了认知疗法的优越性，即认知疗法不需要长期维持治疗，一些研究者已经反复得出了这样的结论："药物治疗的复发率要比认知疗法来的高，因此患者需要通过维持服药来防止复发。"

以上是美国多年前的研究成果。

确实，认知疗法是一种比较容易推广的疗法，它可以形成一套看得见的理论体系，而且确实能给来访者带来很大的帮助。但是，在咨询中我发现，找到患者的错误认知并不是一件容易的事情，而且，在更多的情况下，我们明知道有些认知是不合理的，特别是许多情绪是不应该或不必要的，但我们就是无法控制它们。当我们在潜意识层面解决问题的时候，症状更容易消除，而且复发率更低。

近些年来，直接面对来访者的心理工作者更倾向于将各种疗法综合起来使用，而不是将它们割裂开来，其效果也更好，复发率也更低。

抑郁症的成因

抑郁症形成的原因一直是我们很多人都非常关注的，如果找到原因，一方面可以解决我们的问题，另一方面也可以预防我们再次陷入抑郁。

关于抑郁症形成的原因，到目前为止并没有定论，或者说也许永远不会有定论。一方面，每个人得抑郁症的原因都是不一样的，或者说没有两个人的抑郁症的形成原因是完全一样的；另一方面，抑郁症基本上都不是由某一个原因形成的，它一般是由众多因素造成的。

但是，形成抑郁症的原因也不是完全无规律可循，心理学家们总结了一些形成抑郁的原因，涵盖生物、心理与社会环境等多方面因素。生物学因素主要涉及遗传、生物进化、神经内分泌、神经再生等方面；与抑郁症关系密切的当然还有心理因素，在成长过程中，每个人都形成了自己的心理特点，这些心理特点又无时无刻不在影响我们，如果我们产生了持久的负面情绪，就容易产生心理问题，当然也包括抑郁；另外，遭遇应激性的生活事件，也容易使抑郁发作。以上这些因素并不是单独作用的，生理、心理、环境或应激因素之间的交互作用，以及这种交互作用的出现时机在抑郁形成过程中都具有重要影响。

抑郁远比躁狂常见，所以多数关于心境障碍的理论多集中于抑郁，治疗也多集中于抑郁。当然，有些理论也关注了双相情感障碍（躁郁症）。我们将简单地介绍这些理论中关于抑郁症形成的观点。在一些关于抑郁症（心境障碍）的理论中，行为主义、认知理论和神经科学观点在理解心境障碍产生的原因并得出治疗方法方面是最具影响力的。本人在做心理咨询的过程中发现，心理动力学和认知行为疗法对抑郁治疗的影响确实是很大的。

有关抑郁产生原因的理论，不同的流派有不同的观点，也没有任何一种理论能够回答所有的问题或找出所有的原因。究竟是什么导致了抑郁，这是几千年来人们一直关注的话题。有些理论或许深奥难懂，我将尽量根据我的理解并结合在心理咨询过程中的感受，将我所知道的一些原因通俗地呈现给大家。如果您对这些理论感兴趣，可以大致了解一下；如果您对这部分不感兴趣，也可以选择跳过这一部分，并不会影响后续阅读。

原生家庭

原生家庭的影响观点来自心理动力学。精神分析流派的创始人弗洛伊德和心理分析理论家们认为，原生家庭，特别是在3岁之前，我们与父母及其他重要抚养人之间的关系，将极大程度地影响我们的心理健康。教养不当是形成抑郁的最大祸根。

一、爱的缺失

精神分析流派的心理分析家们认为，抑郁根植于早期的情感缺失。如果婴幼儿在遭受一些伤害（或者存在这种威胁）时，没有得到足够的支持，则容易形成无助和无望感，这种无助和无望感将根植于潜意识。长大后，如果最初的创伤被近期一个突然的打击再次激活，比如离婚或者失去工作等，无论突发性事件是什么，都将有可能重新激活婴幼儿期的创伤记忆。这种创伤记忆一经触发，人们就觉得不能控制自己的世界，一味地想要退缩。

在咨询过程中，很多来访者刚刚进入咨询室，就开始讲述他们的原生家庭或成长经历。这证明现在很多人都已经关注到原生家庭的影响。他们经常提到父母离异、死亡、争吵、家庭暴力等。确实，因为父母死亡或者分离，特别是在儿童时期失去母亲的女性，更容易患上抑郁症，童年时期经受过严重丧失（特别是与父亲或母亲分离）的抑郁症患者更容易有自杀倾向。

那些在幼年被父母抛弃的孩子，长大后也感觉自己是不被爱的、不受欢迎的、多余的，这部分孩子进入青春期后（目前青少年心理疾病呈现低龄化，已经有不少小学生走进心理咨询室接受心理咨询），如果有突发性事件触动了幼年记忆，将极有可能掉进抑郁陷阱，并易有自杀或自残现象。

二、过度依赖

近年来，人们对于抑郁症患者过去不良的父母养育模式更为关注，这也与精神分析中的依恋理论相一致。依恋理论认为，在成长过程中与照料者关系亲近的人在和他人交往时，更容易发展出一种适应性的人际模式，即"安全的"依恋模式；相反，那些父母养育方式是惩罚性的或不一致的人，更容易发展出一种适应不良的人际模式，即"不安全的"依恋模式。不安全的依恋将导致与他人的交往模式出现问题，容易形成对他人的过度依赖，这些对他人高度依赖的人在被拒绝时更容易变得抑郁。

过去，我们比较关注父母的缺失所造成的孩子抑郁，但是现在许多研究者相信，至少对抑郁来说，关键的风险因素不一定是丧失父母，多数原因是父母的养育不当。当中国特有的一代独生子女走进咨询室之后，我们发现许多的孩子是在一种过度保护的模式下长大的。父母、爷爷、奶奶们在物质方面给予孩子们充分的，甚至是"无微不至"的关怀，却缺乏情感方面真正的关怀和给予，缺乏真正的温暖和关心，导致孩子们长期感到无助和过度依赖。长大成人后，遇到应激事件时，这些孩子就会因为感到无助而出现抑郁情绪。

三、丧失自尊

丧失父（母）亲的孩子，自尊将会受到严重伤害，他们往往感觉自己在朋友与同学面前抬不起头来，低人一等。

另外，父母将孩子与别人家的孩子比较，也容易导致孩子丧失自尊。

自尊的丧失是抑郁的主要特征，这已经得到了广泛的认同。有心理学家认为，抑郁症患者是"爱的瘾君子"，他们通过不断地从其他人那里寻求安慰和鼓励，来补偿自己已经耗尽的自尊。

许多抑郁症患者过于关注别人对自己的赞赏与关心，一旦失去（更多时候是他们担心失去，不一定是事实），他们就容易掉进抑郁旋涡。

四、愤怒内化

弗洛伊德把抑郁描述为对丧失的反应，对丧失的悲伤和愤怒仍然处于潜意识状态，而不是在脸上直接表现出来。当一个人失去心爱的东西时，会产生愤怒和愧疚感。愤怒是面对失去的一种自然反应。而愧疚感，是觉得自己没有对已经失去的心爱的东西采取恰当的行动而愧疚。由于愧疚感，把自己的愤怒转向了内部而不是外部，从而产生了自我憎恨和绝望，抑郁就会产生。在自杀情况中，"内在的愤怒"逐渐上升为"内在的谋杀"。

幼年失去父亲或母亲，或者失去爱与保护的孩子，更容易产生内在的愤怒与愧疚感，他们抑郁的可能性也远远高于其他人。

五、悲观旋涡

抑郁的人通常比较悲观失望，对于事物的两面性，他们往往看到不好的一面，这也基本上源自父母或教养者的影响。这样的抑郁症患者一般来自两种家庭，一种家庭过于悲观，另一种家庭过于乐观。

在过于悲观的家庭中，看待一切事物皆负面，他们可以在所有事件中能找到不好的因素。在这样的家庭中长大的孩子，容易形成一种负面的自动思维。例如，老公说了一句，今天的鸡蛋煎得太老了，可能他的妻子的一天就完蛋了。她的思维是这样的：我把鸡蛋煎得太老了，我连一个鸡蛋都煎不好，我还能做好什么？如果我什么都不能做，那我的老公还要我做什么？如果我的老公不要我了，我的生活该怎么办？如果我连基本生活都得不到保证了，那我要如何活下去呢？我都活不下去了，还活着有什么意义……不过是这位老公早上随便的一句话，一般人听了，可能也就一笑了之，但对于一位抑郁症患者或者是陷在抑郁情绪中的人来说，就不那么简单了。

你们肯定会说，在过于悲观的家庭中长大的孩子会悲观，那在过于乐观的家庭中长大的孩子怎么会有问题呢？是的，在过于乐观的家庭中，父母看待一切事物都是"正面"的。从表面上来看，这似乎是一件好事，但事实上，事物总有它的两面性，对于"负性"的那一面，我们不看，并不代表它们不存在。在过于乐观的家庭中长大的孩子，习惯性地只看好的一面，当他们一直处于家庭的保护中时，没有太大问题，一旦他们真正进入社会，就会发现世界并不像他们想象的那么美好，在比较极端的情况下，会造成他们世界观的崩塌，这时他们就很容易陷入抑郁。

六、内疚自责

成长于一个不幸福家庭（父母离异、丧父、丧母、父母吵架等）中的孩子，容易产生一种根植于内心的内疚与自责感。幼小的他们认为，由于自己的存在才造成了家庭的不幸。

在很多父母关系不和却未离婚的家庭中，父亲或母亲一方常常说是为了孩子才保住这个名存实亡的家庭的，这时，孩子不得不承受着父母婚姻不幸福的责任，他们觉得，如果没有自己的存在，父母就会生活得更幸福。许多有自杀倾向的抑郁症患者甚至觉得，如果自己死了，一切问题就都解决了，所以，他们往往选择牺牲自己以换得家庭的幸福。

也有一些未婚先孕的父母，因孩子而不得不进入婚姻。当夫妻吵架时，他们会对孩子说，要不是有了你，我才不会和他（她）结婚呢！这同样也让孩子承担了家庭的不幸，孩子的内疚、自责也由此产生。

这些内疚、自责，往往是抑郁的根源。

生理基础

一、遗传

抑郁症是否会遗传呢？关于这点，目前好像并没有定论。有观点认为，如果家庭中有抑郁症患者，那么家庭其他成员患此病的危险性较高，这可能是遗传导致了抑郁症易感性升高，其中双相情感障碍的遗传性更高些。有些心理学家认为抑郁症是有遗传因素的，但这种观点的支持率并不高。

关于遗传因素，我有一个自己的观点：不管遗传因素是否会造成抑郁症易感性升高，我都希望我们能够放下对这一点的担忧。心理学家和生物学家可以去追踪溯源，对于我们个人来说，不要过多地去关注这一点，因为如果我们觉得抑郁是因为遗传造成的，那我们还能做什么呢？岂不是更绝望？当我们绝望之后，就会更加缺少走出抑郁的动力。另外，即使有遗传因素的原因，概率也仍然是很低的。对于精神分裂症的遗传来说，理论上也只有 30% 到 40% 的遗传概率。抑郁症遗传的概率就更低了。既然概率不是那么高，我们又何必去纠结这一点呢？即使我们得了抑郁症，也不一定是遗传因素引起的，所以我们最好放下这一点吧！

二、气质学说

大约 2000 年前，古希腊学者提出了"气质学说"，即抑郁状态是体内"黑胆汁"（black bile）过多所造成的，而"忧郁"一词在希腊文中的含义就是"黑胆汁"。

随着对这一问题的深入研究，人们产生了另外一个疑问，即黑胆汁增多的原因又是什么呢？人们对这一问题的看法非常复杂，因为有很多原因可能会造成黑胆汁的分泌，这其中也有遗传因素。希腊人认为有些人天生属于黑胆汁——忧郁型个体，顾名思义，这类人群可能比其他人群更容易得抑郁症；他们也相信后天的一些因素会造成黑胆汁的分泌，如压力、饮食及季节变化都会影响体内黑胆汁的含量。发生在我们身上的事件导致我们心情沮丧，而心情沮丧反过来又会影响我们的生理，即黑胆汁的分泌。这似乎也是一个先有鸡还是先有蛋的问题吧。

三、化学递质

近些年来，有一些研究初步证实了抑郁症的发作与神经递质代谢异常和受体功能的改变有关。研究表明，如果我们体内的某些物质，如多巴胺、5-羟色胺（血清素）、去甲肾上腺素等含量太低，就更容易出现抑郁、冲动、暴力和攻击行为。这些物质是可以让人产生愉悦感的神经递质，虽然它们在人体中的含量极少，如果这些作为幸福因子的微量元素失衡，将直接影响人们的幸福感，导致抑郁。许多抗抑郁药都是通过提高脑内的化学递质来改善情绪的。

这些化学递质能够影响我们的情绪，目前这个观点在心理学界和医学界已经形成共识。对于导致这些化学物质含量不同的原因，目前并没有定论，只是说某些因素会导致我们体内化学物质的变化。有观点认为，抑郁症患者脑内神经分泌功能紊乱引起了这些物质的减少；另外天气影响（如秋冬季节、阴雨天气，都是抑郁症的高发期）、运动量减少等，也可能会引起这些化学物质发生变化。医学上可以通过药物来调节这些物质，我们也可以通过多晒太阳、多运动来调节体内的这些化学物质，减轻抑郁。

四、器质变化

100多年前，医生们发现，有心理问题的人的大脑会发生一些变化，当时他们试图通过一些外科手术去改变这些变化。现在这种病理改变多通过持续服用抗抑郁药物来进行，是可逆的。

也有观点认为，大脑中的某些病变引起了抑郁症。医学家们通过睡眠脑电监测、脑电图研究、CT研究，确实发现抑郁症患者的睡眠时间变短、觉醒次数变多，一些患者的大脑的某些区域甚至出现萎缩（如海马体、杏仁核等）。不过，在心理咨询室内，来访者在医院里所做的身体检查结果表明，发生器质性变化的人极少。

心理因素

心理因素导致人们罹患抑郁症，这一点毋庸置疑。那么，到底哪些心理因素导致了抑郁症的产生呢？

一、不合理信念

不合理信念是导致抑郁的一个非常重要的因素，认知行为疗法特别注重这个因素。

- 非黑即白：在许多人的字典里，只有"对"与"错"，没有灰色地带。他们使用二分法思维模式，事件要么被贴上白标签，要么被贴上黑标签。然而，任何事情都没有绝对的对与错，不同的立场会有不同的观点。同一件事情，不同的人有不同的判断；即使同一个人，在不同时间的是非判断也可能不一样。如果总是用"对"与"错"来进行判断，将会带来很大的困扰。

- 糟糕至极：习惯将事件发展的后果想象或推断到非常可怕、非常糟糕的地步，甚至是灾难性的结果。例如，如果男朋友在情人节没有给自己送花，就感觉男友不爱自己，想要分手了，进而认为今后再也没有人能爱上自己，最后自己将凄惨地过完这一生；如果某次考试没有考好，就认为自己很难考上名牌大学，将来也找不到好工作，认为自己将一事无成，悲凉地过完此生。其实，对任何一件事情来说，都可能有比预想更坏的情况发生，没有一件事情可以被定义为百分之百的糟糕透顶。如果人们坚持"糟糕至极"的信念，遇到他认为糟糕透顶的事情发生时，就会陷入极度的负面情绪体验中。

- 以偏概全：以某一点推断一个人或整件事，仅根据对事或人某一方面的了解，就形成定论。在这一过程中，某些信息被忽略，整体背景的重要性也被忽视，只关注失败。例如，某人说了一句粗话，就推断这是一个粗鲁的、低素质的、不可交往的人；自己某件事没有做好，就推断自己是一个失败的人；等等。一些人面对某次失败时，常常认为自己"一无是处"或"毫无价值"。这种片面的自我否定往往会导致自责自罪、自卑自弃的心理，以及焦虑和抑郁等情绪，这时情绪是指向内的。而一旦将这种评价转向他人，就会一味地责备别人，并产生愤怒和敌对的情绪。

- 绝对化：认为某一事物必定会发生或不会发生。在此类人的字典里，"总是""肯定""绝对""一定""所有""必须"等经常出现。这种绝对化的要求通常是不可能实现的，因为客观事物的发展有其自身规律，不可能依个人意志而转移。人不可能在每一件事上都获得成功，周围的人和事物的表现和发展也不会依人的意愿来改变。因此，当某些事物的发生与其对事物的绝对化要求相悖时，此类人就会感到难以接受，难以适应，从而极易陷入情绪困扰之中。

- 外归因：失败总是别人或外在环境的因素所致，不是自己所能控制和支配的，因此人对自身的痛苦和困扰也无法控制和改变。这种外归因，极易造成无力感和挫败感。确实，我们无法改变别人和外部环境，这属于不可控因素，但如果我们总是将成功或失败都归于外在因素，对于所有的事情，我们都将无能为力，一旦发生事情，我们将极其容易焦虑与抑郁。

- 应该：有些人的生活中，有着许多的"应该"：伴侣应该对我好，应该对我忠诚；父母应该无条件地爱我；领导应该负责任，应该比我有能力；老师应该比我懂得多；朋友应该考虑我的感受，不要丢下我一个人，与别人出去玩；我付出了那么多努力，就应该成功；……但是，这些要求通常是不可能实现的，人无完人，客观事物的发展也有其自身规律，我们周围的人和事物的表现和发展不可能完全按照我们的意愿改变。如果我们一直用"应该"去要求自己和别人，就会感到难以接受和适应，从而极易陷入情绪困扰之中。

然而，这些不合理信念充斥着我们的生活，我们对其并不陌生，甚至可以说已经习惯了某些不合理信念，不会觉得有什么不对。人无完人，我们当然多少会有一些不合理的信念，从而，我们的情绪也跟着起伏。如果我们生活正常，带着这些信念生活，并不会有多大的问题。但是，如果您的不合理信念已经影响到生活，甚至已经将你带入抑郁陷阱，那么，首先要意识到这些不合理信念，然后才有可能逐步地去改变。

二、不自信

抑郁症患者多数不自信，甚至可以说非常自卑（双相情感障碍患者在轻躁狂期，却又过度"自信"）。由于不自信，他们的生活里就充斥着内疚与自责。

对于有些患者来说，无论发生什么事情，他们总会在自己的身上找原因，觉得一切都是自己的错。在不健康家庭中长大的孩子，这种现象比较常见，他们甚至认为自己应该为家庭的不幸承担责任。在一个充斥着争吵、暴力，或者离异的家庭中长大的孩子，他们的内在往往觉得是自己的错，才使父母争吵、离异。甚至母亲和自己被打也都是自己的错。这种不自信是根深蒂固的。在意识层面，他们不认为一切都是自己的错；但在潜意识里，他们却承担了所有的责任。这种不自信很难通过意识层面进行改变，需要从潜意识里，从根部进行修正，这会需要一个比较长的过程。

对于另外一些人来说，可能是幼年时的一些经历造成了他们的不自信。例如，从小父母就拿他们与"别人家的孩子"对比，而且父母总是拿自己家孩子的短处与"别人家孩子"的长处对比。长此以往，这些孩子就变得非常不自信，总是看到别人的长处、自己的短处，最后的结果就是孩子变得郁郁寡欢，甚至陷入抑郁，或者在某一事件的触发下，可能演变成抑郁症。

不自信甚至自卑，是许多抑郁症患者陷入抑郁的主要原因之一。如果一个人非常自卑，几乎能从每一件事情中找到否定自己的理由。他们也总是习惯拿自己的短板去对照别人的长处，这样做的结果就是越来越不自信，越来越自卑。学习成绩好、长相平平的女生总是觉得自己不如别人漂亮；而长得非常漂亮，但学习成绩却不是特别优异的女生，又总是觉得自己技不如人；而既漂亮，成绩也不错的女生，又觉得自己性格内向，不如其他那些学习成绩平平、性格外向的女生招人喜欢。对于那些非常自卑的人来说，不管怎么样，总能找到自己不优秀的理由。

自卑与个体的自然情况并无直接关系。一位家境十分优越，自身条件也相当优秀的女孩，170厘米的个子，60千克的体重，人长得也很漂亮，并且以优异的成绩毕业于国外名校。但就是这样的一位女孩，毕业后一直把自己关在家里，不出门、不工作也没有社交，陷入了深度抑郁。

三、完美主义

完美主义是许多人陷入抑郁的重要原因。但是，完美主义披着一件非常华丽的外衣，导致许多人深陷其中而不自知。当与许多抑郁症患者讨论完美主义的时候，他们往往非常震惊，甚至有时非常愤怒——完美主义不好吗？正因为有完美主义，我的事业才会成功，我的人生才有意义，如果我放弃了完美主义，那我活着岂不是更没有意义了？

其实，这里有一个误区，那就是混淆了力求完美与完美主义。是的，无论做何事，我们都要尽量认真，力求完美。也就是说，我们要尽自己最大的力量将事情做得更好，这是非常好的现象。但是完美主义却不是这样，完美主义者要求自己和他人都要做到100％完美。然而，这是一件在现实中非常困难，或者根本不可能做到的事情，在这个世界上，最绝对的事情就是没有绝对。完美主义者不允许有任何瑕疵，如果做不到100％完美，他们就不能接受，如果不能保证100％的成功，他们就不敢尝试。

哈佛幸福课的讲课老师泰勒，对于完美主义的定义是，对充斥于生活中的失败的一种"失能性"恐惧，尤其是对于我们最关心的方面。

这个定义包括两方面。第一方面，"失能性"恐惧，这不仅是对失败的恐惧，而且是一种削弱我们，使我们停滞不前，让人不敢尝试、不敢冒险的恐惧感。其实，我们每个人对失败都会有些恐惧，也会感到尴尬或沮丧，这很正常，这就是人性，不管我们喜欢与否，它都确实存在。在这个世界上恐怕没有人喜欢失败。完美主义者与非完美主义者的区别在于：非完美主义者将失败看作成功之母，经历失败是为了获得成功；而完美主义者是不允许也不能面对失败的，这将导致他们裹足不前，当然也就很难获得真正的成功。如果长期不成功，就可能会丧失自信，从而导致抑郁。

第二方面，"对于我们最关心的方面"。也就是说，完美主义者也并不是在所有方面都要求100％完美，只有在自己最在意、最关注的方面才有这样完美的要求。当他们在自己特别在意的领域不能获得成功时，将会有非常大的挫败感，长此以往，或者有一个他们自认为的重大失败时，就可能会导致他们陷入抑郁。即使他们在其他领域获得了在别人看来非常了不起的成功，也无济于事，因为那不是他们关注的点。

完美主义多源自家长或社会的过高要求。现代社会中，绝大多数家长都望子成龙、望女成凤，甚至幼儿园也引入了竞争机制。我们的孩子从小，甚至还未出生，就已经加入了竞争行列。当我们获得某种成功后，例如考试得了满分，就能得到家长、学校、同学及社会的肯定；当我们失败了，例如考试被扣了 5 分，回家后就得看父母的脸色，甚至挨打，在学校也不可能得到表扬。于是，渐渐地我们就希望自己一直成功，不允许自己有一丝的失败，完美主义就此形成。到了后来，即使父母和社会已经不再这样要求我们，我们也已形成习惯，难以改变。

在咨询室里，许多父母表示非常无辜，他们说，自从孩子抑郁后，我们已经不再要求他了，但他还是对自己有很高的要求，我们也没有办法。这些家长们不知道，他们在孩子的幼儿期、童年期就已经种下种子了，长期以来还一直浇水、施肥，等到开花、结果了，发现这果子不是自己想要的，就说，这果子不是我要的。这也增加了孩子的痛苦，因为孩子们也不知道自己的这个果子是如何结出来的。

一位高中生，小时候参加过一次数学竞赛，取得了很好的成绩，老师表扬、家长奖励。他第一次觉得自己那么自信，并且从此觉得自己有高于常人的数学天分，也开始对数学尤为感兴趣，在这方面也很努力。为了参加数学竞赛，他将很多时间都花费在学习数学和做数学题上。一直以来，他的数学成绩也确实很好。

高一时，学校安排他参加了一次全省数学竞赛，拿到了二等奖。他顿时崩溃了——我怎么可能就拿个二等奖？我那么有数学天赋，那么努力，我将那么多的时间都放在了数学上，并且早早就开始准备竞赛，我怎么可能就拿个二等奖？这是不是说明我根本就没有数学天赋？既然我没有数学天赋，那我是不是就应该完全放弃数学？

对于其他孩子来说，拿个全省二等奖已经是一件非常开心的事了。但是，对于这位学生来说，却是天塌下来了。对他来说，一等奖才意味着成功，意味着信心，没有拿到一等奖就意味着失败，既然失败了，那以后还学它干吗呢？

这就是典型的完美主义——必须拿一等奖，如果拿不到，就不学了。

四、无助感和无望感

当我们陷入抑郁时，无助感和无望感一直折磨着我们。许多陷入抑郁中的人甚至觉得整个世界都是没有色彩的。

身陷抑郁时是非常痛苦的，有时甚至感到非常绝望，你越想把自己从抑郁的泥潭里拔出来，陷得就越深，当绝望到极点时，就不想再挣扎，甚至想放弃生命。

作为人类的一员，在我们的一生中，多多少少要经历人生的低谷，在那段时间里，我们免不了要经历低落情绪。我也曾经历过几次人生考验，这么多年过去了，只记得当初真的非常绝望，也曾想放弃过人生，但对于当时的情绪感受，却已经忘记了，这也许是我们的一种自我保护机制吧。又或许虽然当时事态严重，但自己的情绪并没有完全失控，所以没有陷入抑郁中去。

倒是近几年的几次经历，让我记忆犹新，或许是因为学过心理学，所以对情绪更为关注吧。我觉得这些经历是上天送给我的一份礼物，让我能够更真切地体会到抑郁的感觉。这几次我虽未真正地陷入抑郁，或者说并没有真正得抑郁症，但好几年过去了，至今仍记忆犹新。而且，这几次抑郁情绪来临时，我的生活中并没有发生重大变故，也没有发生重大事件，但那种抑郁情绪，忽然就排山倒海地来了，我根本招架不住。以下是我曾经的一次经历。

几天前，我又一次筹办了刘军老师的工作坊，可能是筹办期间累了，或者是场地主人给了我很大的压力，更可能是在工作坊期间，老师带领我们充分地放松了身体，在充分放松的情况下，更深层次的、曾经被压抑的过往呈现了出来。在工作坊期间，我的很多情绪得到了宣泄（我的许多疗愈是在工作坊中进行的），但当时有老师和其他学员的陪伴，虽然我哭得很厉害，但是直至工作坊结束，我的情绪都还算平稳。

但是，曲终人散，那种悲伤的情绪再次席卷我的时候，孤单的我，一个人招架不住，完全陷了进去，怎么也拔不出来。

在那2天3夜里，我完全瘫在床上，一点也动弹不了。后来，当我从那种情绪中走出来后，我使劲地去想，也想不出来当时老公是出差了还是只是晚上没有回来吃饭。反正在那段时间里，我不想吃，也不知道自己是否睡着了，整个人昏昏沉沉，不知道白天与黑夜，除了上厕所之外，也就勉强能够起床喝口水。

当时，我躺在床上，感觉却像是躺在海底的一块大岩石边，更准确地说，应该是躺在一个海底高山的山脚下。我躺在深深的海底，从海底能够看到海平面的阳光。但是，阳光照不进海底，照不到我的身上。我浑身的每一个细胞都是冰冷的，我非常渴望海平面的那束阳光、那种温暖。我知道，只要我能够浮出海面，我就能得到温暖，我就得救了。但是，我完全动弹不得，我只能躺在海底的岩石边。我并未感觉到身体被石头压着，但我就是动不了，也上不去。我还有很多工作要做——工作坊的场地需要清理，还有来访者等着我去做心理咨询，工作坊的记录、咨询的记录也需要整理，但是，我动不了！我拼命地挣扎，质问自己：你不是学过心理学吗？你还是心理咨询师呢！别人还尊称你一声"曹老师"呢！你怎么了？你就这样瘫在家里，那么多事情都需要你去做，你瘫在这里算什么？我拼命地用自己曾经学过的心理疗法去疗愈自己、说服自己。但是，在那个时候，所有的这一切都显得苍白无力。

不过，好在我并没有完全陷入抑郁的旋涡中去。到了第4天早晨，我知道再拖下去就不行了，我强拖着身体去收拾、整理工作坊的场地（这时可能是一个情绪波峰，情绪没有在最低点）。所以，如果你在抑郁中有这样的片刻，你一定要抓住！

接着，场地主人的一番话让我更加自卑、更加自责，回来后，我又想把自己陷入抑郁中去，蜷缩起来，躲在里面。但好在早晨出去干了一些事情，身体活动过了，头脑也稍微清醒一些。这时，我意识到我要抓根救命稻草。于是，我给刘军老师打了一个电话。我已经不记得当时跟刘军老师说了什么，好像他也只是一直在静静地听我说。等我的情绪宣泄得差不多，他轻轻地问了一句："哭完了？"我说："哭完了。"然后，他只一句"允许"，顿时搬开了我内心深处的大石头，搬走了我身上的自卑和自责。后来，我曾把我的这段经历写在网站上，题目叫"美玉与顽石"。

我是幸运的，第一，我当时并没有完全被卷到抑郁的旋涡中心去；第二，我有一些心理学的基础，能够自救；第三，我身边有好的资源，能够帮助我。所以，我才能这么快地从抑郁的边缘逃离出来。但是，很多人没有我这么幸运，能够这么快地从抑郁旋涡中逃出来。

但即使我并未真正地陷入抑郁的旋涡中心，只是被它外围的"尾巴"扫了一下，也足以将我吓得魂飞魄散了。至今，当我想起当初的这段经历，我仍心有余悸。

这几天的经历给了我非常多的启示。之前在做心理咨询的过程中，我比较多地想去帮助来访者改变他们的一些理念。经过这次的经历，我觉得很多时候，如果话不说在"点子"上，都是非常苍白无力的，如果不能真正地理解来访者，那你说的都是自己的东西，不是关于他们的。原先我对来访者无故爽约、不做家庭作业都会感到非常气愤，但是现在我更能理解他们的感受——当你陷在抑郁情绪中，身心是动不了的。

曾经有位来访者说，十几年了，他都没有见过阳光。当他在催眠中看到阳光，泪流满面时，我也曾感动得流泪，但当时只是被他感动了，却未能做到真正地理解。当我感觉自己沉在海底时，才真正地理解了他的感觉——即使外面阳光灿烂，我却仍然浑身冰冷。

还记得，刚刚做心理咨询师时，有一次做公益咨询，有人打电话来，说自己总是感觉天阴沉沉的。当时，也正恰逢阴天，我就说了一句："是呀，今天确实天空阴沉沉的。"当时，我自我感觉良好，觉得我与那位来访者感同身受了。现在想起来，真为自己脸红，我知道自己当时只是作为一个咨询师尽力去理解他们，却从未能真正感同身受。当然，即使有过这样的经历，我仍然不敢说自己能够感同身受，因为你没有真正经历过那种痛苦，是不太能够真正地感同身受的。只有有过同样的经历，才能更多地理解他们。

五、糟糕的人际关系

处理人际关系，是让许多抑郁症患者特别头疼的事情。这并不是说抑郁症患者的人际关系都不好，恰恰相反，许多抑郁症患者的人际关系特别好，在抑郁症没有暴发之前，他们对他人非常热情，特别为他人考虑，也有些人显得特别开朗，他们有时甚至能成为人群中的开心果。但是一旦离开人群，他们就感到特别寂寞、悲伤，情绪低落并难以自拔。即使在人群中，他们也不是真正快乐，但是他们又不能接受自己的郁郁寡欢，为了不让别人看出自己的抑郁情绪，他们不得不强打起精神，花费很多的能量去扮演一个不真实的自己。久而久之，这种表演将会花费他们非常多的能量，在某一瞬间，他们再也装不下去了，于是就陷入了抑郁之中。那位高中生的"我乐观、开朗、积极向上，然后我抑郁了"，正是这种情况最好的写照。

许多抑郁症患者非常担心自己与他人的关系不好，非常在意自己在他人心目中的形象。许多时候，并不是他们不好，而是他们觉得自己在某一方面不能让别人满意，从而导致了他们回避人际关系，缺少人际互动。另外，缺少别人对他们的正面认可，他们的情绪会更加低落，抑郁也会更加严重。

人们通常认为，是工作压力或者学习压力导致了抑郁。其实，在很多时候，人际关系才是引发抑郁的一个非常重要的因素。许多人需要从他人的赞许中获得自信，所以一旦人际关系出现了问题，他们的自信就会崩溃，从而引发抑郁。许多人的抑郁症的发作与人际关系是分不开的，或者说，许多人抑郁症的发作是由人际关系引发的，这在中学和大学阶段特别明显。

六、消极、悲观

一次考试失败后，就断言"自己的人生已经失去了意义"；一次失恋后，就认为"自己再没有幸福可言"；几次求职失败后，就恐慌"自己今后再也找不到工作了"等等情况在我们的周围并不少见。一点小事也足以让一些消极、悲观的人担心非常糟糕的结果的发生。

对于有些人来说，他们要随时随地对危险和可怕的事加以警惕，非常关心并不断担心其发生的可能性。

七、习惯逃避

如果仔细观察，你可能会发现，在你的周围，有很多人是习惯于避免冲突、避免矛盾的。通常情况下，他们的人际关系都非常好，大家也愿意与这样的人成为朋友。

对于这群人来说，面对现实中的困难和自我承担责任是件不容易的事情。为了避免冲突，他们往往选择逃避。所以，他们在生气、发怒时，尽量不表现出来，而是把这种愤怒转向自己（对于很多人来说，他们已经习惯这种压抑而不自知了）。对于有些人来说，他们能够一直压下去，也不会抑郁，但这种压抑的后果会通过身体疾病表现出来；而对于另外一些人来说，可能在某一瞬间，他们的情绪再也压不住，就爆发出来，在这种情况下，抑郁是重要的表现形式。

有话就说出来，有怒就发出来，抑郁的患病率将会大大降低。但我们的教育方式让我们从小就学会了有气往肚子里咽，这也为日后的抑郁种下了因。

八、过度依赖外部赞许

有些人对于别人的赞许有着病态的依赖。从学习、工作、长相、衣着、爱人、孩子，……几乎无一例外地都希望得到别人的赞扬。为了从别人那里获得赞扬，他们耗费了大量精力，有的人甚至不化妆就不能出门，他们不能允许他人看到自己的瑕疵。如果某天让别人看到了不完美的自己，没有受到赞许，那些人就会全天无精打采。

这可能与我们从小所受的教育有关，当我们得到父母或生命中其他重要的人的赞赏时，我们就能得到爱。所以，我们很早就知道要重视别人的看法，要注意别人的评价，要光宗耀祖，才能让父母脸上有光，这样他们也才能爱我们。这也是患上抑郁症的一个原因，一个人如果太在意别人的看法，活着只是为了让别人评价，抑郁或许很快就会光顾。

九、行为习得而来

我曾经碰到过一件事情，让我感触颇深。

那是一个周四的下午，因为就快就要过春节了，我去理发店把头发"捣鼓"一下。当天不是周末，外面又下着雨，所以理发店里的人并不多，我坐在理发店的最里面，相对来说比较安静。

不一会儿，外面的声音渐渐大了起来。只听得一位年轻女士在叫着："不要动！不要动！我叫你不要动，你怎么还动！不要动！不许动……"，然后是更大的声音："你看！你一动，后面的头发被剪坏了吧！丑死啦！以后还怎么见人呀？"同时伴随着另一位年纪大一点女性的声音"不要动，不要动，你不能动……"原来，是一位年轻的母亲和一位年长的奶奶，带着一个3岁左右的小孩来理发。由于小孩在理发的时候乱动，这位母亲在发火。

这样的情况持续了很久。后来，这位母亲开始"征求"小孩的意见："你究竟剪不剪，如果不剪，我们现在就打车回去！"我想：咦？这位母亲不错哦，可以给孩子选择的权利。紧接着，这位母亲又说："如果你不剪的话，以后就不要跟着我去上班了！也别想我给你买东西，你什么也别想要！"孩子的声音很低很低，我一点也听不见。接着我又听到："那你不能动啊！"接下来又是几十个"不要动，不要动，叫你不要动，你怎么还动……"奶奶跟着说："多漂亮的小伙子呀！剪坏了就不好看了。"妈妈接着说："剪坏了，大家都不要看你了，丑死了！"小孩子再也受不了，大哭了起来。见到这种情景，我只能苦笑着摇摇头。帮我做头发的小伙子说："唉！我想起了我的妈妈，如果当初不是因为妈妈的脾气坏，我今天也不会站在这里"。

我一直犹豫是否要过去看一下，但一想那是别人的事，我似乎不适合掺和。但后来听着孩子哭得挺可怜，我就走了过去。那是一位年轻的母亲，她站在椅子边上，脸通红。儿子蜷缩在椅子里，这是一位很俊秀的小男孩儿。我轻轻地跟这位母亲说，你太焦虑的话，会影响到孩子的，你先平静一下。她很急地说："我没焦虑，我开始也没这样说他呀，但他一直动！"没办法，我只好走到椅子的前面，轻轻地拍了拍小男孩的手臂，他忽然就安静下来了。我看了看他的后脑勺，并没有什么被剪坏的迹象，可能只是理发师给他剪了几下，有一小块地方稍微短了一点点，如果不是仔细看的话，根本看不出来。这时，妈妈又问孩子说你还剪不剪，男孩用几乎听不见的声音说，剪。我拉着孩子的手，问他，到我那边去好不好？他什么话也没说，只是从椅子上下来，安静地跟着我走到我坐的地方。

他坐在我的椅子上，也没有说话。我正思考着，如何让这位男孩在安静的情况下配合理发师把头发理一下，他又开始动了起来，这时他的奶奶走了过来，把他带到他们刚刚理发的地方去了。

接下来，又开始重复刚开始时候的情景。过了 10 多分钟，没有了小男孩的声音。这时，母亲的话变成了："就这样，不要动，等你剪完了，我去给你买玩具，买汽车，买保时捷，买法拉利，买宾利，买……"凡是名车，我听说过的、没听说过的，她都答应给儿子买了。

也许是职业病，我这时觉得心里好凉好凉。这位妈妈是怎样在用她的焦虑影响着孩子啊。这位母亲无疑是爱孩子的，但她的爱是有条件的。从这次事件中，这孩子学到了什么呢？

首先，孩子要漂亮才可爱，这样妈妈才能把我带出去，特别是去她单位；如果不可爱，就会给妈妈丢脸。其实那孩子的头发就算不剪，也没有特别大的关系，因为他的头发不是特别长，并且被"剪坏"的地方也没有特别大的缺陷。

其次，如果自己有了缺陷（目前这种还不能算缺陷），那么就是不可爱的，别人也就不爱我了，当然包括妈妈和奶奶。如果连妈妈和奶奶都不爱我了，那别人还会爱我吗？

再次，我要听话。如果我听话，就可以跟着妈妈去单位（意味着妈妈愿意带着我），妈妈还会带我去玩，给我买很多东西；如果我不听话，那就什么也得不到。

然后，我的选择是无效的，如果我选了自己喜欢的，就会失去很多东西，甚至妈妈都不要我了。这位母亲可能也没有意识到，她在扼杀孩子的选择权。虽然她说过让孩子选择剪还是不剪，但如果孩子选择不剪，就会失去很多的东西，这样一来，孩子还敢于做选择吗？就像现在我们很多人都很难说"不"，或者很难作选择，就是小时候，父母要求我们"听话"而造成的。

我们从小就学会了这样有条件的爱、交换的爱。长大之后，与人交往的过程中，我们会不知不觉地带入这种模式。在婚姻中，这种交换模式会特别明显"我都为你做那么多了，为什么你还对我不好？""你生日时我给你买礼物了，为什么我生日时你却忘了？""我那么爱你，你为什么不爱我？"……当我们为对方付出之后，总是期待得到回报，这也给我们带来了很多的烦恼。

最后，妈妈一直在提醒我"不要动"，而我却控制不住不停地动，我是没有控制力的。这位母亲没有意识到，孩子之所以不停地动，是她一直在让孩子动。当她说"不要动"的时候，其实在提醒孩子"要动"。你现在不妨试试看，如果我一直不停地跟你说，你现在不要去想那个长着翅膀的粉红色的小象，你会想到什么？在我没有叫你不要想之前，你想到粉红色的小象了吗？

当然，这位母亲肯定也会觉得委屈，因为刚开始的时候，她也没有叫孩子不要动，是孩子先动了，她才提醒的。根据我在这几十分钟里的观察，我觉得这位母亲是一个完美主义者。一个完美主义的人，通常来说是会比较容易焦虑的，因为我们根本就不可能做到十全十美。如果父母焦虑，孩子通常也比较容易焦虑；如果孩子的焦虑程度比较高，就容易多动。如果你的孩子容易多动，请先从自身和家庭氛围上找一下原因，不要把焦点只放在孩子身上，因为那样解决不了孩子多动的问题。

其实，在我们的周围，这样的事例很多。例如，我家楼下的一个小孩，只要能听到他的声音，他绝对是在哭，即使他说话也是哭着说的。我猜他应该已经学到了，如果他哭的话，他的要求就能得到满足；而如果他不哭的话，可能他的要求就得不到满足。所以，在他有要求的时候，他就会使用哭这一武器。

另外一个更隐秘的武器是"生病"。对于"生病"这个武器，通常来说，父母是很难意识到的。但这种情况在生活中却比比皆是，只是人们很难把孩子的生病与心理联系起来。有一句话大家应该都听说过，那就是"孩子生一次病就变坏一次"。当孩子生病的时候，父母和家人就会特别关心孩子，孩子能够得到平时根本得不到的许多东西。例如，生病的时候，父母会请假在家陪伴自己；生病可以不用上幼儿园；生病时，父母会抱着孩子；生病时，想要什么，往往都会比平时更容易得到；等等。于是，孩子就觉得生病是有"益处"的，当他下次再有愿望的时候，他会不由自主地生病。这是潜意识层面的，孩子并不是有意的，只是当初在他生病的时候，他习得了许多东西，写进了潜意识，在后来的生活中，他们会不知不觉地采用这些方式。

现在有许多来访者，对身体的关注已经到了奇葩的地步，这种关注导致他们非常焦虑。曾经有个来访者，因为害怕自己的身体发生状况，已经不敢走路去上班了，虽然他的家离单位很近，他还是不得不开车去上班，因为他害怕在路上晕倒。只要有一点不舒服，例如感冒，他就紧张得不得了。后来，他无意中说到，他父亲总是说，感冒是很多病的根源，感冒会衍生出很多病来。所以，只要他小时候有一点不舒服，他的父母就非常紧张。那么，他现在这个样子也就不足为奇了。

还有个来访者说，他的身体是不能有一点点不舒服的，如果有一点点的不舒服，他就紧张得不得了。为了能让他去经历一些事情，也为了不让他把所有的注意力都集中在自己的心理问题上，我让他去找些事情做。但他说没有什么事情可以做（他依靠父母的一点薪水来生活）。后来，他想了半天说，也许可以去搬搬东西，但接着又说，不行，太重了，100多斤呢！我说，你一个20出头的小伙子都搬不动，那什么人能搬呢？他说，他从小身体就弱，所以他干不了。其实，他的身体并没有什么问题，只是他的父母一直把他的一点不舒服给无限放大了，所以他也会把芝麻看成西瓜。

像这样的事例太多了。一般来说，在这些来访者的家庭里往往发生过一些突发事件，例如他们的兄弟姐妹或者家族中有人夭折，家人就会特别担心失去他们，过分地关注就造成了他们现在的样子。

从这些事件中，也许我们可以分析出，现在为什么有那么多的人自卑？为什么有的人自身条件非常好，却仍然还是没有自信心？因为我们绝大多数人都是在这样的教育环境下长大的：你要做得好，才会有人爱你；你要听话，我们才爱你；你要学习好，我们才爱你；你要不生病，才是健康的，才能够活下去；……

所有这些，都是我们从小习得的，而且我们的父母和社会还会不断地强化它们，它们被深深地写入了我们的潜意识，在以后的日子里，我们不需要别人的提醒，也能不知不觉地按照我们习得的模式去行动。

但现在我们已经长大了，如果你有时感觉到不自信、不舒服，要先学会允许自己做个人，而不是完美无缺的"神"。而如果我们现在已经为人父母，则要允许孩子有他们自己的独特性格，不要试图把他们培养成"听话"的孩子。

十、固化思维的影响

我们的思维对我们的影响也非常大，而这些思维是从我们出生起，由父母和这个社会对我们的潜移默化而形成的，有的思维甚至是根深蒂固的。渐渐地，这些思维就变成了我们的自动思维，在不知不觉中影响着我们。

有一个个案，让我看到了父母对孩子的影响是何其巨大。

那天，一个女孩前来咨询。她大学毕业后，因抑郁症住院，咨询前一天才出院。她觉得如果仅仅依赖药物是无法让自己真正走出来的，所以坚持来做心理咨询。

在咨询的过程中，这个女孩述说着自己的种种不是。她说得最多的就是自己没有很好的学习习惯，从来不知道主动学习。她说，她从小不好好学习，但是每次的考试成绩还错，然后不知怎么就考上了大学，还毕业了。毕业后，她先在超市做收银的工作（她觉得自己没有学习能力，不能做其他的工作）。在工作中，她觉得自己只知道扫码，不知道学习一些新的东西。有1次，一位顾客的商品中有一件扫出来的价格不是特价，而顾客坚持说他买的是特价商品。这个女孩叫来主管，主管查了一下，发现这种商品分两类，一类是特价，另一类不是，而顾客拿的是非特价商品。这时，这个女孩非常自责，觉得是自己没有好好学习才造成了这样的状况。第2天起，她就天天到每个货架上抄写商品特价，然后压在收银台上，以便自己对照。这时，我问她："你的这种行为是什么行为？"她愣了半天说："咦？好像是一种学习行为哦！"我接着问她："是谁叫你去学的？"她说："是我自己去做的，没有人叫我去做。"说完后，她的眼睛瞪得大大的，很吃惊。

从这个个案中，我们可以看到，这位女孩二十多年来对自己有一个自动化的认知，那就是"我不会主动学习"，这是她自己从未意识到的内在对自己的一个评价。而且，这只是她对自己负面评价中的一个。因为对自己有着各种各样的负面评价，她就不敢去找更好的工作，因为她觉得自己难以胜任。在她的潜意识里，甚至觉得自己不配有更好的工作。在超市工作的时候，她觉得别人会用异样的眼光看她，她对这些眼神的解读是：这种工作一个高中生就可以做，你一个大学生怎么会来做这样的工作？这个时候，她就不知道该怎么办了。

通过咨询，她愿意把一些新的思维带到生活中去，我建议她继续出去工作。在与他人接触的过程中，她会遇见各种各样的事情，这样才有机会觉察自己的思维，才有改变的可能。她也很乐意这么做。

我知道，这类孩子的背后一般有着负面思维的父母。那天是她的母亲陪她前来咨询的，所以，咨询结束后，我把她的母亲请到咨询室里来，希望她能支持女儿出去工作，不要将女儿关在家里，因为那样会使问题更严重。当她的母亲听到我这样建议的时候，脸上写满了惶恐。她说："我女儿昨天才刚刚出院，医生说了在一个月内不能有什么刺激，否则……"其实，她女儿的抑郁症并不严重，医院的诊断也只是中度，而且我猜测医生的判断与女孩的父母把问题描述得很严重有着极大的关系。女孩的饮食、睡眠都没有问题，也没有对任何事情都没有兴趣的情况，只是情绪有些低落，也有活着没有意思之类的想法（但并没有真正的计划或行为）。而父母担心的就是最后这一点，他们怕他们的孩子会有什么轻生行为。这一点，我向女孩求证过，她说其实也就是在急眼的时候这么一想，但在她父母的眼里，这就像天塌下来一样。

另外，我希望女孩出去工作，有几个原因：第一，女孩出去工作，会减少在家胡思乱想的机会；第二，在与别人接触的过程中，她才能发现自己的思维模式对自己的影响，才有改变的可能；第三，多动一动，增加体内的多巴胺等物质的分泌，将会缓解抑郁程度；第四，可能也是最重要的一点，在外时间多一点，也可以减少她父母的负面思维对她的影响。在外干活，干累了，回到家中，吃过饭，倒头就睡，这样，那些思维对她的影响会减少一点，然后，再通过咨询慢慢地改变。

但是，她的母亲却坚持让女儿在家里休养1个月，她说，她的老公因为女儿的事比她哭得还厉害，她让我想想看一个大老爷们儿哭是啥样儿。我看她年龄虽然不是很大，却已是白发苍苍，也没有太梳理，真的不知道该说什么好。

所以，你可以想象一下，在这样一对悲观父母的教养下，孩子如何才能乐观、有主见？

社会因素

当生活中遇到某些变故、创伤及压力，可能会触发我们的抑郁情绪。

离婚、失恋、家人生病、亲人离世等重大事件都有可能是触发抑郁的按钮。甚至我们人生中的喜事，如结婚、生子等也有可能触发抑郁。

在事业上，失业、金钱损失、不可理喻的上司、胡搅蛮缠或傲慢无礼的下属等也可能激发抑郁。甚至有时升职、毕业、开始新的工作等也可能导致抑郁发作，因为这时人生将面临新的挑战、新的环境，如果不能成功适应，产生抑郁情绪也是正常的。

在学校，孤独、被孤立、挨批评、被体罚、遭校园霸凌等，孩子也会发生抑郁的情况。家长们可能想不到，学习优秀的孩子可能更容易陷入抑郁。有时，一次考试失利或老师、同学、家长无意的眼神都可能会让他们陷入抑郁。

在一些重大事件发生时，如地震、洪水、疫情等灾难，也比较容易引发抑郁。

另外，还有一些看似与我们无关的事件，如同事、同学、亲戚、邻居生病或意外离世，也可能会导致抑郁发作。而这些引发因素还不容易被发现，因为这些事件看似与我们并无直接关系。但这些事件会引发我们无意识的焦虑、恐惧、悲观等，它们可能会成为无意中压垮我们的最后一根稻草。

其他疾病导致

许多身体或心理疾病也可能导致抑郁。无论是身体还是心理出现问题，我们都容易不开心、情绪低落，甚至失眠、厌食等。

另外，许多心理疾病，如焦虑症、强迫症、疑病症、饮食失调、精神分裂症，特别是药物滥用（有些药物中的成分可能对情绪有影响）等常常导致抑郁。

孩子抑郁了，怎么办？

"要是我在 10 岁的时候能遇见你就好了！"这句话是一位十几岁的高中生在第 6 次咨询时对我说的。她说，如果她在 10 岁时就遇见我，就不会痛苦那么长时间了。听了这话，除了感动和感激，我更多感受到的是心痛，非常心痛！有多少孩子因为错过了最初解决问题的时机，在痛苦中挣扎了好多年！

这位女生的父母第一次陪她来咨询室的时候，身上甚至带着伤，那是他们女儿的"杰作"，虽然伤得不是特别严重，也足以显示作为一个女生的愤怒程度了。

第一次咨询结束时，为了一点很小的事情，这位女生与妈妈吵了起来。

第二次咨询开始前，这位女生将咖啡直接泼在妈妈的身上。当时，征得她的同意之后，我将她的妈妈请进了咨询室，想就刚刚发生的事情进行一些讨论。没想到，她让她的妈妈坐得离她越远越好，后来一言不合，她直接让妈妈滚，还将咖啡泼在了妈妈的身上，并把妈妈连推带搡地推出了咨询室。

我问她，这样的事情发生的频率如何？她说，这样的事情在她们家经常发生，也许每天都有。

事后，她总是想不起来当时发生了什么事情，也不知道争执是如何发生的。她发觉记忆力下降得很厉害，常常对于刚刚发生的事情就记不太清楚了。

通过几次咨询之后，小姑娘渐渐平静了下来，或者说是放松了下来。她与父母之间的冲突也减少了很多。

当初，她的父母送她来咨询，是因为她经常会有这样的暴怒行为。随着心理咨询的推进，不仅她的暴怒频率下降了，她生活中的许多方面也有了很大的改进：

咨询前，她很难与父母和睦相处，甚至不愿意跟父母住在一个屋檐下，现在他们一家可以相对和平地住在一起，大部分时间里大家相安无事；

起初，她是被"骗"来做咨询的，或者说被哄来咨询的，现在，她可以一个人独自来做咨询，不再需要她的妈妈的陪伴，或者"押送"；

原来，她常常1天只吃1顿饭，并且这顿饭常常是在咨询室里完成的，现在，她可以自己起床（之前都是她的妈妈反复地叫她起床，还可能失败），然后吃完饭再来做咨询；

她将父母的电话号码从黑名单里移除了；

她不再玩游戏玩到很晚甚至通宵；

她打算去学点音乐或者其他自己感兴趣的东西；

……

看到她一步步的变化，我由衷地为她感到高兴。

10年前，走进心理咨询室的多数是成年人，近年来，走进心理咨询室的人群呈现出低龄化的趋势。开始是一些高中生走进来，后来是初中生，慢慢地小学生也走进了心理咨询室。这是好事儿，也是坏事儿。一方面，这种现象说明很多家长在孩子更小的时候，就能够意识到孩子的情绪出现问题了，也说明现在家长们对孩子的心理健康越来越重视。过去，走进心理咨询室的孩子多数已经退学，或者已经到了退学的边缘，他们的父母才带他们来咨询，但现在许多父母已经能够在发现孩子情绪刚出现问题时，就带他们走进心理咨询室，这应该是一种好现象。但是，从另外一方面来看，走进心理咨询室的孩子的年龄越小，情况就越严重，因为每个孩子都不希望让自己的父母失望，他们都愿意表现得很好，所以，在可能的情况下，他们都尽自己所能地去克服痛苦。如果在他们还很小的时候，这种痛苦就已经压抑不住地表现出来了，相对来说问题也会更严重一些，因为他们已经压不住情绪了。现在，有些小学生就有自杀、自残的念头甚至行为（其实，以前走进心理咨询室的来访者中，有许多人也在很早的时候就有这种现象，只是他们没有告诉家长，所以家长一直不知道）。

在从事心理咨询的早期阶段，当来访者走进咨询室时，我比较关注他们的童年创伤，如父母离异、吵架、家庭暴力、留守儿童、被遗弃等。但是自从独生子女走进心理咨询室之后，我们发现很多孩子的心理问题恰恰是父母的过度关爱、呵护而造成的。走进心理咨询室的很多孩子，从小到大都是生活中的佼佼者，是许多父母口中别人家的孩子。他们从小到大很听话、学习好、成绩好、懂礼貌，在其他才艺方面也表现突出，一路受到家长和老师们的表扬。渐渐地，他们觉得自己高人一等，无人可及。这些"公主""王子"们总觉得自己站在世界的最顶端，一览众山小，自己无所不能，不可一世。他们一旦踏入社会，遇到挫折，顿时觉得这个世界与原来所认知的截然不同。这时的他们常常不知所措、悲观失望，对自己、对这个世界充满了悲观与愤恨。从不可一世的宇宙之王，沦为一文不名的乞丐，抑郁情绪也就油然而生了。

特别是那些在过度赞赏中长大的孩子，在他们的成长过程中，无论他们做什么，家人都给予赞扬（"70后"的父母开始了解心理学，知道批评、打击会给孩子造成心灵创伤，所以他们开始崇尚"赞赏"教育）。这种过度赞赏使孩子不能正确认识自己，一旦从"仙境"坠入真实世界，他们就由"无所不能"变为"一无是处"了。他们的字典里没有失败与挫折，如何能够面对这个残酷的社会呢？而且有极少数的孩子非常难以走出抑郁，因为他们觉得自己是无所不能的人，还有谁能比他们厉害，能帮助得了他们呢？所以一旦他们陷入抑郁，就非常悲观失望，觉得无人能够拯救自己。所以在有些情况下，这部分孩子的咨询难度将会更大一些。

****

那么，孩子抑郁了，怎么办呢？

答案很简单：父母和孩子同时改变。

但是，在现实生活中，真正愿意与孩子一起改变的父母极少极少，可以说是凤毛麟角。如果父母们能够把孩子送进心理咨询室，那已经是孩子们的万幸了；多数父母的做法是，自己去查资料、听课、参加活动，或者也会走进咨询室一两次，但是他们并不想改变自己，而只不过是想改变控制孩子的方法而已（他们通常认为是为了帮助孩子）；最可怕的家长，是那种根本不能理解孩子的家长。即使孩子的抑郁已经非常严重了，他们仍然觉得孩子是没有问题的，甚至认为孩子是"作"、无理取闹、不可理喻。这种家长在孩子陷入抑郁的时候，不仅不能拉孩子一把，反而把孩子进一步推向深渊。很多家长不能理解，孩子抑郁了，为什么家长需要改变呢？这其实非常好理解，因为父母是孩子最重要的生活榜样，他们对孩子的影响是极其巨大的。从根本上说，不管我们现在生活什么样，80％以上的因素来自父母。无论从原生家庭、父母关系、亲子关系或者从遗传方面来说，父母的影响都是极其巨大的。有的父母说，我已经在改变自己了。比如：原来对孩子的要求非常高，现在对孩子已经没有要求了；或者，原来对孩子无微不至的关怀，现在已经完全放手了。但很多的时候，父母的这种改变反而使情况越来越糟，这是为什么呢？这是因为，每一个孩子都是不一样的，造成他们抑郁的原因也各有不同。那些书本上、网络上、老师所说的，都是他们从别人的经历中总结出来的，有道理，但不一定适合你的孩子。而且，孩子成为当下的状态，不是一朝一夕形成的，孩子早已把父母的要求、标准内化了（就是早变成孩子自己的了）。这时父母变了，并不能让孩子立即改变。更要命的是，父母的这种改变，将会增加孩子的内疚、自责，而这正是产生抑郁的根源。说实在的，在给孩子做咨询时，我往往感到特别无力，因为最终的咨询效果往往不由孩子和我决定，而是由家长决定。有的孩子已经有严重的自杀倾向，或者在他们身上已经留有明显的自残痕迹，但他们的父母仍然对孩子的伤痛视而不见，只关心孩子的学习或自己的事业，或者假装认为孩子很正常。最要命的是，问题越严重的孩子的家长越是固执己见。很多孩子的家长事业上非常成功，他们就像开足马力的列车一样，向着他们的目标飞奔而去，忽视了身边的家人，忽视了身边的风景，特别是忽视了孩子的成长。不知不觉中，孩子已经掉下车厢，他们仍然不管不顾，拼命地向他们的目标飞驰而去。有些孩子还在坚持，不愿放弃，他们拼命地抓住车厢，想跟上自己的父母，但是他们的父母无暇拉他们一把，即使孩子们已经拖在地上，遍体鳞伤，有的家长还认为，这是孩子自己的事情。有些家长也开始重视孩子的问题，但他们仍然认为那只是孩子的问题，与自己没有多大的关系；有些家长住着价值数百万、数千万元人民币的房子，做着数百万、数千万甚至上亿元人民币的生意，却不能抽出一点时间，来认认真真地陪伴孩子，解决问题。

　　说真的，青少年的心理咨询是最易有效果的，因为孩子们的接受能力很强，也愿意改变自己，所以青少年心理咨询是最容易做的。曾经有位八岁的小姑娘，因为学习成绩急速下滑前来咨询，咨询一次后就不来了。她再次来到咨询室已经是半年后，她的母亲又因为她的成绩急速下降带她来咨询。这样的咨询看似效果比较好，却很难持久，因为在一两次咨询过程中，咨询师所能做的只是让孩子暂时放松，并不能从根本上解决问题。凡是父母认为心理咨询应该一次有效的，基本没有什么太大效果（或者应该说效果很难持续）；如果能够坚持一段时间，咨询效果就会很明显，来咨询的孩子基本都能重返学校，或者改变一些成瘾行为。

　　青少年心理咨询也是最难的，因为青少年心理咨询又最易受到周围环境的干扰，特别是来自父母的干扰。在很多情况下，咨询师陪着孩子向前走3步，父母要把孩子向后拖2步。或者往往因为父母，孩子就不愿向前走。

一、不愿改变

　　很少有父母能够意识到孩子的问题是由父母造成的。虽然许多父母也在说孩子的问题是由我们造成的，但是，极少有人真正愿意去改变自己。或者，有时他们觉得自己已经在改变了，其实往往是不得已而为之，是一种逃避或者是节节败退。

　　有的父母在意识到自己对孩子的要求过高，造成了孩子的问题之后，就会降低对孩子的要求，甚至不再要求孩子。他们觉得这是他们的改变，而孩子感觉到的则是父母对自己的失望，这时孩子会更加自暴自弃，使情况更加糟糕。

　　有的父母在意识到自己过分呵护孩子之后，一下子对孩子放手，任何事情都让孩子独自去面对。殊不知，经过他们这么多年的"培养"，孩子的心理状态仍然处于幼儿期，甚至处于婴儿期。试想一下，怎么能让一个婴幼儿去面对这样一个社会？这会让孩子更加手足无措，或者更加退缩。父母认为把孩子推出去是为了让他们得到锻炼，他们想不到的是，这就像是把一个婴儿直接放到室外，让其自生自灭。

　　有些父母在无计可施时，自己逃进事业甚至宗教，他们号称这是他们在关爱自己，同时他们也认为这是对孩子的放手。看起来他们好像是在过自己的生活，其实，这是一种逃避，也是一种不负责任，他们当初的言行造成了当下的结果，现在却想一下子甩手不管。这些父母认为的"为自己而活"也是自欺欺人，试想一下，如果孩子真的出事了，他们真的能够过得好吗？

有的父母还会感到委屈，甚至对孩子产生愤怒情绪，他们觉得别的家长也都是这么做的，别的家长也送孩子去上各种补习班，去学习各种琴棋书画，为什么别人家的孩子就没问题，自己的孩子就有问题呢？自己根本没有做错，错在孩子。这种情况下，孩子就会有更多的愤怒情绪，也更加拒绝改变自己。

二、感觉良好

很多父母自我感觉非常良好，认为孩子跟自己无话不谈、亲密无间。确实，在咨询室外，这些孩子跟父母的关系看起来非常亲密。但是走进心理咨询室，关起门来做的第一件事情就是向我求证：第一，我们的咨询是否保密，尤其是否对他们的父母保密；第二，他们要反复检查，看看自己的父母是否会在咨询室外偷听我们的谈话。有极少数孩子在咨询室里对父母恨得咬牙切齿，但是走出心理咨询室，他们又可以跟他们的妈妈抱在一起，显得那么的亲近，亲密得简直让人嫉妒。

如果你仔细去观察这些父母，你会发现，他们对自己、对他人的要求都非常高，所以他们通常认为自己是非常优秀的父母。按照他们的标准来说，他们做得确实非常完美。但是他们可能很少意识到，这种完美的父母，给孩子带来的究竟是什么？他们的这种完美，让孩子不能在他们面前表现出任何的瑕疵，所以，孩子在他们面前不得不表现得非常优秀、非常听话、非常完美。对于那些父母所不能接纳的缺陷，甚至是人的天性或者本能，他们不得不把它们压抑下去，而压抑到最后的结果就可能导致抑郁。

在很多情况下，孩子们不得不选择逃学、沉迷网络甚至自杀的方式来告诉父母"我出问题了"。可是，即使这样，有些父母仍然选择视而不见，甚至认为他们的孩子没有问题，他们和孩子的关系也没有问题，这样将会加剧孩子的痛苦。

这些父母无论如何也想不到，他们孩子的内心是怎样的，对咨询室里所发生的一切，他们也是不可想象的，更不可能接受。多数情况下。这些父母觉得一切都是孩子的错，因为自己做得那么好、那么完美，孩子还变成现在这样，那当然是孩子的错。在这种情况下，孩子憎恨父母也不足为奇。

这些家长往往感觉自己已经做了为孩子所能做的一切，当孩子出现问题时，他们会非常失望，有很多家长甚至表现出对孩子的心灰意冷，而这也将更加增加孩子问题的严重性。

这些父母对孩子的要求都非常高，当孩子刚走进咨询室的时候，这些父母表示只要孩子的情绪能好一些就可以了，可是当孩子的情绪问题稍微解决一些之后，他们原来的高要求又回来了，又会觉得孩子这不行，那也不行。父母的这些焦虑情绪很容易把孩子刚刚提升上来的情绪又拉了下去。

当然，大家也不要误解为所有孩子跟父母的亲密关系都是假的，我说的都是在心理咨询室内外发生的故事，并不代表现实生活中所有的亲子关系。不过，如果您的孩子已经出现了情绪问题，而您又一直认为自己做得无懈可击，此时也许您也应该进行必要的反躬自省。

三、急功近利

有些父母足够幸运，他们的孩子愿意改变自己，这时很多家长又会把心理咨询师当作神仙，他们觉得心理咨询师有着特殊技能，通过开导或教育一两次，孩子就能迅速地改变状况，走出困境。

其实，真正的心理咨询，并不是心理咨询师开导或者教育来访者；真正的心理咨询，是心理咨询师陪伴来访者去觉察自己、发现自己，从而真正地改变自己。所以，相对来说心理咨询是一个漫长的过程，不是一次、两次的心理咨询就能解决问题的。

四、小富即安

在心理咨询的最初阶段，很多父母还是很配合的，因为当他们把孩子送进咨询室的时候，他们几乎已经无计可施（在我国，不到万不得已，很少有人愿意走进心理咨询室），多数情况下，孩子已经不肯上学，甚至已经退学（有的退学已达数年了），父母们才送孩子来咨询。这时有一根救命稻草，他们就特别愿意抓住。

随着心理咨询的推进，孩子有了很大的变化，这时家长感到轻松一些了，他们就开始放松了。家长又开始以学习和工作为借口，拖住孩子的心理咨询进程。当然，所有这些，都是家长在无意识中进行的，他们很难意识到他们的这些行为正在阻碍孩子走向心理健康。

五、感到害怕

孩子发生改变后，就不是原来的孩子了。这时，父母的心情是很矛盾的。改变前的孩子让父母很难受，但毕竟那是他们熟悉的孩子；孩子改变后，他们会轻松一些，但是，这个孩子不是他们曾经熟悉的孩子，或者他们会觉得，孩子不受控制了。

也有很多父母甚至会嫉妒心理咨询师，因为在心理咨询师的包容和允许下，孩子愿意敞开心扉，什么都可以跟心理咨询师说，而父母却很难与孩子有这样的沟通：许多孩子在家从来不喝水，但在咨询室里能喝2杯、3杯白开水；有的父母想跟孩子说一件事情，却不能直接跟孩子说，而需要通过咨询师来转达；有些父母说了很多遍的事，孩子都不愿意去做或者不做，但在咨询师的引导之下，孩子就愿意去做或者不做。

六、夺回控制

到了一定阶段，父母就开始以各种理由，有意无意地拖住孩子的心理咨询。在孩子严重时，父母会想尽一切办法让孩子前来咨询；当孩子好一点之后，父母的主动性会差很多；再后来，父母就渐渐地不让孩子来咨询了。说得严重一点，这是家长开始争夺控制权。

如果孩子的咨询效果已经得到巩固，那还不错。但多数情况下，这个阶段孩子的咨询效果未能够得到巩固，所以，也许过一段时间后，孩子又会回到原来的状态。

当然，在孩子的变化过程中，家长也会适当地改变自己，或者说为了孩子，他们会在某种程度上压抑自己。但是，由于家长并没有从内在真正地改变自己，天长日久，他们很难坚持下去。而当家长回到原点时，也就不可避免地将孩子往回拉了。

那么，如果家长发现孩子的心理出现了问题，究竟该怎么办呢？首先，家长要足够重视，在孩子年龄较小时处理问题，比等孩子问题严重了之后更容易解决；其次，家长一定要意识到孩子发展到现在的状况，与环境、家庭氛围是分不开的，家长要意识到自身所存在的问题，并且最好找到适合自己改变的方式，真正改变自己，而不只是为了孩子从表面上改变；再次，如果孩子愿意改变，那最好了，但家长一定要从内心真正愿意协助孩子走出抑郁；

最后，家庭治疗也会是一个不错的选择。

希望下面这个故事能够让我们的父母对孩子产生问题的原因有新的认识，同时也可以增加更多的信心。

来访者欣是一位年轻女孩，她甜甜的笑容和温柔的声音，几乎让每个见到她的人都感觉很舒服。但就是这样一位女孩，却因为社交恐惧而几乎辍学。

欣第一次来咨询中心的时候，是由她的父母陪着一起来的，她的父母从很远的城市到南京来送女儿做心理咨询，因为他们的女儿痛苦得实在受不了了。他们的女儿一直温柔可人，从小也不缺朋友，他们怎么也想不到女儿因为害怕与人交往，社交恐惧症已经到了非常严重的程度（回避人际交往也是陷入抑郁的一个重要标志）。好在欣的父母很通情达理，在女儿的要求下，他们陪着她一起来到咨询中心，看看心理咨询师能不能帮到自己的女儿。

欣还在读研，这次的焦虑引发自另一位女生。刚入学时，欣和这位女生很快成了好朋友。在最初的几个月里，她们几乎形影不离，一同吃饭、一同上课、一同回宿舍。但后来，那位女生渐渐跟一些男生熟悉起来，经常会跟那些男生聊天，甚至与男生一起吃饭，而欣却不愿意与那些男生一起。于是，欣渐渐地形单影只起来。开始的时候，欣对那位女生有些生气，在生气的同时，她又觉得自己这样是不对的：别人愿意跟谁在一起是人家的自由，我怎么可以生气呢？可是欣又确实因此不开心，更要命的是，欣非常害怕那位女生看出她不开心，因为她不想让那位女生因此而为难，从此欣不得不回避那位女生。后来，欣一遇见那位女生，就会觉得尴尬，为了不让那位女生觉察到她的尴尬，欣不得不更加回避那位女生，她怕那位女生会因为她的尴尬而尴尬。

继而，欣与其他同学在一起的时候，也会担心那些同学感觉到她的尴尬。同样，她怕她的尴尬也会引起别的同学的尴尬，欣开始减少外出的频率。再后来，她连实验室也不敢去了，怕别人因为她的存在而尴尬。

再后来，欣开始回避所有的公共场合，包括乘公交车、去食堂、去图书馆等。最后她连父母、亲戚朋友，甚至连非常相爱的男朋友也回避起来，这给她的生活和学习带来了极大的痛苦和不便。

当来访者第一次来咨询室的时候，除了了解他的咨询目的，一般来说，咨询师还会了解来访者的成长背景。当我请欣聊聊她的原生家庭（与父母一起的家庭），并对她说，我们之所以是现在这个样子，与父母有着很大的关系的时候，她很生气，她说："我父母是非常非常好的人，他们非常相爱，他们对我也非常疼爱。"总之，她觉得她的问题与她的父母一点关系也没有，只是那位女生给她带来了烦恼，她只想消除这个烦恼。并且，她还说，她从小到大都有朋友，从幼儿园到高中，她都有朋友。到了大学阶段，她也曾有过这样的经历，不过，那次痛苦的时间不长，因为后来她又有了一位关系极好的女同学，一直到毕业，她都非常快乐。

前几次的咨询进行得相当不顺利，虽然欣每次都非常准时地前来咨询，但在咨询中话却不多，而且几乎总是围绕着那位女生进行。我不知道是不是因为我说了我们的问题基本都与我们的成长经历有关，从而让她产生了阻抗，反正我们的前几次进程相当缓慢。

我知道，在这样的情况下，要想把欣的目光从别人身上移回到自己身上来是相当困难的。所以，在第四次的咨询过程中，我跟她谈起我们每个人的安全感，对这一点，她表示认同，并且表示自己是极度缺乏安全感的。虽然找到了一个小突破口，但如何从这个点切入下去，却还是有难度。在以往的来访者中，如果聊到父母，他们对父母多多少少都会有些抱怨，例如，从小父母没有把他们带在身边，父母经常吵架，父母的高要求，母亲老是称赞别的小孩而贬低自己的孩子，父母的不公平，等等，他们会觉得是父母的一些言行造成了他们的自卑或不安全感。但是，欣觉得父母的感情很好，他们对她也非常好，她也一直在父母的身边长大，所有的这些都很完美，反而让我解决问题时无从下手。

不管怎么说，我还是先用了意象对话和心中小孩的方法看看欣的心理状态如何，这些方法呈现出，她的心理状态也是挺不错的，这更让我觉得有点不可思议，无从下手。但不管怎么说，我还是决定从培养安全感着手，我带她从婴儿期开始建立安全感。婴儿期的状态很不错，然后幼儿期，也不错。但在做到幼儿期的时候，我发现一个现象，不管是心中小孩、婴儿期还是幼儿期，她的身边一直有人。再结合她的成长过程，从她的幼儿园到高中、大学，再到研究生，她的身边也一直都有人陪伴，一旦没有了别人的陪伴，她就会进入焦虑状态。我把那些陪伴她的人称为她的"拐杖"，这些"拐杖"就是她的父母和同学，一旦她感觉这些"拐杖"靠不住，她就开始焦虑了。

当意识到这一点之后，我决定重新帮欣回到幼儿期，并且决定帮她在这个阶段跟父母做一个分离。经过 2 次处理，作为幼儿的她终于可以一个人独自玩耍了。

在此过程中，我们也在意识层面做了许多调整，欣的许多认知也在改变。渐渐地，她可以去实验室了，在公交车上也自如了许多，与家里亲人的相处也好了一些。

当欣的人际关系改善了之后，她开始意识到自己的拖延症，看资料时注意力不集中，做实验时也只能跟在别人后面混。在后期的咨询过程中，我们开始处理她的这些问题。这其中，让她最高兴的是，原来她看英文文献，1个小时都坚持不下来，即使坚持下来了，好像也没看进去什么，但经过 1 次催眠后，她一下子就能连续看 4 个小时英文文献而不觉得累了。

在欣的坚持下，她最终按时毕业了（比原来带领她做实验的同学还早），并且还找到了十分心仪的工作。

欣是非常幸运的，首先，她的父母非常理解她，并及时陪她来做心理咨询；其次，她自己也非常坚持，即使开始几次我们的进展比较慢，她仍然每次按时到达咨询室，而且她每次来咨询的时候，都会聊起上次咨询带给她的启发，也就是说，她把咨询中的一些理念带到了她的生活中；最后，她有一个非常爱她的男友，这也是她非常重要的社会资源。所以，她才能迈过了一个又一个的坎，顺利地解决了心理问题，并成功地走向了社会。

非常感谢欣拓宽了我的视野。在欣的咨询之前，我的目光往往放在来访者曾经的创伤上。自欣的心理咨询之后，我发现，现在许多孩子的心理问题恰恰是父母和家人的过度保护造成的。

我们的很多心理问题都源自幼年或者童年，现在许多年轻的父母已经比父辈们更重视孩子的心理健康，但是他们仍然在不知不觉中给下一代造成不好的心理影响。很多父母都在强调不要让孩子玩手机，不要打游戏，但是他们却不知道自己的行为会给孩子带来何种影响。

下面是我在公园的一次经历。

一个阳光灿烂的午后，我在滨江公园闲逛，忽然，我看到一个不到 10 岁的小男孩，跟在一个 30 多岁的少妇后面，很兴奋地说着什么。但少妇一直低着头，只是偶尔的嗯嗯两声。我赶紧快走几步，赶上前去。原来那个小男孩正跟那位女士说着他们学校里的一些趣事。见这位女士一直没有反应，孩子便沉默了一会儿，原来拉着那位女士衣角的手也放了下来，脚步也渐渐地慢了，落在了那位女士的后面。那位女士却并未发现什么。

失落了一会儿之后，那位小男孩忽然想起了什么，又追上前去，大声的说道："妈妈，这次我数学考试得了第三名！"说这话时，他抬头看着妈妈，满脸期待。他妈妈仍然只是嗯了一声，什么也没说。这时，男孩的眼泪都快流出来了，他已经不太愿意向前走了。就这样，他慢慢地落在了妈妈后面大约20米的距离，他的妈妈也一直没有发现自己的孩子没有跟上来。

那孩子显得非常失落、失望、伤心，但他仍然没有放弃。过了一会，他又跑上前去，拉着妈妈的衣角，抬起头，乞求地望着妈妈，对妈妈说："妈妈，我一个星期才回家一次，你能陪我说说话吗？"这时，他妈妈的视线才从一直捧着的手机上转过来，她瞥了儿子一眼，不耐烦地说："跟你说什么呀？"那孩子再次松开了拉着妈妈衣角的手，垂下了眼帘，满脸写着"绝望"两个字。

当时，我真想冲过去，对着这位年轻的妈妈大喊一声，你就不能关注一下孩子吗？就不能陪孩子说说话吗？你知道这会对孩子造成多大的影响吗？你知道这对孩子的自信有多大的伤害吗？你这种对孩子的冷漠，将会让孩子感觉到自己是不重要的、不可爱的、不受人欢迎的，是个累赘，你知道这些将来会对他的情绪产生多大的影响吗？

但是，我控制住了自己。首先，这是一个公共场合，如果我冲过去说这些话，不知道会造成什么样的影响；其次，即使我说了，那位母亲也不一定听得进去，说不定还认为我精神有问题呢；最后，如果我冲过去说了这番话，有可能会加深这件事对这个孩子的影响，这也恰恰是我最担心的。

如果你外出吃饭，常常会看到一种现象：父母带着孩子出去吃饭，一家人坐在一张桌子上，各自玩自己的手机或iPad，整个过程中都很少看到他们交流。然后，回到家里，父母又要求孩子不能玩手机、不能打游戏。这种双重标准会给孩子带来很大的伤害。

我们的父母也曾经因为他们对心理学的无知而伤害过我们，我希望这种伤害能从我们这儿渐渐减少，希望我们的成长能减少我们对下一代的伤害。

家人抑郁了，怎么办？

随着整个社会对身心健康意识的加强，大家对"抑郁情绪"和"抑郁症"这两个词已经不再陌生，甚至也不那么排斥了。而且，关于抑郁情绪的排解和抑郁症治疗方面的书籍、文章、视频等也非常多。这些给广大处于抑郁情绪中的读者和抑郁症患者带来很大的帮助。

在大家关注抑郁情绪或抑郁症的时候，却忽视了另一个群体——抑郁症患者的家人。

对于抑郁的人的痛苦，现在很多人慢慢都能理解了，但是对于抑郁症患者家人的痛苦，大多数人都不太能够理解，或者说往往容易被大家忽视。其实，抑郁症患者的家人的痛苦并不会比抑郁症患者本人少，有时可能会比抑郁症患者更痛苦。

抑郁症患者的家人的痛苦主要有以下几个方面。

不解。首先，抑郁症患者的家人常常不太能理解，那些抑郁症患者的情绪前一分钟还好好的，怎么忽然就低落了？在很多情况下，家人躺着也能"中枪"，抑郁症患者突然就不理睬家人了，或者莫名其妙地就生气了，甚至发怒了。

无助。抑郁症患者可以去医院治疗，或者去心理咨询室找心理咨询师咨询。他们的家人却不知该如何处理，不知道如何才能帮助到对方，更从未想到过如何能够帮助自己，不知道从何下手、如何下手。更多情况下，因为怕家人担心、不理解，或怕伤害家人，抑郁症患者不会对家人敞开心扉，说自己抑郁了。当然，有时可能抑郁症患者自己都不知道自己处于抑郁状态。这些情况下，家人们都会感到特别无助。

无望。当人们知道家人抑郁了，就会想为抑郁者做点什么，却发现什么忙也帮不上，特别是当已经抑郁的家人不肯接受他们的建议去治疗时，他们就更加无望了。

那么，如果发现家人抑郁了，你该怎么办呢？

一、理解

如果感觉到自己的家人可能处于抑郁状态，首先要做的就是尽量去理解他们。说实在的，这很难，因为从未陷入抑郁中的人，很难理解抑郁状态的人。陷入状态后，人的意志是控制不了行为的。

在抑郁状态里的人，对任何事情都没有兴趣，不想动、不想做。他们可能整天就抱着手机或者坐在电脑前上网、玩游戏，沉浸在虚拟世界里。一些抑郁状态的人的饮食和睡眠可能也会受到影响，有厌食或者暴饮暴食、不想睡觉或者嗜睡等状态，最严重时，甚至连刷牙、洗脸这些最基本的日常生活行为都不能正常进行。这时，请尽量少用"懒"这个词去评判他们。如果觉得抑郁症患者很懒、不作为，用"懒"或者其他一些贬义的词去评判他们，是对抑郁症患者的二次伤害。如果发现家人有以上现象，不妨首先注意一下家人是否处于抑郁状态，以免延误最佳的治疗时机。

理解抑郁症患者，自己也可以放下自责和焦虑——不是因为自己做了什么事情而让家人不开心，而是抑郁症患者目前就是这种状态。

二、正视

尽管抑郁只是"心灵上的感冒"，而且确实有许多人能够通过自己的努力走出抑郁，但是，我们不知道我们的家人是否能够有这样的幸运，如果错过了机会，抑郁可能会越来越严重。所以，如果您的家人有一些抑郁症状，最好还是正视它，早日面对、早日解决。

三、重视

如果发现家人已经抑郁了，最好能够引起足够的重视，及时敦促并协助他们早日走出抑郁。不要因为工作、学习、经济、面子等而延误了治疗。

四、帮助

1. 多倾听，尽量不加评判地倾听，少给建议

千万别对抑郁症患者说："你想开一点就好啦""一切都会好的""放下吧，

别想那些了,你就快乐了""你的生活都这么好了,你还有什么不开心的"……如果你对抑郁症患者说这样的话,他们会感觉你根本不理解他们,甚至对此感到十分愤怒。

2. 不指责

常人很难理解抑郁症患者的状态,确实,抑郁症患者的许多行为和状态真的是让人不能理解。很多走出抑郁的人,对自己当初的状态也感到不可思议,他们自己都不能理解自己当初为何是那样的一种状态,甚至有的人会为自己当初的那些状态感到非常羞愧。所以,如果抑郁症患者的状态让你感到不舒服,请尽量减少对他们的指责,因为在抑郁状态里,他们也不能自控。

3. 寻求第三方帮助

很多抑郁症患者到咨询室的时候总感觉松了一口气,因为一般情况下,咨询师总能给抑郁症患者很大的支持。心理咨询中心一般是不下"诊断书"的,即使心理咨询师有初步诊断的能力。当心理咨询师发现来访者的问题比较严重的时候,会推荐来访者去医院,在医生的安排下,配合药物治疗。在咨询或治疗期间,抑郁症患者的家人需要在经济和时间上给予支持。时间支持涉及咨询时间支持(安排好抑郁症患者咨询的时间,不要让家务或孩子的学习等影响了咨询),以及咨询过程支持(心理咨询不是一蹴而就的)。

五、自救

很多有抑郁情绪的患者没有治疗或者改变的动力,这种情况下抑郁症患者的家人就很痛苦,这时抑郁症患者的家人只能试着改变自己。有人肯定会说:"他抑郁了,我改变有什么用?"是呀,别人抑郁了,我们改变自己有什么用呢?首先,如果我们改变自己,让自己的情绪变好,肯定会带动对方的情绪(抑郁症患者的情绪通常比较低迷,如果身边有个阳光一些的同伴,他们的情绪也能受到感染,从而可以减少抑郁情绪);其次,如果家人情绪好了,可以减少抑郁症患者的内疚和自责,因为抑郁症患者的内疚、自责,以及完美主义都是非常严重的。

六、救他

自救之后，方能救他。自救减轻了对方的内疚、自责，对抑郁症患者是有好处的。家人的情绪好了之后，抑郁症患者看到家人的变化，也觉得改变是有效的，这样就能带动抑郁症患者的改变，这是一个"曲线救他"的方法。当然，如果抑郁症患者能够直接接受帮助，改变自己，那才是最好的。

第二篇
疗　法

关于疗法

通俗读物似乎没有必要过多地提及疗法。说起来，疗法应该是心理医生或心理咨询师的事儿，与我们普通老百姓没有太大关系。但是，在资讯发达的现在，遇见任何事情我们都会先去网上搜一搜，包括抑郁。很多感到抑郁的朋友会去查阅一些资料，这些资料也许能够带来一些帮助，同时也会夹带一些负面影响。且不说"百度看病"——给自己戴上一顶抑郁症的"帽子"，就是在各个疗法之间徘徉，也足够他们头疼了——这个疗法说应该向东，另一个疗法却说向西更好。在很多情况下，这将会给抑郁症患者带来更大的困扰。

另外还有一种可能，因为抑郁，您已经做了一段时间的心理咨询，但是，在咨询过程中，因为觉得不舒服，或者这种咨询方式对您还没有明显的改善效果，于是您对心理咨询失望了，觉得心理咨询根本没有用。这也会对您造成更大的伤害。

或者，您曾带着工作、生活中遇到的一些问题，满怀希望地来到心理咨询室，期待心理咨询能够指点迷津。可是心理咨询师只给了一些"嗯，对，是这样的……"的回应，更多的只是在听您说。第1次、第2次进入咨询室，您觉得还挺爽，因为终于有人能够耐心地听您诉说这些从来不能跟别人说的话了，而且心理咨询师很少评判，所以您也越说越舒坦。到了第3次、第4次，仍然是这种状况，您开始失望，甚至有些愤怒——为什么心理咨询师从来不给我一个建议？到了第5次，您可能就再也不愿意走进心理咨询室了。

再或者，对于工作、生活中遇到的困境，心理咨询师给了您一些建议，甚至有些咨询师还教给您一些方法，让您在心理、行为层面改变自己，但是您却觉得这些方法也没有什么用，或者心理咨询师说的这些内容您自己也知道，但就是做不到。时间久了，您对心理咨询也会慢慢失望。

又或者，当您走进心理咨询室时，您的情绪已经很低落、很绝望了，非常希望此时能有一个人给您支持、鼓励和温暖，但眼前的这位咨询师却总是在指导、质问，甚至逼问您，让您更加难受，这也会让您对心理咨询很失望，甚至想逃离心理咨询室。

以上这些情况，可能是您遇见了咨询风格与您不匹配的心理咨询师。多数情况下，心理咨询师都是能够帮助到您的，只是某些咨询疗法对您来说可能不太适合，所以让您有些失望。另外，有的时候，我们咨询师在运用某种流派的技术做咨询时，也会给来访者造成一些误会，阻碍咨询的进程。

所以，在您走进心理咨询室前，如果对心理咨询疗法有一些简单的了解，也许可以让您少走一些弯路。当然啦，如果您对疗法不感兴趣，完全可以略过这一篇，直接进入下一篇：告别抑郁，三步走。

有一些来访者刚走进咨询室，屁股还没坐稳，就开始说：我的原生家庭对我影响很大；我的父母经常吵架，才造成了我现在这个样子；我的父母在我很小的时候就离婚了；……当然，我不是想说他们这样说没有任何道理，只是在咨询的过程中，我发现，急于将抑郁原因归于原生家庭的来访者，往往习惯于把责任推给别人，从而容易失去走出抑郁的动力。当我跟他们作进一步的探讨时，有些人会说之前的咨询师和他们讨论过原生家庭的影响，更多的人会说他们看过一些心理学方面的书，所以才知道是他们的父母给他们造成了很大的伤害，并导致了他们的抑郁。当然，父母对我们的影响确实很大，但是我们现在再把皮球踢还给父母，甚至去憎恨、报复自己的父母，能解决我们当下的问题吗？很多来访者甚至都不愿意去跟自己的父母和解，他们感到愤愤不平——因为父母的错，把我搞成了现在这个样子，我凭什么要原谅他们？凭什么要我去改变？要改变的是他们，而不是我！这是在咨询室里很多人的想法。

在极端的情况下，有一些来访者自己特别难受的时候，甚至会去折磨父母——我夜里睡不着，你们也别想睡，谁叫你们当初对我造成了伤害，把我变成现在这个样子的！有些人在暴怒的时候，甚至会殴打自己的父母，极个别的来访者，还会要求他们的父母跪地认错，否则他们就不愿意改变。这些认知和行为很有可能是一些资料信息、书籍或者咨询师带给他们的片面影响。当他们看到这些资料时，只抓住了自己想看的内容（找到了别人的原因，自己的痛苦就可以减少些），而不能很全面地去看待自己、看待问题。或者，也有可能是在咨询过程中，咨询师的引导不够全面造成的。

非常强调原生家庭影响的咨询师或来访者，多数受精神分析疗法的影响比较大，这种疗法确实为心理学的发展做出了巨大贡献，并且也帮助过很多的患者、来访者走出了他们的困境。但是，如果我们过于强调原生家庭的影响，也容易阻碍来访者前进的步伐。

对来访者来说，在走进心理咨询室之前，最好能先问问自己，为什么要来做心理咨询，做心理咨询的目的是什么，目标将会是什么。当你对自己的目标能够有一个比较明晰的认识之后，更容易寻找到与自己相匹配的心理咨询师：如果您最近与同事吵了一次架，或者与爱人因某些事情闹了矛盾，这些事情让您感到非常烦恼，自己无法走出困境，这时候希望有一个人能点拨一下，让您学会如何去处理这些事情，在这种情况下，一位精通认知行为疗法的心理咨询师也许更适合您；如果因为发生了某件事情，或者并没有发生什么特别的事情，但您却持续地觉得情绪低落、不开心，什么事都不想做，甚至已经出现了失眠、饮食障碍等症状，您可能也知道是哪里出现问题了，并且希望能够从根本上解决问题，同时也愿意花更多、更长的时间去解决，那么这个时候，您更需要一位精神分析流派的心理咨询师；或者您一直觉得身边的人对您的要求非常高，因此您感到很自卑，并且感觉身边的人都非常冷漠，感受不到一丝温暖，那么在咨询初期，一位熟悉人本主义或者存在主义疗法的心理咨询师更能够让您树立起信心，让您感觉到温暖和支持；或者您关注心理学已经很久了，看了很多心理学方面的书，也"喝"了很多心灵鸡汤，道理您都知道，也知道应该如何去做，但就是做不到，这个时候，一位善于在潜意识层面做工作的心理工作者也许更加能够帮助到您。

虽然心理学的历史很短，但是它的发展却非常迅速，短短的 100 多年间，已经发展出了数千种心理咨询技术。当然，这些流派或者技术，很多是从原来的一些疗法和流派上发展出来的，也有的是把几种流派糅合起来形成了新的咨询风格。由于他们都各自为派，给咨询技术或者疗法起了不同的名字，我们往往会被搞得眼花缭乱。

现在我们简单、浅显地聊一聊几个主要流派。

精神分析流派非常强调原生家庭的影响，其创始人弗洛伊德发现的意识—潜意识，自我—本我—超我等观点对整个心理学有着非常大的指导意义，他本人非常强调性本能的作用，但这个观点受到很多人的反对，他的继承人也不再过多地强调这一点。所以，精神分析流派非常强调我们的潜意识、本能、原生家庭、移情等对我们的影响。

行为主义则非常强调周围环境对我们的影响，强调行为、习得造就了如今的自己。当然这也是非常有道理的，从小我们就一直在反复学习、模仿，我们的后天学习确实对我们造成了很大的影响，这个疗法也帮助我们解决了许多行为方面的问题。在咨询的过程中，我发现行为疗法对强迫行为、恐惧症的咨询效果会比较好，但是对于抑郁的人来说，这个疗法较难实施，另外对一些强迫思维的治疗效果也不尽如人意。

人本主义强调以人为中心，相信每个人都有改变自己的能力。在咨询过程中，咨询师对来访者要尊重、包容、热情、理解。看过这方面书籍或了解人本主义的来访者对咨询师的要求比较高，可能有时会以此作为自己不肯改变的借口。当他们没有行动力，不肯往前走，咨询师敲打他们的时候，他们就会对咨询师说：你还是心理咨询师呢，怎么可以对我这样说话呢？这部分人会习惯性地把心理咨询室当成一个温暖的港湾，他们躲在这里感到非常舒服，所以改变的动力很容易不足。当然，这个疗法也帮助过很多人，带领很多来访者走出了他们的困境。这么多年咨询下来，让我觉得人本主义需要贯穿在我们整个咨询当中，我们需要尊重、理解、包容、接纳来访者，对他们热情、耐心，并且相信他们有自己的潜能，相信他们有解决自己问题的能力，但是如果只用这个疗法的话，咨询见效会慢些，因为这个疗法需要依靠来访者的动力和醒悟力。

近些年来，大家对潜意识的关注越来越多，越来越多的心理学家、心理工作者为此开发出了各种技术。意向对话、沙盘游戏、绘画、萨提亚模式、家庭系统排列等，都是我们通往潜意识的途径。

还有很多朋友通过宗教、插花、烹调、茶艺、冥想、读书等方法，让自己放松下来、开心起来，使自己的抑郁情绪减轻一些。如果您的抑郁情绪不是特别严重，这些方法也都是缓解抑郁情绪的非常好的途径。

其实，不管是哪个疗法或者流派都非常有道理，并且也都帮助过很多来访者或者患者走出他们的困境。但是因为心理学的历史很短，还没有能够很好地整合起来，所以在各个流派发现了新理论的时候，往往会非常强调本流派理论的作用，否认其他流派的效果，很难做到全面地引导读者。比较好的现象是，现在有很多心理学家或心理工作者开始将各种疗法整合起来，不再过多强调某个疗法的作用。

不要说来访者，即使是我们咨询师也常常会迷失在各种疗法里，有些咨询师花了十几万、几十万元人民币去学习各种疗法，却很难做好咨询，不能帮助来访者真正走出他们的困境。对于心理咨询师来说，我比较建议咨询应更关注效果，而不是过分关注哪一个理论更有道理。另外，每个人都是独特的，没有一个疗法能够适合所有人。即使对于同一个人，在不同的阶段，也需要运用不同的疗法才能有更好的效果。

其实，无论是哪种疗法，都不过是一种工具。当我们抑郁时，我们要解决的问题就是如何离开抑郁陷阱，至于心理咨询师是用绳子把我们拉上来，还是丢一个梯子给我们，取决于心理咨询师手上有什么工具。当然啦，如果我们的脚已经受伤了，绳子对于我们来说可能更适合一些，如果心理咨询师能够及时了解到我们的需要，那就是我们的福气了。

当然，我们不可否认心理咨询这个行业目前还比较混乱，心理咨询师的素质、目的、水平也相差很远。有些人进入这个行业是觉得心理咨询是一个朝阳行业，可以赚钱；有些人是抱着一腔热血进来的，觉得心理咨询能够帮助到他人，才满怀热情地进入了这个行业；也有些人是因为自己有困惑，觉得这个行业可以帮助到自己才对这个行业感兴趣；还有些人，刚开始的时候并不知道自己为什么要做心理咨询师，只是为这个行业所吸引。进入这个行业的初衷，将在很大程度上影响到疗法的选择或者咨询风格，因为我们会被不同的东西吸引到，在咨询的过程中，所用方法和咨询风格也将会各有不同。

根据自己这些年来对这些疗法、流派的浅显了解，加上自己的经验和感受，我在本书中把这些疗法、流派非常简单地介绍给大家，让大家能有一个粗略的印象，如果您以后有需要，也可以依此先做一个初步的筛选。

预先了解咨询师的咨询风格，再结合自身的情况，这将对咨询效果更加有利。如果只是因为工作、生活中的一些琐事感到烦恼，导致了抑郁情绪，或者相对来说，您比较理性，凡事希望以理服人，那么一位善于认知行为主义流派的咨询师也许会更加适合您；如果您想减轻一些强迫行为或者恐惧，那么一位行为主义流派的心理咨询师或许更加能够帮助到您；如果想要解决深层次的问题，或者您什么道理都懂，就是做不到，那么一位善于在潜意识层面工作的心理咨询师，对您将大有裨益。

精神分析

精神分析是由奥地利维也纳精神病医生弗洛伊德创立的一个流派，其中的理论主要来源于治疗精神病的临床实践经验。最初的精神分析学派重视异常行为的分析，并且强调心理学应该研究无意识现象。弗洛伊德认为，人类的一切，个体的和社会的行为都根源于心灵深处的某种欲望或动机，特别是性欲的冲动。欲望以无意识的形式支配人，并且表现在人们正常和异常的行为中。欲望或动机受到压抑是导致精神疾病的重要原因。

弗洛伊德本人对精神病学的理论和实践做出了革命性的变革，尤其是心理治疗方面，更是对心理学做出了重大的贡献。精神分析指导下的心理动力性心理治疗，侧重于过往经历的作用，通过对于特殊过程（防御）和人际间相互作用（移情）的认识，使之形成健康的行为模式。

关键概念

一、意识与无意识

弗洛伊德对心理学最大的贡献在于他提出的无意识概念和对意识水平的划分，这是理解行为及人格问题的关键。潜意识动机的作用，以及儿童期心理认知对人的心理及人格的影响，是由于弗洛伊德的强调和重视，才被心理学界所认识的，这对心理学理论和临床实践的发展乃至整个文化艺术的发展产生了深远的影响。

弗洛伊德认为，人的心理包括两个主要的部分：意识和无意识。意识是人们能够觉察到的心理活动；无意识是相对于意识而言的，是个体未曾觉察的心理活动，它包含人的本能冲动，以及出生后被压抑的欲望。这种欲望被社会行为规范所限制，没有得到满足，而被压抑到内心深处，正常情况下意识不能将其唤醒。它不同于觉察不到的通常意义上的无意识，为区别起见，后来经常称其为潜意识。后来弗洛伊德又提出前意识的概念，认为前意识是介于意识和无意识之间的一种中间心理状态。它是那些此时此刻虽然意识不到，但在集中注意力认真回忆搜索的情况下，可以回忆起来的经验。

潜意识不可以直接研究，但可以通过以下行为来推断或改变：①梦——即无意识的需要、愿望、冲突的符号表现；②口误与遗忘——如一个熟悉的名字；③精神病症状中的象征性内容；④由自由联想导出的信息；⑤投射技术导出的信息；⑥催眠后暗示；等等。

弗洛伊德表示，意识只是心理中极其细小的部分，如同冰山露出水平面的小部分山顶。心理的极大部分存在于意识水平之下，如同冰山的大部分淹没在水平面下。潜意识储存着所有的经验、记忆及被压抑的部分。无法实现的需要和动机也在意识之外，不属于意识控制的范围。大部分心理功能都存在于意识的领域之外。因此，精神分析的治疗目的就是使无意识的动机被意识到，只有这样，个体才能顺利进行选择，即在个体意识清醒时能够由意识决定，而不是由被压抑的无意识推动并做出非己所愿的事。

被压抑在潜意识中的冲突是个人在心理发展过程中形成的，并持续存在于个人的生活中，这些冲突决定了个人的思想感情和行为模式，也正是这些冲突造成了我们的各种情绪甚至精神症状或疾病。只有化解了这些冲突，才能化解各种不良情绪或消除症状。

弗洛伊德开始时使用催眠治疗，后来转而以自由联想作为手段来解决潜意识冲突。

二、人格结构

弗洛伊德把人的心理结构分为3个层次：本我、自我、超我。本我是生物层面；自我是心理层面；超我是社会层面。人的心理结构是一个整体，而不是3个离散的片段，如果三者发展平衡就是一个健全的人格，否则容易导致精神疾病的发生。

本我是人格的原始系统。人之初生，便是本我。本我是天生的本能，它缺乏组织、盲目、苛求、不知妥协、无法忍受压力，它的功能是立即解除压力并实现原始愿望。本我由快乐原则支配，以减少压力、回避痛苦、获得快乐为目的。它是不合理的，没有道德意识的，以满足本能需要为己任。本我从不会成熟，永远是人格中"被宠坏的孩子"。它不会思考，只会"想要"或行动。本我主要是无意识的，或是意识之外的。

自我负责与现实世界协调。它相当于"执行官"，支配、管理、控制着人格，更像一个"交警"，自我在本我与超我之间周旋调停。自我控制意识并充当审查机构，由"现实原则"控制，进行逻辑思考，为满足需要的行为制订计划。作为智慧与合理性的所在，自我制止与控制本我的盲目冲动。

超我是人格中的司法部门。包括个体的道德编码，主要关注行为是好的还是坏的、是对的还是错的。它象征着理想而不是现实，为完美而不是为愉悦奋斗。超我代表父辈们传下来的传统价值，代表社会与环境对我们的要求和制约。它的作用在于抑制本我的冲动，说服自我用道德目标来代替现实目标，为完美而奋斗。超我因而成为父母与社会的内在化，涉及心理奖赏与惩罚，奖赏形成自豪与自爱，而惩罚则容易形成内疚与自卑。

三、本能

在弗洛伊德学说中，本能是很重要的。虽然，他最开始时用"力比多"这个词来指性能量，但不久，他就把这个词扩展到包括所有"生命本能"在内的能量，这些本能为个体与人类种族的生存而服务，也可以引发成长、发展与创造力。因而，"力比多"逐渐被理解为动机的一个来源，它包括了性能量，但远不只这个。弗洛伊德的"生命本能"的概念包括了所有能令人愉快的驱力，他认为生命的目的是趋乐避苦。弗洛伊德还提出了源于攻击驱动力的"死亡本能"。人们经常通过他们的行为表现出他们潜意识中的死亡或者是伤害自己或他人的愿望。控制这种攻击驱力对人类来说是一个很大的挑战。在弗洛伊德看来，性与攻击都是人类行为的有力决定因素。

四、自我防御机制

自我防御机制可以帮助个体应对压力，防止自我被压垮。自我防御机制不是病态的，它是正常的行为，具有适应性价值，这种适应性价值使它不致成为使个体逃避现实的生活方式。防御方式的选择依赖于个体的发展程度和焦虑程度。

常见的自我防御机制包括：压抑、否认、投射、替代作用、合理化、升华、倒退、认同、补偿等。自我防御机制有两个共性：①它们不是否认就是扭曲现实；②它们是在无意识的水平上运作的。

在咨询的过程中，如果来访者出现自我防御机制或阻抗，将会阻碍咨询的进程，在某一段时间内或者在几次的咨询过程中，来访者将拒绝改变，甚至会有倒退的现象。这对咨询师来说是一种考验。如果咨询师能帮助来访者顺利处理防御或者阻抗，咨询将会有一个长足的进展。咨询师需要了解防御和阻抗的模式，并且引导来访者认识到他们可以运用这些防御和阻抗的模式去重新认识自己，尤其是那些自己难以辨认的思想和感情，如怀疑、自恨、自恋、无望、迁怒、依赖等。

来访者往往因为痛苦才走进心理咨询室寻求帮助，他们当然希望能够早日去除症状，摆脱痛苦。另外，他们也乐意与自己信任、尊重的治疗者合作。然而，无论来访者有多么强烈的咨询动机，当在咨询过程中触及痛点的时候，他们还是会不自觉地躲避。这是因为，抑郁症的症状总是与潜意识中那些曾经的创伤性记忆、内在的冲突及痛苦情感联系在一起的。那些形成他们症状的力量，会阻碍这些记忆、冲动和感情在意识里再现，并阻碍通过治疗将这些痛苦的情绪内容带进患者的意识。所以，防御与阻抗也是咨询过程中常见的现象。

我曾碰到过一个十分极端的防御与阻抗，我花了近1年的时间才将其化解。这是一位患有强迫症的来访者，因为强迫症，他住过院。出院后，症状有所缓解，但是过了一段时间，又有其他的强迫症症状出现。因为担心吃药不能根除强迫症症状，所以他前来寻求心理咨询。

当他刚刚来咨询的时候，我按照惯例，用意象对话的"看房子"技术去了解他当下的心理状况。就是这个"看房子"，花了我将近1年的时间。

来访者每周定时来到咨询室，我们在意识层面的咨询比较顺利，虽然咨询过程中，他也会对我产生愤怒情绪，甚至攻击我，但总的来说进展还算顺利。但在潜意识层面的"看房子"进展却十分缓慢。用催眠技术带他放松后，我引导他向前走，让他看到一所房子时就告诉我。前面的引导都非常顺利，可是只要"看房子"这个指令一下，他就会出现各种各样的状况，从上天入地到天崩地裂，或者是他的亲人阻止他去"看房子"。总而言之，各种状况层出不穷，总之他就是不能到达"房子"。

虽然他没有能够非常顺利地看到他的"房子"，但过程中出现的阻抗却代表了不同的意义。在处理这些阻抗的过程中，他的人际关系，包括与父母的关系也跟着起伏，最终得到了化解。

后来他终于看到了"房子"。可是当他看到"房子"的时候，"房子"却不允许他进去。"房子"对他说"里面太糟糕了，你肯定不能接受"。到了后期，几乎不用我的引导，他就可以与"房子"进行对话或者交涉。这个过程也花费了一两个月的时间，最后他终于走进了"房子"。确实，"房子"里面的状况非常非常糟糕。值得庆幸的是，将"房子"里一些乱七八糟的东西处理完之后，他的状况也有了很大的改善。

催眠是一种特殊的意识状态，在此状态下，人不像是在清醒时几乎完全由意识控制，也不像是在熟睡时几乎完全由潜意识控制。在催眠状态下，意识与潜意识共存。上面这位来访者与"房子"的对话，就是他的意识与潜意识的对话。潜意识对我们有保护作用，这位来访者的潜意识为了保护他，才产生如此强烈的防御，不让他去"看房子"。因为他是一位完美主义者，不允许自己不好，不允许自己失败（在"看房子"的最初阶段产生的阻抗来自童年时他父亲对他的高标准、高要求）。作为完美主义者的他，怎么能够允许自己的"房子"（潜意识）是那么糟糕的状态呢？所以，潜意识就一直不让他"看"。

来访者出现的防御和阻抗，对咨询师来说是一个巨大的考验。如果我们缺乏耐心，来访者就很难向前走，咨询也很难进行下去。但我相信总有守得云开见月明的那一天。上面这个案例是潜意识的直接阻抗，在更多的情况下，来访者并不能意识到自己的阻抗，如迟到、失约、拖延、遗忘等都可能是阻抗的表现。

五、移情与反移情

精神分析理论认为，人类的关系都是移情的关系，人们总是把过去生活中对某些人的感知和体验转移到新近相识的人身上。传统的精神分析认为，所有的人际关系都是由过去的记忆激活的。也就是说，过去的生活经历中某些重要的人际关系无意识地在现今的人际关系中表现了出来。

精神分析治疗中，发展移情和理解移情是治疗者最重要的手段之一。通过这两种手段，能使患者的困难问题重现，能了解患者的深层内心世界。可以说，这个过程也是精神分析治疗与其他形式心理治疗的最大区别，从另一个同样重要的角度看，通过移情能使患者回忆起忘却的事情——潜意识里的冲突和心理痛苦的原因。在我们的潜意识里，可能压抑了许多看似已经被遗忘了的记忆，但这些压抑的记忆往往不知不觉地影响着我们的人际关系，却又不为我们所知。咨询师与来访者的关系是一种特殊的人际关系，咨询师的包容、理解为来访者营造了一个宽松的氛围，在这样的环境里，通过移情，来访者既了解了以往所经历的事情，也理解了这些经历是如何在此时此地重现的，这对来访者有很好的疗愈作用。当然，有时移情呈现的是让来访者特别痛苦的经历，这时来访者会防御、阻抗、退缩，甚至中断咨询，如果咨询师能很好地处理这种移情关系，将极大地增加来访者对咨询师的信任。

反移情也是精神分析中一个非常重要的概念，如果说移情是来访者或患者对咨询师或医生的情感反应，那么反移情则是咨询师或医生对来访者或患者的情感反应。就像所有的移情一样，咨询师的反移情也是潜意识冲突的结果。然而，这些未解决的冲突是咨询师的，而不是来访者的。问题在于，在给来访者做心理治疗时，这种"反相的移情"会扰乱咨询师的判断，影响个案咨询的正常进行。

曾经有个个案至今都让我非常自责，由于我的反移情造成了这个个案咨询的中断。

来访者是一个年龄与我儿子相仿的男孩，也非常聪明。在前期的咨询过程中，我给予了过多的包容，甚至纵容。这种反移情开始的效果还不错，咨访关系（咨询师和来访者之间的关系）也建立得非常好，他也非常愿意打开自己，前期咨询的效果十分好。他总说自己不能原谅自己的父母，因为父母的错，他才变成这样，现在才如此痛苦。所以，他想让他的父母也来做心理咨询并改变他们（他从他的前一位使用精神分析疗法的咨询师那里了解到一些关于原生家庭影响的理念）。这种情况在咨询室里太常见了，虽然我们知道许多孩子之所以有各种各样的症状，与其成长环境是息息相关的，更与他们父母的养育方式有着很大的关系，或者说与他们父母的情绪有很大关系。但是，极少有父母能够认识或者承认这一点。所以，我跟他说："确实，父母对我们的影响是很大的，我们之所以变成现在这样，他们负有一定的责任。但是现在我们已经长大了，我们有能力去疗愈自己。如果把改变的希望寄托在父母身上，那么我们就很难向前走。"他也同意了我的观点。

有一天，他走进咨询室时情绪非常低落。因为工作中的一些事情，他昨天晚上失眠了。当他深夜睡不着觉的时候，他把他的父母从床上拉起来，要跟他们讨论他小时候的事情。他的父母很恼火，对他的态度也很不好。他生气地对我说："他们为什么不愿意来做心理咨询，不愿意改变他们自己？是他们把我变成了这样，为什么他们不肯承担责任，而让我一个人来承担所有的责任？我要他们向我认错！我要他们跪下来向我认错！"当我听到这段话时，我也愤怒了。我对他说："你不可以这样，如果你要让你的父母下跪的话，那你的咨询我也不能继续帮你做了。"说完这段话后，我就意识到，这是我的反移情在起作用。不过当时我的情绪没有能够很好的平复，也没有能够好好地向他解释我的反移情。这次咨询也成了他在我这里的最后一次咨询。

他离开后，我更深入地反思了自己，我知道这是自己的反移情，可能是我把对自己的儿子的感情反移情在了他的身上，当他这样说他的父母的时候，仿佛感觉到是儿子对我的攻击，我就觉得愤怒。再后来，我更深入地去觉察，发现这种愤怒可能源自我小时候，对于我的母亲过于严厉、过于威严的一种愤怒。这是我的潜意识中的部分给来访者带来的伤害。我们心理咨询师自身的成长和经历太重要了，因为这不仅关乎我们自己，还关乎很多来访者。

六、精神分析疗法

精神分析疗法的目的在于增加觉察，培养对来访者行为的洞察力，理解症状的含义。治疗过程包括宣泄、培养洞察力和解决无意识冲突。这样做是为了达到理性和情绪上的理解和再教育，希望由此引起人格改变。

精神分析疗法的六项基本技术是：①保持分析结构；②自由联想；③解释；④释梦；⑤对阻抗的分析；⑥对移情的分析。

精神分析指导下的心理动力性心理治疗侧重于既往经历的作用，通过对特殊过程(防御)和人际间相互作用(移情)的认识，使之形成健康的行为模式。弗洛伊德最初创建的传统精神分析理论，强调婴幼儿期原生家庭产生的影响，并且过于强调"力比多"性能量的作用，因此遭到了来自各方的批评。

20世纪30年代以后，后弗洛伊德主义者更关心儿童和青少年人格的正常发展，而不像弗洛伊德那样，主要以精神异常的成年人为研究对象；他们强调自我意识的重要性，而不像弗洛伊德那样只重视无意识的研究；他们把青年期看成"力比多"活动的高潮时期，而不像弗洛伊德那样过分强调"力比多"在儿童时期的作用。

精神分析在心理咨询中的运用

精神分析理论对心理咨询、心理治疗的影响是巨大的，后来发展起来的许多疗法可以说都是从传统精神分析基础上延伸出来的。我在心理咨询的过程中，不会单独使用精神分析的方法，但在许多关键时刻，精神分析的理论往往起着关键性的指导作用。

当来访者初进咨询室，我们了解信息时，对原生家庭信息总是多关注一些；当咨询停滞不前时，也要好好考虑来访者是否有防御或阻抗，抑或是否移情或反移情影响了咨询的进程；特别是潜意识的理念，对我的影响是非常大的。

很多次，来访者潜意识里呈现出来的信息让我太吃惊了。在催眠的过程中，我们真的不知道在下一秒来访者的潜意识会告诉我们什么，那些潜意识里透露出来的信息对我们的影响往往是巨大的，而又不为我们所察觉。下面这个个案至今让我记忆犹新。

来访者是一个20多岁的女孩子，名字叫小琳，长得清纯、知性，生长于江苏的一个小镇，一看就是那种典型的高级白领。

　　小琳来咨询的目的，是想知道自己应不应该离婚。在此次婚姻前，她读大一时就谈了一个男朋友，但毕业后，与之谈了 4 年的男朋友回了自己的家乡。小琳的母亲觉得异地恋是很难有未来的，也反对小琳到她男朋友的家乡去，小琳的男朋友也很难到南京来发展。当小琳的母亲在她耳边嘀咕了几次后，小琳就与当时的男朋友分手了。分手后，小琳在母亲的一位朋友的介绍下认识了现在的丈夫，并且在双方家长的安排下结了婚。

　　结婚后，小琳和老公之间一直没有肌肤之亲。唯一的 1 次是她主动拉了一下老公的手，却被老公甩开了，后来她就不愿意再主动了。她以为过一段时间就好了，可是结婚快 2 年了，他们仍然维持着这样的状况。我问她为什么不选择离婚，她说，南京的房子是双方家长出钱买的，而且现在的老公也是妈妈的朋友介绍的，离婚好像不太好。我觉得很奇怪，因为她说的这两点都很容易解决：关于房子，一方拿房子，并且把部分钱款退给另一方就可以了；对于第 2 点，只是妈妈的朋友介绍的相亲，这和离婚的选择又有什么关系呢？

　　这半年，小琳与另外一个男孩的关系发展得非常好，那个男孩一直在追求她，他们也曾一起出去玩过，但他们没有发生过性关系。为了考察小琳的内在对异性的感觉，我使用了朱建军老师意向对话中的花与昆虫技术。在充分放松后，做花与昆虫意向的过程中，小琳体验到了性高潮，这足以证明小琳没有性冷淡的问题。那么，既然小琳对性方面也是需要的，并且离婚后，也可以有新的男朋友，为什么她迟迟不能离开这段不堪的婚姻呢？这让我百思不得其解。

　　当我与她一起分析了房子的解决方案之后，剩下的就是第 2 点了——她与她老公的介绍人是她母亲的一位朋友，这让她下不了离婚的决心。所以我们开始讨论她与她的母亲的关系，她说她的母亲对她非常好，因为她的哥哥姐姐大她许多，她觉得全家人都非常宠着她。我们的问题好像就卡在这儿，在意识层面似乎解决不了她的问题。我们又回到潜意识去寻找答案，我决定用空椅子技术来试着解决这个问题。空椅子是格式塔疗法里的一个小技术，让来访者充分放松后去想象一个相关的人坐在椅子上，让他们去对话。

　　首先，我用催眠引导小琳放松下来，让她想象她的母亲坐在她对面的一张椅子上。她能清晰地看到母亲的穿着、头发等，并且能看到她的母亲在微笑着。我让她与母亲做了一些对话，开始的时候没有什么问题，渐渐地我发现有些不对——她不管说着什么，她的母亲都是微笑着的，表情一直没有变化，这让我觉得有点奇怪。所以我建议她对母亲说一些不是很客气的话，母亲仍然微笑着；后来我提议，让她对母亲说一些不恭敬的话，她的母亲仍然微笑着，这就让我觉得更加奇怪；然后我出格地让她去骂她的母亲（因为这并不是在现实生活中，所以并不存在真正的不敬），她的母亲仍然是微笑着的。我突发奇想，让她请她的母亲把面具拿下来。我说出这个建议之后，小琳的表情发生了天翻地覆的变化——由一开始的微笑转为突然大哭，那哭声包含着害怕、恐惧、无助。我静静地让她哭了一会儿，然后问她发生了什么事。她说，当她请求母亲把面具拿下后，她看到了一张极其丑陋的脸，这张脸比她曾经看过的所有恐怖电影中的脸都可怕，把她吓坏了，所以她像一个小孩一样，无助地大哭。我鼓励她去摸摸那张脸，并且喊出"妈妈"。开始的时候，她不敢，后来，她勇敢地去做了。随着她抚摸母亲的脸，母亲的脸开始发生变化，由原来的丑陋慢慢变得越来越柔和，小琳的情绪也慢慢地平复下来，她不再害怕母亲了。我又让她去拥抱母亲，当她抱着母亲的时候，她再次大哭了起来，这次的哭饱含委屈，又带着开心。

我这才明白，为什么她一直不敢跟母亲提离婚，因为在她的潜意识里，母亲太可怕了，她根本不敢去触碰，所以她宁可在这段不堪的婚姻里委曲求全，也没有勇气提出离婚。潜意识对我们的影响真的太大了。

在下一次咨询中，小琳说，她和丈夫已经在办理离婚的手续了。上一次咨询结束后，她去了姐姐家，她母亲正好也在姐姐家。这次，她终于告诉了母亲他们婚姻的状况，母亲听完后，抱着她号啕大哭，心疼得不行。母亲跟她说，女儿你太傻了，这种事情为什么不早一点说出来？并且母亲跟小琳说，她第2天一早就要回到老家，去跟她的亲家谈两个孩子离婚的事情。谈判过程很顺利，房子的问题也妥善地解决了，双方都没有太大意见，所以他们很快就达成了离婚协议。

这就是潜意识的力量。我们平时并不能感觉到它的存在，但它对我们的影响却是如此巨大。

精神分析产生的影响

弗洛伊德的观点持续影响着心理学的发展，他的很多基本观念依旧是许多理论家构筑和发展其理论的基础。现代的许多疗法或流派都是在经典精神分析的基础上发展起来的。

精神分析流派之所以对心理学的影响如此巨大，一来，弗洛伊德的一些观点在很多时候对我们都有一个指引作用；二来，这个流派的理论特别成体系，分支也多，书籍也多。所以不仅是从事心理学的人对这个流派非常了解，甚至许多患者或者来访者对精神分析理论都有着不同程度的了解。比如很多的来访者或者患者都看过弗洛伊德的《梦的解析》，并且对潜意识、本我、自我、原生家庭这些专业名词张口就来。这种对精神分析的理论的了解，可以极大地推动心理咨询或者治疗的进程，但有时也会妨碍心理咨询或者治疗的进程。

"原生家庭"这个词，许多人都不陌生。人们能够意识到形成症状的某些原因，这对心理咨询的进展是有益的。在咨询的过程中，这也是一个很好的指引，因为我们的很多心理问题确实是由原生家庭带来的，这也是我们心理咨询时的一个切入点。但是这个观点却也阻止了一些来访者前进的步伐。很多时候，有些来访者刚进咨询室不久，就开始大谈特谈自己的原生家庭，说自己的父母如何不好，如何吵架，曾经殴打过自己，等等。

刚开始进入心理咨询行业的时候，如果来访者这样去谈论自己的原生家庭，我觉得真是太好了，因为他们对心理学已经有一定的了解，这有利于心理咨询的推进。但是，随着咨询的进一步深入，我往往发现在面对这样的来访者时，可能遭遇很大的阻力，因为在心理咨询的过程中，我们不得不触碰来访者的许多痛点，当感到疼痛的时候，他们就容易退缩不前，并且把责任推给自己的父母，认为这些错误都是自己的父母当年犯下的，为什么需要我来改变，而不是他们改变？这个时候，我们需要向他们解释：造就目前这样的局面，确实是我们的父母在很大程度上影响了我们，但是现在我们已经长大，已经无法回到从前，如果我们想要摆脱痛苦，唯一的办法就是改变我们自己。我们都不是上帝，无法去改变他人，包括自己的父母；再者说，即使父母如今愿意改变他们自己，我们也无法回到当初，当初的因已经种下，只有靠我们自己去除根。大部分来访者能够接受这样的观点，经过这样的讨论之后，他们愿意去改变自己。也有少部分来访者揪住自己父母的过错不放，以此为由不愿意改变自己，这就极大程度地影响了咨询进程。

精神分析流派的心理咨询师非常注重分析，一个曾经只用精神分析理论的心理咨询师开玩笑说，在精神分析系统中，遇到任何事情都需要分析：如果一个来访者以前从来不迟到，但是这次迟到了，那么咨询师就要跟他讨论今天为什么迟到，这就可能是一个阻抗；如果一个来访者总是迟到，但是今天没有迟到，咨询师也需要去跟他讨论为什么今天没有迟到；而如果一个来访者从来不迟到或者总是迟到，咨询师也要跟他去讨论为什么从来不迟到或者为什么总是迟到。总而言之，在咨询室里，任何事情都可能被作为精神分析师用来分析的关键点。

精神分析流派对每次咨询时间的设定也特别严格。一位心理咨询师说，他的精神分析督导师在上课时曾经说过，如果一位精神分析师某次心理咨询的时间没有做够 50 分钟或者超过 50 分钟，他就需要去被督导。也就是说，一个精神分析师必须把心理咨询时间严格地控制在 50 分钟，不能多也不能少。如果一次的咨询时间超过 50 分钟或者少于 50 分钟，那么这个分析师自身就有了问题。我也学过精神分析理论，也知道这个咨询时间的设定。不过，关于这一点，我一直都存在着疑惑。我不知道为什么授课老师们在告诉我们咨询时间需要限定在 50 分钟的时候，从来没有告诉过我们为什么咨询时间必须要限定在 50 分钟，设定在 50 分钟的理由是什么。后来我也学习了其他的一些疗法，做咨询的时间长了，接触的咨询师也多了一些，更重要的是我自己的感受。我开始去思考这个问题，现在我猜想对于心理咨询的时间必须设定在 50 分钟，应该是受弗洛伊德的影响。作为精神分析理论的创始人，弗洛伊德是一位精神科医生，首先，他面对的人群是有比较严重的心理疾病的患者，所以，时间的设定应该是许多规则中的其中一条；其次，他每天的日程安排是特别满的，如果每个小时做一个患者，那么他给每个患者的时间只能是 50 分钟，这样一个个案结束后，他还能适当地休息一下。所以，可能弗洛伊德就将咨询时间设定为 50 分钟，后来，他的追随者们也就把咨询时间设定为 50 分钟了。另外，对于有些疗法，时间太久心理咨询师也会比较容易累。

我之所以思考 50 分钟咨询时间的问题，是因为许多接受过精神分析的来访者常常抱怨在以前的咨询过程中，他们还没有说完，咨询就结束了。其实，在精神分析体系中，分析师们恰恰是要让患者或来访者在此刻觉察他们的阻抗的——分析师们通常认为患者或来访者是因为阻抗才使他们没有在合适的时间说出想说的，而这可能正是他们的问题所在。

不过，我个人的感觉是，每个人都是不同的，对于有些人来说，此时可能是阻抗，但对于有些人来说也许不是。再说，来访者本来就是因为不舒服才走进咨询室的，我们又何必让人家更不舒服呢？特别是咨询的最初阶段，也许来访者需要更长的时间去释放他们被压抑的情绪。另外，如果每次咨询时间太短，来访者想说的还没说完，甚至还未切入主题，咨询就结束了，应该也没有什么效果。所以，根据不同的来访者制定不同的咨询时长，是不是更合适些？

弗洛伊德最早把催眠用在治疗中，后来又放弃了催眠。关于其中的原因也有着种种猜测。有1种说法是，当时弗洛伊德用催眠帮患者治疗后效果特别好，所以有些患者对他产生了依恋或依赖，导致弗洛伊德放弃了这个疗法；还有1种说法是，因为他的催眠没有米尔顿·海兰德·艾瑞克森（Milton Hyland Erickson，以下简称艾瑞克森）做得好，所以他放弃了催眠（他们两个人其实并不属于同一个时代，所以，这应该是一个误传）。我有一个猜测，会不会因为时间的限制，弗洛伊德放弃了在治疗中使用催眠呢？弗洛伊德要治疗很多患者，而且面对的多是有重大心理疾病的患者，对于这群人来说，要想在50分钟内被催眠并做治疗，我想是比较困难的，因为放松对于这群人来说并非易事。

行为主义

　　行为主义起源于20世纪初，它基本背离了当时占主导地位的精神分析法。行为主义主张"环境决定论"，认为个体的行为完全是由环境控制和决定的。行为主义的创始人约翰·布鲁德斯·华生（John Broadus Watson）有一段非常经典的名言："给我十几个健康而且没有缺陷的婴儿，让我放在自己的特殊世界中教养，那么我可以担保，随便选出其中的任何一个婴儿，无论他的能力、嗜好、趋向、才能、职业及种族是怎样的，我都能够把他训练成为一种特殊人物。例如，把他训练为医生、律师、艺术家或商界首领等，也可以把他训练为一个乞丐或窃贼。"

　　行为主义在美国曾风靡一时，当时甚至盖过了精神分析流派的地位和影响。纯粹的行为主义在登上心理治疗的舞台时曾希望能包治百病，他们把着眼点放在当前可观察的非适应性行为上，相信只要行为改变，态度及情感也会发生相应的改变。行为主义不关心来访者的"潜意识"或"内在精神的症结"，也不管问题症状的变化状况和因果关系。相对而言，它更关心的是所设立的特定干预目标。行为主义流派过于强调环境的影响，否认思维及内在对我们的影响。

　　行为主义强调用客观方法研究可以观察的行为，这对心理学走上科学的道路有积极的作用，但由于他们的主张过于极端，不研究心理的内部结构和过程，否定研究意识的重要性，限制了心理学的健康发展，同时其自身的发展也受到了很大的限制。

　　虽然现在行为疗法很少作为单独的疗法在咨询室里使用，但是，行为主义中的一些理念在现实生活中却非常有意义，如父母和学校在培养孩子的习惯时，借鉴行为主义的一些理念是非常不错的。

一、强化法

强化法有两种方式：①积极强化；②消极强化。

积极强化就是增加对个体有意义的或个体喜欢的东西（比如表扬、关注、金钱及食物），来促使特定的行为发生。例如，一个孩子取得了很好的成绩，并且得到了父母的表扬，如果他珍惜这种表扬，很可能在以后的学习中，会更加努力以取得好成绩，这就是积极强化。

消极强化就是要避免或减少令人厌恶或不愉快的刺激。如果你讨厌闹钟的刺耳铃声，那么你就要让自己尽早起床，以避免听到令人厌恶的刺耳闹铃声，这就是消极强化。

积极强化和消极强化都可以用来增加好的行为，减少不良行为。比如，要鼓励学生上课专心听讲，给予奖励或表扬，这就是积极强化；如果学生因上课开小差而受到惩罚，一旦老师发现孩子已经改正并专心听讲了，就可以通过撤销惩罚来使孩子变得更好，这就是消极强化。

在这里，老师的目的都是增加孩子专心听课的行为，奖励是积极强化，而撤销惩罚是消极强化。无论积极强化还是消极强化，他们的目标都是增加目标行为。

二、惩罚法

强化的目的是增加目标行为，而惩罚的目的是减少目标行为。同样，惩罚也分为积极惩罚和消极惩罚。

在积极惩罚中，在行为之后增加一个厌恶性刺激，其目的是减少这些行为发生的频率。比如，因为孩子讲脏话而打孩子的屁股，其目的是减少孩子讲脏话的频率；而学生上课时交头接耳，老师批评学生，目的是减少学生上课时与同学讲话的频率。这些就是积极惩罚。

在消极惩罚中，一个强化刺激被撤销，其目的是减少行为发生的频率。比如，因为员工迟到、早退而扣发他们的奖金；或者因为孩子打架，而减少他们看电视的时间。这些就是消极惩罚。

三、消退法

消退法是指对不良行为不予注意，不给予强化，使之渐趋削弱直到消失。

例如，小孩因为某种原因而无理取闹，借哭闹的方式来引起大人的注意，以达到自己的目的。这时，父母的劝说或打骂都可能成为孩子继续哭闹的强化因素。因此，父母不予注意、不予理睬，孩子的无理取闹行为就可能慢慢减弱，最后消失。

四、代币管制法

代币管制法是一种利用强化原理促进更多的适应性行为出现的方法。代币是指可以在某一范围内兑换物品的证券，其形式有小红旗、小铁牌、小票券等，也可以做一个表格挂在墙上，孩子的每一个正向行为，都可以得到一个小红旗等，将其贴在表格里，等表格里贴满了，孩子就可以换取自己所需的物品或实现他的愿望。

以上几种方法都可用于培养儿童的适应性行为。代币管制法其实也是一种积极强化法，但没有给孩子即时的满足，更有利于培养孩子的延迟满足感。

建议父母们多多注意消退法，这是许多人容易忽视的一种方法，很多父母甚至是反着做的，必然会起反作用。例如，许多父母总是在孩子哭闹时抱孩子，或在孩子生病时满足孩子的各种要求。父母的这些刺激在无意中反而增加了孩子的哭闹和生病的概率——当孩子哭闹或生病时，父母给了他们积极强化。所以，当孩子哭闹或生病时，父母们最好使用消退法，不要给予过多关注。当然了，孩子生病期间，适当照顾好他们是最基本的，只是尽量不要满足平时不能满足他们的要求。

另外，很多时候家长总是提醒孩子不要做这个，不要做那个。当家长这样说的时候，其实正是在强化孩子的那种行为。例如，孩子有一个习惯性的动作：经常挤眼睛。家长就反复提醒说不要挤眼睛，不要挤眼睛，结果孩子挤眼睛的毛病就越来越严重了。因为父母的提醒也是在强化孩子挤眼睛的行为。如果希望让孩子的这种行为消失，父母们最好忽视孩子的这种挤眼睛行为，这样孩子也能更放松，也许过一段时间孩子就不再挤眼睛了。不过在此之前，最好还是先去医院检查一下孩子的眼睛，以防挤眼睛是因为眼睛里有异物，或有其他疾病。

有个10多岁的孩子，因为在学校与同学发生冲突，前来咨询。这个孩子在学校曾经多次与同学发生肢体冲突。很多情况下，事情的起因与他并无关系，但在最后他往往成为那个承担主要责任的人。

这个孩子非常热爱打篮球，为了打球他甚至可以不顾一切。他觉得只要可以打篮球，其他什么都可以不顾，也可以忍受一切。但是他的家人却不赞成他打球，觉得学习才是最重要的。我建议他父母可以利用他热爱打球这一点，去撬动他的学习。他的妈妈说，我们也是这样做的呀。我问她，那你是如何做的呢？她说，昨天儿子上课的时候，又与同学讲话，还趴在桌子上睡觉。所以她就跟儿子说，老师说你上课又不好好听课了，那以后就再也不要打球了。我一听就"晕"了，这位妈妈做了一个消极惩罚——她用减少孩子的打球时间作为惩罚，想以此促进孩子上课认真听讲。但问题是，这个惩罚是与上课讲话和趴在桌子上睡觉联系在一起的，这样做的效果反而可能会引起孩子上课时讲更多话、睡更多觉。我建议这位妈妈尽量减少这种惩罚，更多使用积极强化。首先对孩子喜欢打球这一点要予以肯定，然后再利用他喜欢打球这一点去促进他的学习。比如儿子因为喜欢打球，所以愿意到学校去，那家长可以就这一点给予他很积极的表扬，而不是说你只会为了打球才去上学。例如，妈妈可以这样对他说，哎呀，你今天愿意到学校上课，真的太好了（对他愿意上学给予强化）！如果孩子上课的时候有2/3的时间在睡觉，有1/3的时间在听课，那么就他听课的那部分予以表扬，忽视他不听课的那一部分，这样可以促使他听课的时间变得越来越长（就是说，先对他不听课的那部分做消极处理）。当受到表扬后，他会越来越开心，为了得到更多的表扬，他将愿意用更多的时间去认真听课，引起老师的注意，获得更多的表扬，这就是一种正向强化。另外还可以跟孩子说，如果你将来想选择打球作为职业，那么你必须先进体育学院，那也是需要一定的文化成绩的，那么，打好学习基础就非常重要了，如果你只会打球，那也进不了体育学院。对于一个非常喜爱打球的孩子来说，为了他的爱好，他会付出努力的。当我跟他说了这一点之后，他愿意放下内心的芥蒂，与我讨论他的学习。并愿意听取我的建议，重新改变他的学习态度和方法。

除了用行为主义的一些方法来培养我们的孩子，我们也可以借鉴行为主义中的部分方法来矫正我们自己的行为，例如自我管理技术。

心理学的发展只有短短100多年的历史。而其引入到中国的时间则更短。

十几亿的中国人所拥有的心理咨询师和心理医生的数量是寥寥无几的。我们很难做到只要有烦恼就去寻求心理咨询师或者心理医生的帮助。有的时候，我们需要自己去矫正自己的一些行为，这个时候行为主义对我们来说就比较有用了。如果人们逐渐过上自我指导的生活，而不用依赖专家去处理他们的问题，那么人们的生活质量将会大大提高。

自我管理技术的一个优点是此技术可以在日常生活中进行，这在其他的治疗方法中是不容易实现的；另一个优点是花费很少，因为人们可以在心理咨询师的指导下，自己管理自己的行为，减少在咨询室里的时间。自我管理策略已经被应用到各种人群中，也被应用到很多问题的解决上，比如焦虑、抑郁和疼痛。

自我管理策略包括但不限于：自我监控、自我奖赏、自我契约、刺激控制和自我榜样。自我管理评估和干预的基本思想是：教给人们在处理问题情境时使用应对技能，变化就会产生。如果来访者能负起责任去执行这些策略并应用在日常生活中，治疗效果就会提升得更快。

在自我管理计划中，人们自己决定想要控制或改变哪些特定的行为。例如，控制抽烟、喝酒等行为；学会读书和时间管理的技能，以及处理过度肥胖和饮食过量等问题。人们常常发现自己不能达到这些目标，其主要原因是缺乏一定的技巧，或者对某些变化的期望不切实际。在这些领域里，自我指导可作为行为改变的指导。

制定自我管理计划的基本步骤包括以下几点。

1. 选取目标

开始阶段首先确定需要改变的行为。一次只建立一个目标，并且该目标应该是可测量的、可达到的、积极的，以及对来访者来说是有意义的，特别是要切实可行的。例如，我想在一个月内将体重减少3公斤。

2. 把目标转化为目标行为

接下来，将制定的目标转化为目标行为，一个关键的问题是，为了实现目的，我要具体增加或减少哪些行为。例如，在半年内，我将每天跑步5千米；或在半年内，我每天晚上只吃水果。

3. 自我监控

自我指导变化的第一步较为重要，即自我监控的过程，在这个过程中应正确而详尽地观察并记录自己的行为。行为日记是观察行为的一种最简单的方法——将发生的特殊行为记录下来，并对相关的因果线索加以评论。例如，在跑步或晚上仅吃水果半个月后去测体重，观察体重的变化；如果有几天晚上暴饮暴食了，也要测体重，并观察体重的变化。

4. 制定奖惩制度

设计出一个奖惩方案以达到实际的改变。奖惩可以督促计划的真正实施。例如，如果某天没有跑步，则当天不允许看电视或手机；如果坚持跑步10天了，可以在周末与朋友聚会。

5. 评估行为计划

为了确定达到目标的程度，评估改变计划是必要的。计划要随着达到目标的方式的改变而不断地调整和修正。评估是一个不断进行的过程，而不是一次就能完成的，而且自我改变也是一个终生的过程。

对于心理咨询来说，行为主义中的一些方法，如系统脱敏疗法、暴露疗法、坚定训练、自我管理法、眼动脱敏和再加工疗法、录音带指导法、计算机模拟法、生物反馈疗法等，都可以用来改变一些不适行为。

现在行为主义已经不是一个心理学中的主要流派了。我在咨询过程中，相对来说用得也比较少，但是在早期刚开始做心理咨询的时候用过一段时间。有一个案例我至今还记得。

10多年前，我曾经帮助过一位临近毕业的大学生。

大约半年前（以当时的时间计算），有一次，他突然头晕、呕吐、胸闷、出汗，甚至有一种濒死的感觉。当时他非常害怕，在朋友的陪伴下到医院的心脏科检查，结果一切正常。

那次发作之后，由于当时医院的检查结果一切正常，而且半年内也没有发作，似乎一切恢复了平静，他也就没做后续的处理。

可是，最近同样的情况又再次发生了一次。当这种状况再次发生的时候，他吓坏了。这次的状况加上上一次发作的记忆，让他感到非常恐惧。他不敢去学校，不敢去找工作，这次发作已经严重影响了他的正常学习和生活。

幸运的是他的女朋友有一些心理学知识，知道他的心脏没有问题，那么有可能就是他的心理出问题了。通过进一步查资料，他的女朋友初步确定他可能是惊恐发作。但他们身处特别偏远的地区，而且家里经济条件也不好，所以正常的心理咨询或治疗对他来说几乎是一种奢望。后来，他们通过公益电话找到了我。

在反复确认了他的心脏没有问题，并且在1个月内也只发生了最近这一次（上一次发生是在半年前），而且最近一次发生时间不久，没有达到惊恐障碍的诊断标准之后，考虑到他们家的经济状况和他有一个懂些心理学、又让他非常信任的女朋友在身边，在协商之后，我决定远程指导他们去用行为疗法来解决他的问题。

我选择了渐进式的暴露疗法去帮助他。这次突发状况之后，他只能整天待在家里，所接触的人也只是他女朋友，外面所有的地方他都不敢出去，其他的人也都不能见。

我们先从人际关系开始着手，在他女朋友的安排下，首先邀请他最要好的男性朋友和同学到他的家里来。第1次的时候，他非常紧张，出了很多的汗，但总算挺过来了，第2次就好多了。然后，我们再扩大范围，邀请一些和他关系一般的同性朋友和异性朋友到家里来。这次他的紧张程度要远远小于第1次。渐渐地，他对原来认识的人不那么恐惧了，但是他仍然不敢出门。

我们采取了类似的方法，首先，由他的女朋友陪着他到门口的小卖部，然后让他一个人去；再接着让他女朋友陪着他一起去更远一点的地方，然后仍然再让他一个人去；最后，由他女朋友陪着他去学校，然后让他一个人去学校。经过多次面对，他终于可以一个人自由进出了，并且还可以独自去面试，并且找到了一份不错的工作。

行为疗法在治疗强迫症、恐惧症、人际关系障碍等方面有着很好的效果。但这些方法最好是在医生或者是咨询师的协助下进行。如果条件实在不允许，您也可以找一位您信任的心理咨询师，让他远程指导您执行，不过，在执行的时候，最好有您最信任的亲人或朋友在身边帮助您。

人本主义

人本主义的发展

20世纪五六十年代的美国，在物质文明快速发展的同时，也出现了各种社会问题，加之冷战的影响，在人们心理上造成了很大的压力。以卡尔·兰塞姆·罗杰斯（Carl Ransom Rogers，以下简称罗杰斯）和亚伯拉罕·哈罗德·马斯洛（Abraham Harold Maslow）为代表的人本主义心理学家认为，这一切不安的根源在于缺乏对人的内在价值的认识，因此提出，心理学家应该关心人的价值与尊严，研究对人类进步富有意义的问题。他们既反对把人的行为归结为本能和原始冲动的弗洛伊德主义，也反对不管意识，只研究刺激和反应之间的联系的行为主义。行为主义和精神分析是近代心理学两大传统流派，人本主义心理学与他们有着明显的分歧，因此在西方，人本主义被称为心理学的第三势力。人本主义认为人有自我的纯主观意识，有自我实现的需要，只要有适当的环境，人就会努力去完善自我，最终达到实现自我。所以人本主义重视人自身的价值，提倡充分发挥人的潜能。

人本主义亦称为当事人中心疗法。当事人中心疗法建立在假定人性生来就努力追求自我实现的哲学基础上，人本主义相信每个人都有自我疗愈、自我实现的愿望和能力。人本主义的代表人物罗杰斯认为治疗的目的不仅在于解决问题，而且在于支持来访者的成长过程，以使他们能更好地解决目前甚至是将来面临的问题。或者说，人本主义是要授人以渔，而不是授人以鱼。

所以，人本主义的目标不同于传统治疗的目标，它的目标是使来访者达到深层次的独立和整合，它重视来访者的整个人，而不是来访者目前的问题。

人本主义认为来访者是治疗的首要因素，治疗关系提供了一个来访者自我治愈能力活动的支持结构，"来访者就像有特殊治愈能力的魔术师，咨询师搭建舞台并作为助手提供魔术表演的条件"。在咨询的过程中，咨询师与来访者是平等的，咨询师的任务不是指导来访者，而是要跟随来访者，陪伴他们去发现自己的内在，并进行重新整合。依据罗杰斯的观点，咨询师和来访者是平等的，来访者的改变过程在很大程度上取决于这种平等关系。咨询师的真诚、无条件的积极关注和同感，是促使来访者发生改变的非常重要的因素。

人本主义的理念

1. 真诚或言行一致

言行一致意味着咨询师在治疗过程中保持一致，值得信赖。如果要言行一致，真诚是根本或基础，心理咨询师的真诚是与来访者建立信任和安全感的重要前提。如果咨询师不能够真诚，在咨询师的内在体验和与他们经历相匹配的外部表达上就很难一致；当来访者发现咨询师言行不一的时候，就很难建立对咨询师的信任；如果咨询师是不完全值得信赖的，治疗过程就有可能受到负面的影响。

咨询师要以开放的心态表达他与来访者在一起的感情、思想、反应和态度。心理咨询师要成为来访者真诚的榜样。在表达如愤怒、开心、沮丧、喜欢、心仪、关心、厌倦、恼火等情绪，以及在表达情感方面，保持言行一致是有必要的。但这并不意味着心理咨询师应该冲动地说出他的所有反应或感觉，因为自我表现也必须在恰当的时间适度地进行。这一点对心理咨询师或治疗师的要求相当高，因为模仿的真诚不可能媲美真正的真诚，而真诚对于我们绝大多数人来说并不是一件非常容易做到的事情。当事人中心疗法强调，如果咨询师对来访者不能做到真诚，将会使咨询处在有隔阂的气氛中；如果咨询师不喜欢或者不接受来访者却假装接受，治疗将不会有良好的效果。

例如，一位来访者因为情感问题而抑郁，并且前来咨询。在咨询的过程中，心理咨询师得知，这位来访者是因为与有妇之夫的感情纠葛而造成的困扰，恰逢这位心理咨询师在婚姻中曾被伤害过——她的老公发生过婚外情，这时，这种情况对于这位心理咨询师来说就是非常严峻的考验。如果这位咨询师仍然没有从那段经历中走出来，她就很有可能对这位来访者产生愤怒情绪（这也是精神分析中所说的反移情），这时，她该如何对这位来访者真诚呢？假如她用一位心理咨询师的标准要求自己，觉得她应该理解、包容来访者，并努力做出她应该做的样子，保持对来访者的"热情、理解、包容"，但她的内心却是愤怒、恼火甚至是憎恨的——她内心的想法可能是，就是你们这些第三者破坏别人的家庭，才造成了别人家庭的不幸。这时，这位心理咨询师的内在和外在就是不一致的，虽然她可能会非常努力地控制自己，不让自己的内在情感泄露，但她的语气、肢体动作、不自主的表情等都会出卖她，从而造成来访者对她的不信任。

如果这位心理咨询师已经成功地处理了那次婚姻危机，并且也真正从那次事件中走了出来，那么，她对这样的咨询将会更容易处理一些。这时，她对来访者的理解和包容将会更真实，不会让来访者失望而归。

如果那次的婚姻危机对这位心理咨询师的影响仍然存在，也并不代表这位咨询师就不能继续做这个个案了，更不代表这位咨询师就不能取得来访者的信任了。假如这位咨询师能够意识到自己的情绪，并且能够及时提醒自己——这位来访者并不是她老公的出轨对象，努力使自己保持中立立场，这样的咨询仍然能够继续下去。如果这位心理咨询师能够真诚地将自己那段不堪的经历与来访者分享，告诉来访者她的痛苦、烦恼，同时不会把不良情绪发泄在来访者身上，那么来访者有可能将会更加信任这位心理咨询师，从而也能够更坦诚地打开自己的心扉，并且，咨询师和来访者都将能从对方身上学到自己需要的一些东西。最终，这有可能会成为一个非常成功的心理咨询案例。我想这应该是心理咨询的比较高的境界吧。

当然啦，如果这位心理咨询师的内在建设得比较好，或者说自我比较完善，她已经成功地从那次婚姻危机中走出来了，并且从那次危机中学到了许多东西，了解到自己的某些不足也是促成婚姻危机的因素，并不完全是老公或第三者的责任，那么，她就不容易受到来访者的情绪或事件的扰动，也能够更加真诚地对待来访者。不过，这并不意味着只有全部实现自我完善的咨询师才能进行有效的咨询。咨询师也是人，不能期望他们是完全真实的，但是只要心理咨询师在与来访者的关系中保持一致，他们之间就会产生信任，治疗过程也就会顺利进行。真诚和言行一致应贯穿于治疗过程的始终，而不是时有时无。

2. 无条件积极关注

心理咨询师对于来访者应该是无条件地接纳和关注，不应该对来访者的感情、思想、行为等有"好""坏""对""错"的评价或判断。如果咨询师用自己的道德标准、价值观去评判来访者，就会抑制来访者的有建设性的改善。咨询师要不附带任何条件地认可和接受来访者。咨询师通过他们的行为表示认同来访者的价值观，来访者就能自由表达他的情感和经历。

罗杰斯认为，无条件地关心、珍视、接受、重视的程度越深，治疗成功的机会越大。他也明确表明，对于咨询师来说，在所有时间都真正关心和无条件接受是不可能的，但是如果咨询师对来访者不尊重、不喜欢或者厌恶，治疗工作就不可能有收获。

接受是对来访者的信念和情感的认可，不过这并不意味着对所有行为都表示肯定。当来访者的有些行为确实不合适时，咨询师仍然需要协助来访者消除或减少这些行为。无条件积极关注，并不代表心理咨询师要对来访者的所有一切予以肯定或接受。当来访者的某些行为已经不能适应社会，或者已经给他自己造成了困扰的时候，咨询师不应包容或者肯定他的这些行为，而是首先要从一个咨询师的立场去理解它，要了解他之所以这样做，行为背后是有其他更深的原因的。来访者这样做了，也不代表他就是一个十恶不赦的人。心理咨询师要做的并不是去批判来访者的行为，而是要协助来访者找到这个行为背后的根源，帮助他消除这个根源，以减少他这种行为再次发生的概率。

3. 准确同感或同理心

在治疗期间，心理咨询师要准确了解来访者的经历，并灵敏地觉察到来访者的情感变化。咨询师要能够觉察来访者的体验，特别是来访者当时的感受。如果咨询师能够足够敏锐并跟随，首先，能让来访者感觉很温暖，让他觉得在这个世界上终于有一个人能够真正理解自己、懂自己了，特别是当咨询遇到"瓶颈"的时候，咨询师的这种共情能够快速破冰，使咨询进程迈进一大步；其次，这样做可以让来访者学会觉察自己的情绪，允许自己的情绪，并学会与自己沟通、深入了解自己；最后，许多来访者习惯性地压抑自己的情感、情绪，久而久之，他们对自己的情感、情绪已经失去了知觉，如果咨询师能够准确的同感，将对他们有很大的触动。所以，同感是咨询过程中，来访者取得进步的最强有力的决定因素。

准确同感并不意味着来访者开心的时候，咨询师也跟着笑；来访者悲伤的时候，咨询师也跟着流泪。真正的准确同感，是咨询师能够觉察来访者表面情绪下更深层次的真实感受。我曾经遇到下面这样一个案例。

来访者是一位非常有礼貌的姑娘，进门的时候总是笑眯眯的，在咨询的过程中也常常笑一下。但是，她的笑明显是"挤"出来的，在她的笑容的背后，明显压抑着悲伤、愤怒、委屈。

在建立了良好的咨访关系之后。有一次，当她再次微笑的时候，我问她："你刚刚笑了，是开心吗？"她愣了一下，说："这时不应该有笑容吗？"我说："那么你的笑容就是在应该有笑容的时候就会有，是吗？"听了我的这句话，她愣了一下，然后脸上的笑容慢慢消失了。我说："这么多年了，你太辛苦了。以后，如果你开心或高兴了，你可以笑，但在咨询室里你不再需要露出这样礼节性的笑容。在这里，你有什么样的情绪，都可以允许它自由地流淌出来。"我的话音未落，她的眼泪唰一下就出来了。她一个人无声地流着泪，几分钟后，当她擦干眼泪的时候，整个人明显变得很轻松。

是的，这些年来她已经习惯压抑自己的情绪而不自知了，她用这种礼节性的微笑掩饰内在的一些情绪，这种掩饰不仅骗过了别人，甚至也骗过了她自己，这给她的生活、学习带来了非常大的麻烦。

她的心理咨询仅仅持续了1个多月，因为春节来临了，她妈妈就带她回老家了。春节过后，她们母女俩再次来到了咨询室，进门的时候，两个人的脸上都带着笑容。这让我觉得非常奇怪，这位女孩子的抑郁情绪已经造成很大的麻烦，导致非常聪明的她不得不退学了，在这样的情况下，为什么母女俩会露出笑容呢？她妈妈说："真的太感谢了！今年的春节，我们一家三口在一起包饺子，其乐融融。我们家已经十几年没有这样了。这么多年来，女儿都不理睬我们。但是这次的春节，我们一家人过了一个真正的团圆年。"

在心理咨询室里，这样的故事并不少。因为抑郁而走进心理咨询室的人，通常来说情绪压抑得都比较厉害。很多人从小就非常优秀，对自己要求严格，在道德方面对自己的要求也是非常高的，所以他们不允许自己的行为有任何瑕疵：不允许愤怒、不允许悲伤、不可以没礼貌。日积月累，他们对自己的情绪压抑得越来越严重，终于有一天，他们的内在再也承受不了这么多的垃圾情绪了，于是情绪一下子就出现了很大的问题。

所以，在咨询时，如果心理咨询师看见来访者笑，就认为他们很开心，并且也跟着笑，那么咨询很有可能就停留在表面，很难深入下去。

人本主义的应用领域

当事人中心疗法可应用于个体、群体和家庭治疗，包括焦虑、酗酒、受心理影响的生理问题、恐惧症、交往困难、情绪低落、癌症，以及人格分裂。将当事人中心疗法运用于危机干预时，效果更好。如当意外怀孕、生病或者失去亲人时，那些从事服务行业（护士、医生、教师和牧师）的人在危机时刻经常被首先求助，如果他们具备人本主义所描述的那些基本态度就会做得更好。当人们处在危机状态时，首先应该给他们一个完全表达自我的机会，耐心地倾听和理解是做到这一点的关键。倾听和理解能帮助处在危机状态的人们，让他们在混乱中保持镇静，使他们能够考虑得更清楚，做出更好的决定。尽管人们的危机不可能通过与被帮助者的一两次接触就可以解决，但是这种接触可以为以后他们再次接受帮助开辟道路。如果一个人在危机时没有感到被理解和被接受，他就将失去回到正常状态的希望，并且在将来也不会寻求帮助。真正的支持、关心和无条件的热心有利于促进人们采取行动，顺利通过并解决危机。深层次理解的交流要比直接解决问题的干预好，处于困境中的人们不需要错误的信心，即"事情一定会好的"，然而关心他们的人的存在，以及与其进行的心理接触更有益于治愈。

当事人中心疗法广泛应用于专业人员训练和相关助人工作者的训练。这种治疗方法重视与来访者相处，反对用一味解释或指导的方式来显示咨询师强于来访者。而其他治疗方式认为咨询师处在指导地位，对来访者做出解释、形成诊断、探测潜意识、分析梦境，以及让个体发生根本性的改变。因此当事人中心疗法要比其他治疗方法更让来访者感到安全、和平。

虽然人本主义或当事人中心疗法是以心理治疗的理念提出来的，但其实它适用于所有人际关系而不仅是心理治疗。无论是在个人生活还是工作中，真诚、同感和无条件关注这类态度对我们与人的交往是很有益的。我觉得，特别是在家庭中，如果父母能够了解到这些理论或观点，将"真诚或言行一致""准确同感"，特别是"无条件积极关注或接纳"运用到生活中（特别是与孩子的互动中）将在很大程度上降低将来孩子陷入抑郁或患有其他心理疾病的可能性。通常来说，我们的父母太容易根据自己的感觉或价值观去为孩子做决定了，他们对孩子的"爱"多数是有条件的。"如果你这次考到95分以上，我们就带你出国旅游""哇！你考了100分呀！真棒！"甚至会给孩子一个拥抱；如果孩子这次没有考好，则张口大骂或者棍棒交加。更糟糕的是，有些家长假装这件事情没有发生，但对孩子却不理不睬，父母的这种行为对孩子的影响将是终身的，有的来访者甚至已经四五十岁了，回忆起自己某一次考试没考好，父母对自己不理不睬、闷闷不乐的样子，至今仍然心有余悸。他们说，在那之后，他们变得非常小心翼翼——如果父母不开心，他们就担心自己是不是哪里又犯错了，这也为日后的抑郁埋下了一颗种子。

人本主义对心理咨询师的要求

从表面看，人本主义对咨询师的要求不高，它认为咨询师不必有任何特别的知识，准确的心理诊断也被认为是没必要的，而且也不需要干预治疗。所以，看起来好像人人都可以做人本主义心理咨询师。其实，当事人中心疗法对咨询师有很高的要求，有效的当事人中心疗法咨询师必须是脚踏实地地集精力、关心、投入、重视、耐心，以及成熟的方式接受来访者。没有当事人中心疗法的态度或生活的方式，仅仅凭借应用技能可能是无用的。所以，人本主义对咨询师或治疗师的要求其实是极高的。首先，要做到真正真诚和言行一致就是一件非常困难的事情，这对咨询师来说是极大的考验，也将极大程度地影响疗效；其次，无条件积极关注和接纳也是非常难的，它要求咨询师在咨询过程中，尽量做到一个无我的状态，减少自己的价值观、道德观、情绪、情感对来访者的干扰，这就要求咨询师内在的"垃圾"越少越好，否则，假装出来的积极关注和接纳，会使来访者感觉不到真诚，心理咨询师也很难做到言行一致；最后，做到准确同感也是非常难的，它同样要求咨询师的内在要非常"干净"，只有这样，心理咨询师才能无"污染"地感受或折射来访者的情绪，了解他们的认知加工模式。人本主义认为，同感是治疗过程中来访者取得进步的最强有力的决定因素。对于咨询师来说，最大的挑战就是对那些有着不同生活经历的来访者准确的同感。因为在现实生活中，来访者很难遇到像心理咨询师那样能够真正倾听并理解他们的人，如果咨询师也不能真正与他们同感，咨询效果将大打折扣。

另外，我认为人本主义促进了我们心理咨询师的自我成长。在中国，早期的许多心理咨询师是带着自己的困惑或者问题走进这个行业的，如果我们没有解决好自身的问题，那么，我们内在的"垃圾"将不可避免地污染到来访者，我们甚至有可能被有同类问题的来访者拉进泥潭。

人本主义的局限性

尽管当事人中心疗法对心理咨询有很重要的帮助，但在实践中仅仅用这种方法还是有一些局限性。首先，走进心理咨询室的许多来访者都是被他们当下的症状、困扰折磨得太痛苦了，才来寻求帮助的。通常情况下，他们只想解决他们当下的危机，或缓解生理、心理的综合症状，或者学会处理问题的技能。他们急需的是"鱼"而不是"渔"。有时他们期望一个指导性的咨询师，不喜欢不能提供足够指导的人。有些来访者甚至希望咨询师告诉他们如何做，希望他们按照咨询师说的去做了，问题就得到解决了。人本主义的观点是解决来访者最终的问题，而来访者在多数情况下，只想解决当下的问题。所以，在咨询过程中，如果只用人本主义或当事人中心疗法，在短期内可能会让来访者失望。当然，在最初几次的咨询过程中，人本主义的理念还是非常有用的，它可以帮助咨询师尽快与来访者建立起良好的咨访关系。

当事人中心疗法的另一个局限就是很少有咨询师能够真正地做到"真诚或言行一致、无条件积极关注或接纳、准确同感"。在咨询过程中，咨询师要做到特别通透，才能使来访者的情绪无阻碍地通过，而不被咨询师内在的"垃圾"反弹回来，从而给来访者造成二次伤害。这其实给心理咨询师提出了极高的要求,心理咨询师的内在建设得越完善,就越能够做到这几点,否则,在多数情况下,如果咨询师按照要求勉强去做,就会让来访者感觉不真诚,从而失去对咨询师的信任。从另一方面说,我们确实做不到像罗杰斯那样,但是我们每个咨询师都可以创造出自己的特色,甚至可以不用创造,而是自然而然地将本性流露,往往也有非常好的效果。

还有一个局限性就是心理咨询师与来访者文化的一致性,一个人本主义的咨询师需要表达自己的同感,如果咨询师表达得太直接,习惯于非直接性交流的来访者会对咨询师同感的直接表达感到不舒服,那么,咨询师的同感表达反而会起到不良效果。

经过多年的实践经验,我深刻体会到人本主义是非常好的理念,我们最好将它贯穿于整个咨询过程中,使它起到润物细无声的作用。如果心理咨询师在整个咨询过程以人本主义的态度对待来访者,然后再根据每个来访者的实际情况,结合使用其他疗法,对咨询进程确实有非常大的推进作用。

最后,我想再次强调及呼吁的是,如果将人本主义的理念用到现实中,特别是与孩子的互动过程中,我们的收获将远远大于在咨询室内的运用——因为我们将减少不良情绪,避免心理疾病的产生。

认知行为疗法

　　认知行为疗法是基于行为疗法发展出来的一种疗法。行为疗法刚刚兴起的时候，行为疗法心理学家们认为行为疗法可以解决一切心理问题。但是后来人们渐渐发现，从行为方面着手，并不能解决所有问题。后来，阿尔伯特·班杜拉（Albert Bandura）发展出社会学习理论，将条件反射与观察学习结合在一起，他把认知作为行为疗法的一个合理成分。目前的行为疗法倾向于与认知疗法相结合，并经常被人们称为认知行为疗法。

　　认知行为疗法是对行为疗法的扩展，传统的行为疗法已被大大拓宽，并且在很大程度上向认知行为疗法方向发展。认知行为疗法以一种短期治疗的形式，将认知和行为二者的原则与方法综合在了一起。阿尔伯特·艾利斯（Albert Ellis，以下简称艾利斯）的合理情绪行为疗法（REBT），阿伦·T.贝克（Aaron T. Beck，以下简称贝克）的认知疗法（CT）和认知行为疗法（CBT），唐纳德·梅肯鲍姆（Donald Meichenbaum）的认知行为矫正法（CBM）等，是认知行为疗法的主要流派。本书将简洁地介绍其中两种。

合理情绪行为疗法

　　合理情绪疗法（rational-emotive therapy，简称 RET 或 REBT），也称"理性情绪疗法"，是帮助来访者解决因不合理信念所产生的情绪困扰的一种心理治疗方法，属于认知行为疗法。

一、合理情绪疗法的基本原理

　　合理情绪疗法由美国著名心理学家艾利斯于 20 世纪 50 年代创立，其理论认为引起人们情绪困扰的并不是外界发生的事件，而是人们对事件的态度、看法、评价等认知内容。因此，要改变情绪困扰不应致力于改变外界事件，而是应该改变认知，通过改变认知，进而改变情绪。其核心理论又称 ABC 人格理论，该理论认为外界诱发事件 A（activating event），并不是导致人们情绪和行为反应 C（consequence）的根本原因，人们的认知 B（belief）才是产生情绪和行为反应的主要原因。

ABC 人格理论

ABC 人格理论是 REBT 理论和实践的重点。A（诱发性事件）代表一个事实、一个事件或一个个体的行为或态度的客观存在。C（情绪或行为结果）是个体的情绪和行为的结果或反应，这一反应可以是健康的，也可以是不健康的。A 导致的结果不一定是 C，相反，是 B（个体关于 A 的信念）在很大程度上引起了结果 C（情绪或行为结果）。

这些不同成分之间的交互作用可以用图一表示如下：

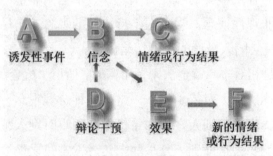

图一　ABC 人格理论不同成分间的交互作用

例如，如果一个人的老公出轨了，她因此陷入了抑郁。按 ABC 人格理论来分析，引起她抑郁（C）的主要原因是对于被抛弃、自己不可爱、无能、婚姻失败等的想法（B），而不是老公出轨这一客观事件（A）。因此，人们应该为自己的情绪反应和障碍负责，REBT 理论就是要展示给人们看他们是如何来改变这些直接导致问题情绪结果的不合理信念的。

二、合理情绪疗法的操作过程

1. 帮助来访者寻找 ABC

在心理咨询的过程中，咨询师发现来访者有不良情绪，或者来访者叙述最近发生的一些事件导致了他情绪的波动。这时，心理咨询师可以根据 ABC

理论对来访者的问题进行初步分析，通过与来访者交谈，协助来访者厘清情绪困扰和行为不适的具体表现（C），以及与这些反应相对应的诱发性事件（A），并对两者之间的不合理信念（B）进行初步分析。这实际上就是一个寻找来访者问题 ABC 的过程。

其中，来访者遇到的事件 A、情绪及行为反应 C 是比较容易发现的，而来访者的不合理信念 B 则难以发现。来访者不合理信念的主要特征是绝对化的要求、过分概括化、糟糕至极及反黄金法则等。

绝对化的要求是指个体以自己的意愿为出发点，认为某一事物必定会发生或不会发生的信念。当某些事物的发生与其对事物的绝对化要求相悖时，个体就会感到难以接受和适应，从而极易陷入情绪困扰之中。

过分概括化是一种以偏概全的不合理的思维方式，就好像是通过一本书的封面来判定它的好坏一样。它是个体对自己或别人不合理的评价，其典型特征是以某一件或某几件事来评价自身或他人的整体价值。

糟糕至极是一种把事物的可能后果想象、推论到非常可怕、非常糟糕甚至是灾难结果的非理性信念。当人们坚持这样的观念，一旦遇到了他认为糟糕透顶的事时，就会陷入极度的负面情绪体验中。

反黄金法则是相对于"黄金法则"而言的。所谓"黄金法则"，是指"像你希望别人对待你那样去对待别人"，这是一种合理观念，可以理解为：你希望别人对你好，你就对别人好；你希望你有困难时别人帮助你，那么，在别人有困难时你就要去帮助别人。某些来访者常常错误地运用这一定律，他们将这个法则用反了。"反黄金法则"就是"我希望别人对我像我对别人一样"，如"我爱他，他也应该爱我"或"我对他好，他也必须对我好"等。实际上，这些在现实生活中都是非常难以实现的：我爱别人，并不代表别人肯定能爱上我；我对别人好，别人并不一定领情。当我们的付出得不到回报时，就对别人产生愤怒和敌意情绪，这实际上就违背了黄金法则，构成了"反黄金法则"。

咨询师可以根据上述特征寻找、发现，准确把握来访者的一些不合理信念。

2. 辨别 B 的不合理性

在这一阶段，咨询师需要和来访者一起寻找造成来访者痛苦的不合理信念 B。为了能让来访者配合，咨询师应该先向来访者解说合理情绪疗法关于情绪的 ABC 人格理论，使来访者理解什么是 A、B、C，以及它们之间的关系，让来访者愿意在咨询师的带领下使用这个疗法去解决自己的问题。这样，在咨询师协助来访者寻找 B、修正 B 的时候，来访者才更愿意相信和接受。如果来访者不相信自己问题的根源在于他对事物的看法和信念，那么以后运用此疗法的咨询都将难以进行。那么，咨询师也许就要放弃这一疗法，转而采用其他疗法为来访者解决问题。

咨询师在这一阶段的主要任务是帮助来访者领悟合理情绪疗法的原理，使来访者真正理解并认识到：第一，引起其情绪困扰的并不是外界发生的事件，而是他对事件的态度、看法、评价等认知内容，是信念引起了情绪及行为后果，而不是诱发事件本身；第二，要改变情绪困扰不应致力于改变外界事件（其实在很多情况下，我们也根本无法改变外界事件或环境），而是应该改变认知，通过改变认知，进而改变情绪，只有改变了不合理信念，才能减轻或消除他们目前存在的各种症状；第三，很多情况下，来访者认为情绪困扰的原因与自己无关，咨询师应该帮助来访者去领悟、理解引起情绪困扰的认知恰恰是来访者自己的认知，因此情绪困扰的原因与来访者有很大的关系，他们应对自己的情绪和行为反应负有责任；第四，更要让来访者认识到，在许多情况下，我们对事件是无法把控的，当事件发生后，我们已经不可能再回到事件发生之前，我们也无力改变别人，唯一能做的就是改变自己。

当心理咨询师帮助来访者寻找和确认了来访者的不合理信念之后，咨询师需要帮助来访者分析，他们的这些不合理信念是如何不合理，并引起他们的情绪困扰的。在此阶段，在寻找和确认来访者不合理信念上应更加深入，而且通过对理论的进一步解说和证明，心理咨询师要使来访者在更深的层次上领悟到他的情绪问题不是由于外界事件产生的，而是由他所持有的不合理信念造成的，他应该对自己的问题负责。这一阶段的工作可分为以下几个方面。

首先，咨询师要进一步明确来访者的不合理信念。这并不是一项简单的工作，因为不合理信念并不是独立存在的，它们常常和合理的信念混在一起而不易被察觉。例如，被人嘲笑或指责确实是一件不愉快的事情，谁也不希望它发生，这是一种合理的想法，因此产生的不愉快情绪也是正常的。如果没有其他一些不合理信念，这些不愉快很快就能消失。但如果来访者存在这样一些信念，如"别人嘲笑我，意味着这个世界上没有人喜欢我""这件事我没有做好，我就是一个一无是处的人""每个人都应该喜欢我，否则我就受不了"，那么将会导致不良的负面情绪反应。因此，咨询师要协助来访者对其所持有的合理与不合理的信念加以区分。

其次，在确认不合理信念时，咨询师应注意把它同来访者对问题的表面看法区分开来。例如，有一位母亲，常因儿子不爱学习、调皮等行为而生气。有人可能认为"儿子不听我的话"是导致她生气、愤怒等情绪的原因。但实际上，这只是停留于表面的理解。真正不合理的信念可能是"儿子就应该好好学习，必须听我的话""我为他付出了我的所有，为什么他就不能听我的话呢？"等不合理的要求。因此，在寻找来访者的不合理信念时，咨询师要抓住典型特征，即绝对化的要求、过分概括化、糟糕至极和反黄金法则，并把它们与来访者负面的情绪和行为反应联系起来。

最后，这一阶段另一方面的工作是使来访者进一步对自己的问题及所存在的问题与自身不合理信念关系的领悟。仅凭空洞的理论性解说难以使来访者实现真正的领悟，咨询师应结合具体实例，从具体到一般，从感性到理性，反复向来访者分析说明，促进其领悟。咨询师也可以引导来访者分析他自己的问题，让他举一些例子来帮助自己寻找问题的根源。

3. 形成新的信念

这一阶段是合理情绪疗法中最主要的阶段。在这一阶段，咨询师运用多种技术，使来访者修正或放弃原有的不合理信念，并代之以合理的信念，从而使情绪症状得以减轻或消除。

与不合理信念辩论是在认知行为疗法中用得比较多的方法。改变来访者的不合理信念，可以通过与来访者辩论的方法进行（如果你自己练习，也可以自己与自己对话）。这种辩论的方法是指从科学、理性的角度对来访者持有的关于他们自己、他人及周围世界的不合理信念和假设进行挑战和质疑，以改变他们的这些信念。辩论是合理情绪疗法中最常用、最具特色的方法，它来源于古希腊哲学家苏格拉底的辩证法，即所谓"产婆术"式的辩论技术。苏格拉底的方法是先让你说出你的观点，然后依照你的观点进行推理，最后引出你的观点中存在的谬误之处，从而使你意识到自己先前认知中不合理的地方，并主动加以矫正。

这种方法主要是通过咨询师积极主动的提问来进行的，咨询师的提问具有明显的挑战性和质疑性的特点，其内容紧紧围绕着来访者信念中非理性的成分。例如，针对来访者不合理信念中绝对化要求的观念，咨询师可以直接提出以下问题："你从来没有一件事是成功的吗？""有什么证据表明你必须获得成功（或得到别人的赞赏）？""别人有什么理由必须友好地对待你？""事情为什么必须按照你的意志来发展？""如果不是这样，那又如何？"等。对于来访者不合理信念中以偏概全的观念，相应的提问可以是："你怎么才能证明你（或别人）是个一无是处的人？""毫无价值的含义到底是什么？""如果你在这一件事情上失败了，就认为自己是个毫无价值的人，那么你以前许多成功的经历表明你是个什么样的人呢？""你能否保证每个人在每件事情上都不出差错？如果别人可以出错，那么为什么你做错了就表明你不可救药了？"等。针对来访者不合理信念中糟糕至极的观念，相应的问题可以是："这件事到底糟糕到什么程度？你能否拿出一个客观数据来说明？""如果这件可怕的事发生了，世界会因此而毁灭吗？""如果你认为这件事糟糕至极的话，我可以举出比这还要糟糕数十倍的事，你若遇到这些事情，你又会怎样？"等。

在上述辩论过程中，当涉及来访者对周围的人或环境方面的那些不合理信念时，咨询师也可运用"黄金法则"来反驳来访者对别人或周围环境的绝对化要求。因此，一旦来访者接受了黄金法则，他们很快就会发现自己对别人或环境的绝对化要求是不合理的。

三、不合理信念是如何形成的

我们最初是在孩童时期，从重要的人那里学到不合理信念的。此外，我们自己又创造了不合理的教条和迷信，然后通过自我暗示与自我重复过程，通过自以为有效的行为来主动强化这些自我挫败信念。因此，很大程度上是我们自己对早期被灌输的不合理想法的重复（而不是父母的重复）使功能失调性态度保持下来并支配自己的。

艾利斯坚持认为，责备是大多数情绪障碍的核心。因此，要从一种神经症或人格障碍中恢复过来，我们最好停止责备自己和他人，学会接受不完美的自己。

认知疗法

一、简介

贝克在研究抑郁的过程中发展了一种被称为认知疗法（CT）的方法。通过对患有抑郁症的来访者的观察，贝克发现他们对某些生活事件的解释带有一种消极的偏差，这造成了他们的认知歪曲。

CT 的基本理论认为，个体对发生的事件的认知或想法造成了他们的情绪体验或困扰。认知疗法的目标是改变来访者的思维。为达到这一目标，治疗师首先通过来访者的自动化思维发现他们的核心图式，然后引进图式重组的观念。这一点是通过鼓励来访者收集和权衡那些支持他们信念的证据做到的。

贝克认为，出现情绪问题的人倾向于犯一种特有的"逻辑错误"——将客观现实向自我贬低的方向歪曲，造成认知偏差，进而造成情绪障碍。如，主观推断、选择性概括、过度概括、夸大和缩小、个性化、标签化、极端思维等。

心理咨询师的任务就是，让来访者学会把他们的想法和现实中发生的事件区分开来，让他们了解到认知对他们的情感和行为的影响，甚至对环境的影响。咨询师指导来访者识别、观察和监督自己的想法与假设，尤其是那些消极的自动化思维。

认知疗法关注当前，是一种短期的治疗方法（治疗时间大约为期半年）。认知疗法关注的是目前存在的一些问题，而不是诊断，在某些情况下也会考虑过去发生的事情的影响。

贝克认为，有三种认知模式是引发抑郁的成分：第一种是来访者对自己持有的一种消极观点——他们将遇到的挫折全都归咎于自己的不足，而不考虑环境因素，他们确信自己缺少得到幸福的必要品质；第二种是来访者对所经历的事件经常进行消极解释，抑郁的人似乎总是选择一些符合他们消极结论的事实，这个过程贝克称为选择性抽象；第三种是抑郁来访者对前途的悲观和对未来的抛弃，对于未来，他们只预期了失败。

有抑郁倾向的人经常为自己设定一些不可能实现的、刻板的、尽善尽美的目标。他们的消极预期非常强，甚至即使在一些具体任务上取得了成功，也还会预期下一次的失败，他们将那些与自己的消极自我概念不一致的成功经验——筛选了出去。抑郁者想法的核心是一种不可避免的丧失感，它又进一步导致了悲伤、失望、淡漠的情绪状态。

二、贝克抑郁量表（BDI）

贝克抑郁量表（BDI）是为评估抑郁严重程度而设计的一个标准化量表。它的项目是建立在对抑郁者的症状和基本信念的观察之上的。量表包括21种症状和态度：悲伤、悲观、失败感、不满意、内疚、惩罚感、自我讨厌、自我谴责、自杀观念、哭泣倾向、易怒、社会退缩、犹豫不决、歪曲的身体意象、工作抑制、睡眠障碍、容易疲劳、食欲下降、体重下降、躯体关注、性欲丧失。

认知行为理论的优、缺点

认知疗法与合理情绪行为疗法有很多相似之处。这二者都是主动的、指示性的、短期的、关注当前的、合作性的、结构性的方法。这些认知行为理论既有优点也有不足。

一、优势

（1）认知行为理论通过改变思维、信念和行为的方法来改变不良认知，它是认知理论和行为理论的整合。认知行为疗法让人们认识到我们的内在信念对我们的情绪和行为所产生的影响，减少了我们对外在环境和因素的指责，降低了我们的无力感。

（2）相对来说是一种短程疗法（一般来说治疗时间为半年），针对当下的情绪，解决速度较快。

（3）通过修正不合理的自我对话，减少原来螺旋向下的自动化思维，帮助来访者形成积极的态度，实现助人和自助的目标。

（4）鼓励来访者反复练习，加强解决问题和决策的能力。

（5）让来访者最终掌握自我控制和自我管理的能力。

二、局限性

（1）认知行为理论过于忽视早期创伤对于情绪的影响，认为对过去的探索在帮助来访者改变错误的思维和行为方面是无效的。这种理论只能消除症状而不能探索形成症状的潜在原因，忽略无意识因素的作用及情感的作用。认知行为疗法可以使来访者感觉好些，但很少能真正帮助他们治愈。

（2）认知行为咨询师不鼓励情绪的宣泄，或在情绪上重新体验痛苦的事件。其实，如果来访者表达了他们当前的情感，认知行为理论就能够更好地发挥作用。让来访者重新体验过去未完成的事情和童年经历，同样可以发挥非常大的治疗功效。

（3）咨询师在咨询过程中起指导作用，所以咨询师的训练水平、知识、技能、理解力和判断力等都非常重要。咨询师必须能够准确察觉出什么时候与来访者进行对抗及达到什么程度，一个未经训练的认知行为咨询师可能会把治疗看成通过劝导、灌输、建议、教育等而使来访者放弃抗拒的过程。有些心理咨询师可能会错误地使用 REBT，把它变成一个"疗效迅速的灵丹妙药"——告诉来访者他们怎么了，以及他们怎样能够得到最好的改变。

（4）REBT 是一种对抗性疗法，经常是高度指示性的、说服性的和对抗性的。REBT 咨询师可能会错误地使用他们的权力，把自认为的合理性思维观点强加给来访者。艾利斯也承认来访者可能会感觉是被迫接受咨询师给予他们的目标和价值观，而不是在他们自己的价值观体系指导下行动。由于这一理论的指导性质，了解自己并小心避免把自己的生活哲学强加于来访者，对于一个心理咨询师来说，就变得尤其重要。因为咨询师通过使用劝导而拥有大量的权力，所以与指示性较少的理论相比，心理伤害在 REBT 中更可能发生。此外，这种权力的不平衡可能会破坏咨询师和来访者之间的合作关系，而合作关系是治疗成功所必需的一个重要因素。在治疗过程中，有些来访者在获得尊重和信任之前会不习惯与一位对抗性强的咨询师相处。如果来访者觉得他们没有被倾听或没有得到关心，就很可能中断治疗。这也是许多来访者在接受这种心理咨询的过程中，感到特别不舒服的地方。

（5）合理情绪疗法是一种着重认知取向的方法，因此它对那些年纪较轻、智力和文化水平较高、领悟力较强的求助者更有效果。但这同时也意味着这种疗法对那些在咨询中拒绝为改变自己信念而做出努力，或过分偏执及领悟困难的来访者来说，可能难以奏效。

（6）合理情绪疗法对于患有自闭症、急性精神分裂症等病症的人所能提供的帮助也是有限的。

催眠

什么是催眠?

许多人对催眠都感到非常好奇,本书简单介绍一下什么是催眠。

催眠是一个术语,来自希腊语"睡眠"一词。在某种程度上,催眠类似于睡眠,都是随着惯性和被动性减弱意识的控制程度。与睡眠一样,在催眠过程中,人们也是非常放松的,但是不会像深度睡眠时那样完全丧失意识。当你被催眠时,你仍然可以对发生在身边的事情有所感受并做出反应。虽然进行催眠时通常需要闭上眼睛,以便能够集中注意力和发挥想象力,但是也可以睁着眼睛进行催眠。催眠治疗就是在心理咨询时使用催眠技术,在来访者放松的情况下与其在潜意识层面进行沟通。催眠治疗是为了解决来访者的心理困扰问题,这与催眠秀是不同的。

催眠可以让你觉得自己的思维和意象犹如真实一般。当你被催眠时,便会不知不觉地暂时停止怀疑,恰如沉浸在引人注目的幻想和演出中。当你看到电影里激烈的追逐镜头时,你的思维和身体会出现多方面的反应,仿佛你也身临其境,参与追逐似的——你的肌肉紧张,你的胃部翻腾,你的心跳加速,你感到兴奋或者害怕。在催眠过程中,你的反应也是一样的。当一个人被催眠后,引导其想象正在参加各种活动(如参与追逐,在海滩上放松,或者正在弹奏乐器等),在脑电图上跟踪扫描他的脑电波图像,与在实际活动期间发生的脑电波图像相似。也就是说,在催眠中想象参加各种活动时,身体和思维的反应与其真实参加活动时的反应是一样的。

也许你认为自己从来没有过被催眠的经历，然而，事实并非如此。在很多情况下，当你全神贯注于一件自己感到兴趣盎然的事情时，便会在没有任何正式诱导的情况下进入催眠状态，如"白日梦"就是一种催眠状态。另外，长期驾驶也极其容易导致个体进入催眠状态（通常会导致忘记途中的某些细节）。当你试图回忆一个购物清单，回忆一连串事件，或者在看电视，感到害怕或者经历恋爱之类的强烈情感时，你可能已经多次进入轻度催眠状态。

催眠的历史

催眠术的历史，就是争取为大众所接受，争取其科学价值并得到人们承认的斗争史。自催眠术诞生以来，催眠师们常常受到刁难和讽刺，而这常常来自他们的医学同行，这也许与当初弗洛伊德放弃了催眠不无关系。不过这并未能阻止催眠术的稳步发展。今天，催眠已经成为科学研究的课题，作为一种辅助疗法，它得到了很高的评价。特别是在心理咨询的过程中，心理咨询师将催眠用于咨询的催眠治疗，其效果要远比只在意识层面做工作更明显。

催眠术的历史是悠久的，它至少可追溯到古希腊和古埃及时期，而且很可能更加久远。古希腊与古埃及都有催梦中心，人们到这里接受指导，以求解除病痛。顾名思义，催梦中心的目的是诱导人们做梦，梦的诱导要使用若干技术，包括斋戒、祈祷，以及某些类似于催眠诱导的方法，受术者将梦境报告给施术者，后者对其进行诠释和分析，以此寻找解决病痛的方法。

催眠术长期遭受着传统医学界的歧视，这里的原因很多：首先，可能因为医生们都需要跟着老师学习，而催眠却是比较难以传承的（在很大程度上取决于个人的感受力）；其次，没有经历过催眠的人真的难以相信催眠中所发生的一切，因为以我们的意识能力确实无法想象我们的潜意识中究竟蕴含着怎样巨大的宝藏。尽管如此，无论是在理论探讨，还是在临床治疗方面，人们对于催眠术的研究都做了大量的重要工作：1955年，英国医学会作为官方机构承认了催眠疗法的合法地位；1958年，美国医学会及美国心理学会也做出了同样的决定。这些年来，催眠在心理咨询中的运用也越来越广泛。

催眠与睡眠

催眠与睡眠有什么联系与区别呢？催眠可以治疗失眠吗？

催眠和睡眠的相同性：

（1）睡眠状态和催眠状态下，均可以做梦。

（2）睡眠状态和催眠状态下，大脑皮层的主要区域均受到抑制。因而，二者均是一种能够消除疲劳的、良好的休息状态。

（3）睡眠状态和催眠状态下，均可能产生一种人格变换现象（在梦中和催眠中，你可以是一个完全不同的人，甚至可能以其他事或物的意象呈现出来）。

（4）睡眠状态中所做的梦对于生理的影响，同催眠状态下所受暗示对于身体的影响，其性质相同。

（5）睡眠状态和催眠状态下，均可见到呼吸及脉搏变慢之现象发生。

（6）睡眠和催眠对多种身心疾病患者的康复，均有显著效果。

（7）从睡眠状态可以诱导进入催眠状态，从催眠状态也可以接受暗示而进入自然睡眠状态。

（8）睡眠状态和催眠状态中，意识均受到抑制，潜意识皆较清醒时活跃。比如梦的预见性和催眠状态下的预知作用，均属于潜意识的功能。

催眠与睡眠的相异性：

虽然催眠和睡眠有许多相同之处，但他们确实是两种不同的概念。

（1）睡眠是一种自然作用，因疲倦而引起；而催眠是一种人为作用，一般要有施术者，疲倦和不疲倦时，被催眠者均可进入催眠状态。

（2）在睡眠状态时，对于外界的暗示感应不敏感；在催眠状态下，对于来自催眠师的暗示高度敏感（对催眠师以外的暗示概不接受）。

（3）在睡眠状态下，一般经由他人推动、喊叫或生物钟的作用均可清醒；而在催眠状态下，要经过催眠师的暗示才能清醒。

（4）睡眠的目的仅仅是解除疲劳；而催眠除了能解除疲劳（一个小时催眠的效果可抵得上八个小时睡眠的效果），还可辅助治愈多种疾病，且可开发潜在能力。

（5）睡眠时进入的梦境通常不能控制；而催眠时可以根据需要选择合

适的"梦境"。

（6）睡眠时间一般是有限定的；而催眠时，可以根据暗示，连续催眠或短时间催眠。

（7）睡眠与年龄和性别没有特别的联系；而催眠时，一般少年比成人容易，女性比男性容易，温带人比热带人容易。一个人是否容易被催眠，受其感受性的影响。

（8）睡眠时的脑电波与催眠时的脑电波图形不同，说明两者具有不同的生理机制。

下面我们通过脑电波情况进行解释说明。一般来讲，根据脑电波的频率、振幅的不同，可将正常的脑电图分为4种基本图形。

β波，是一种频率较高、波幅较小的波，其频率为14—25次/秒。当大脑处于清醒和警觉状态时，脑电波中有很多β波。

α波，是一种频率较低、波幅稍大的波，其频率为8—13次/秒，振幅20—100微伏。在大脑处于安静和休息状态时，β波由α波取代。α波在健康人清醒状态下的睁、闭眼时也会出现。

δ波，频率更低，而波幅更大，其频率为0.5—3次/秒，振幅20—200微伏。在睡眠状态时，脑电波主要是δ坡。

θ波，其频率为4—7次/秒，振幅20—40微伏。它的出现是中枢神经系统抑制状态的一种表现形式。正常情况下，个体困倦时可见θ波。此外，在缺氧和深度麻醉时也可出现θ波。

在对催眠状态的神经生理学研究中，学者们发现，一个人在催眠过程中所测得的脑电波是8—13次/秒。比较催眠时和睡眠时的脑电图，两者有着明显的差异：催眠时的脑电波更接近或更相似于人们安静或休息状态下的脑电波形，因为它们的脑电图都以α波为主；而人们在睡眠时的脑电波则多为δ波和θ波。所以，催眠并不是让人睡着，在催眠状态下，人们的意识并未完全消退，所以能够知道周围所发生的事情，特别是催眠师的引导，此时被催眠者的专注力更强。

一些研究还显示，当被试者处于放松、生物反馈和冥想等松弛状态下，其脑电图都能呈现清晰的α波。高催眠感受性者较之低催眠感受性者，比较能产生高密度的α波，而且在闭眼、放松的条件下，波的振幅也与催眠感受性相关。所以，催眠状态与放松状态的联系更密切些。

对催眠的误解

一、催眠术是江湖骗术

曾经有报道称，某人被别人催眠后被骗了大量钱财。这种未经核实或断章取义的报道给本来就很艰难的催眠术的发展又蒙上了一层阴影。其实，催眠不是心灵控制，即使在催眠状态中，也没有人能够逼使你做自己不愿意做的事。潜意识会保护我们的，就像你在紧急情况下，会突然无意识地逃脱一样。通常来说，那些被骗的人是因为有所贪，才会被别人利用了这一点而上当受骗的。当然了，那些骗子也会利用各种技巧（包括催眠技巧）来达到他们的目的，但这与催眠治疗中的催眠术应用是不一样的。不过，从另一方面来说，催眠确实能够在很大程度上影响一个人，所以，一位催眠师的品德是非常重要的。

二、催眠术是包治百病的灵丹妙药

也有些来访者，通过催眠解决了一些问题之后，觉得催眠神奇无比，从此，不管遇到什么问题都希望咨询师通过催眠来帮助他们解决。有不少来访者希望能通过催眠改变他们懒惰的情况。此时，他们自己一点都不想努力，即使需要改变自己懒惰的状态也希望通过催眠来改变。如果心理咨询师按其所愿，如此做了，他们就更加不会自己努力做出任何改变了，因为他们将所有的希望都寄托在催眠和咨询师身上，而懒惰也常常使他们的心理咨询不能按时进行，咨询师又如何能够帮助到他们呢？

三、催眠师非同凡人

催眠确实是非常神奇的，它对许多症状的治疗效果和速度常常要比其他治疗方法来得更快些，所以有的来访者就觉得催眠师非同凡人。这其实是一种误解，催眠之所以神奇，并不是因为催眠师有多神奇，而是因为我们的潜意识太神奇了，催眠术提供给我们一把进入潜意识"探宝"的钥匙，使催眠师得以与潜意识很好地沟通，并使问题得以解决。当然，如果希望神奇的治疗效果发生，一位好的咨询师或催眠师也是其中必不可少的因素。

四、催眠术是催人入睡的技术

催眠确实可以改善来访者的失眠症状，但催眠治疗时不需要让来访者进入睡眠或是通过完全失去自主意识来达到催眠状态。被催眠者在催眠过程中可能会睡着，但是依然能从中得到益处，因为你的潜意识是不会睡着的，只要被催眠者能听到暗示，状况依然可以得到改善。而且，在用于心理咨询的催眠过程中，如果不是为了改善来访者的睡眠状态（有时来访者在其他地方很难入睡，可以让来访者在催眠过程中睡上一会儿），咨询师会以很轻柔的方式引导来访者进入催眠状态，而不是进入睡眠状态。

五、接受催眠术是有害的

催眠状态是一种意识相对消退而潜意识相对增强的状态，在这种状态下，催眠师的暗示比在意识清醒时所起的作用更大些。所以一位催眠师的爱心是极其重要的，一位正向的催眠师会给出更多正向引导。但是，无论催眠师怎么引导，被催眠者也不会去做违背他本身道德标准或伤害自己的事。

六、催眠术有百利而无一弊

这是一个与上一个观点完全相反的观点，其实这个观点也不完全正确。虽然催眠能够改善很多症状，并且能够让我们的注意力更集中，加强我们的意志力，同时还有许多其他优点。但是，如果一位催眠师由于某些动机给被催眠者一些不是非常积极的暗示，还是会对被催眠者产生不好的影响，但影响不至于大到违背被催眠者的道德标准或让被催眠者去伤害自己。而且没有人可以违反自己的意志力，永远停留在催眠状态中。但也不能完全排除催眠师可能会激发被催眠者的一些潜在动机，使其做出一些不恰当的事情。

催眠治疗

许多人对催眠感到非常好奇，但同时又感到害怕，这些情况多数都来自传媒的影响。人们从电影《盗梦空间》《催眠大师》及许多催眠秀表演中了解到催眠，所以才会对催眠有着好奇又害怕的感觉。

催眠治疗与催眠秀不太相同，催眠秀是要表演给观众的，而心理咨询中所使用的催眠主要是为了让来访者放松，并解决来访者的心理困扰。经典催眠治疗比较偏重于在被催眠者放松之后，催眠师直接或间接地给予被催眠者一些正向暗示，从而使被催眠者的一些症状得到改善。

现在，在我们的咨询过程中，心理咨询师在来访者放松后，更多地倾向于跟随来访者，让来访者自己呈现内在的一些状态，然后根据来访者的不同情况做适当引导，让来访者自己去觉察和改变，而不是完全由心理咨询师给予暗示。这样的做法帮助大量来访者走出了心理困境。

意象对话

　　意象对话是在精神分析、人本主义及其他心理学原理基础上发展起来的一系列心理治疗技术和方法，也是目前发展得非常好且十分实用的一种中国本土疗法。

　　意象对话能广泛适用于大多数来访者，但不太适合边缘型人格障碍和重性精神疾病，如精神分裂症等病症。意象对话选择来访者的限制比经典精神分析治疗要少得多，不需要保证来访者有"精神分析的头脑"，也不需要来访者有很大的改变动机。因为动机的激发本身也可以通过意象对话来实现，在意象对话中有一些专门提高激发动机的技巧。

　　在意象对话治疗中，咨询师不需要按照精神科的诊断标准做心理诊断，可以只是做心理动力学模式的心理"诊断"。如果有些心理咨询师或治疗师需要给来访者下"诊断"，其作用最好也只是为了和同行交流，不要轻易给来访者贴标签，以免对来访者产生消极的暗示作用。意象对话也不同于认知、行为治疗等方法，不需要有精确的计划，可以根据当时的具体情况进行处理。

　　意象对话对外在条件的要求不多，在一般心理咨询室都可以进行。来访者可以保持坐的姿势，如果有躺椅，半躺的姿势也可以。具体用什么姿势由心理咨询师和来访者商量确定，原则上要有利于来访者身心放松。半躺的姿势一般来说比坐着更放松，但是，如果咨访双方还不十分熟悉，特别是咨询师和来访者是异性，或来访者在性格上格外保守时，半躺反而比较容易造成紧张。如果咨询师发现来访者的姿势很不利于放松，比如双臂抱胸等，则可以指导其做一个调节。

在意象对话中，心理咨询师可以先设定一个意象，并诱导来访者去想象它。这个意象被称为起始意象或设定意象。起始意象的象征意义往往比较单纯，也就是说，它象征的是什么大致是确定的，或者，在心理咨询的情境下，这个意象的象征意义基本确定。而且，这个意象的象征意义和我们希望了解和解决的心理问题也是有关的。

最基本的起始意象是房子，"房子"的象征意义主要是人的身体或者心灵。在心理咨询的情境中，房子主要是内心世界的象征。我们平时说"心房"，也就是把"心"比作一个房子。当我们说"请想象你看到了一座房子"的时候，实际上在对方的原始认知活动中，就把这句话理解为"请看看自己的内心世界"。因此来访者想象出来的房子的特点，可以作为判断其心理状态的依据。

有人怀疑，来访者真的知道房子象征内心吗？他的想象真的是对内心状态的反映吗？对此，朱建军老师的回答是，在意识层面来访者很可能不知道，而且最好不知道房子象征着什么；而在潜意识层面，来访者一定会知道房子象征的是什么，也就是说他的原始精神机构一定知道咨询师通过意象向他询问的是什么。因为，在潜意识层面，意象象征什么是人人都知道的，不需要学习，人对大多数意象的象征意义的潜在知识与其说来源于后天，不如说主要是先天形成的。后天意识属于我们的个体潜意识，而先天意识则属于集体潜意识（也就是心理大师荣格所发现的我们人类相通的潜意识）。很多意象的象征意义是相通的，例如，当来访者的情绪糟糕的时候，他"看到的房子"总是破、旧、脏的；而当一个人情绪比较好时，他"看到的房子"往往是新、干净、整洁的；当一个人情绪好的时候，他"看到的天气"是晴朗、宜人的；而当一个人情绪低落时，他"看到的天气"总是比较糟糕，如下雨、阴天，甚至下雪等；"看到"蛇的时候，多数人都会害怕，即使在现实生活中他可能从未真正见过蛇。

"房子"的想象是我在心理咨询过程中用得最多的，因为它最简单，而且它可以显示出人的基本心理状态。在咨询的最初阶段，可以借助"房子"意象给来访者做一个初步"诊断"。当然，我们不会给来访者一个诊断书，但"房子意象"所做出的"诊断"往往要比用心理测量表做出的诊断更能反映来访者的真实情况。因为在做此意象的过程中，来访者并不知道他"看到的房子"代表了什么，所以一般来说，也不容易伪装。即使他知道"房子"代表的意义，如果他足够放松，意识也控制不了潜意识的呈现。

在做"房子意象"的时候，一般程序如下：

放松完成后，先指导来访者说："请想象你走出了我们的治疗室，发现了一个以前没有发现的门，你打开这个门，发现外面是一条从来没有见过的道路，沿着这条道路往前走，告诉我，你看到的是什么样的路，路边有些什么？"这一个步骤主要是为了使来访者进一步进入放松状态，并且测试他是否按照我们的要求在进行想象。当然，这只是一种引导方式，我们可以根据感觉和判断，用不同的方式去引导来访者（有时来访者因为害怕"看见"自己的内在，也是有阻抗的，这时，就需要用不同的方式引导他们）。

当来访者能描述他看到的情景和道路的样子之后，再继续引导，说："你沿着道路继续走，突然发现在前面路边有一座房子，告诉我，那是什么样的房子？"然后让来访者描述所见到的房子的外观。在运用朱建军老师的意象对话的过程中，发生过很多有趣的事情，且不说来访者所"看到"的房子各式各样，很多来访者"看到"的甚至不是房子，有废弃的电梯、垃圾桶、不能容身的山洞、亭子、厕所、破旧的公交车站等。而所有这些，无不与来访者当下的状况紧密对应，非常形象地反映了他们当下的情绪状态。

如果心理咨询师从房子外观进行分析，发现来访者存在某些心理问题，那么可以对意象做一些简单的调节。如果不需要马上处理，下一步就可以让来访者想象自己进入这个房子，然后请他描述房子里面的样子，以及房子中的陈设和人物等。对潜意识层面的意象进行调节，往往有着立竿见影的效果。当来访者抑郁时，进行几次，有时甚至进行一次"看房子"意象对话，就能在很大程度上改善来访者的情绪。当然，这只是从表面上缓解了来访者的情绪问题，如果要从根本上解决问题，还需要假以时日。

意象对话治疗非常强调建立咨访关系的重要性。意象对话治疗过程中，来访者和心理咨询师之间的潜意识或深层结构的互动非常多，甚至超过传统的精神分析，与荣格的分析心理学相近。因此，咨访关系中的任何问题都会对意象对话产生深刻的影响。

意象对话是一种非常便于了解来访者心理状态和问题的方法，意象是一种象征，它可以更全面且清晰地展示来访者潜意识中的内容，而且意象对话也有自己独特的测查和发现问题的技术技巧。因此，如果是一个合格的意象对话心理咨询师，应用意象对话去发现来访者的问题时将会比其他疗法迅速而准确得多，我们有可能在一个小时的时间内，发现其他疗法要用几个甚至十几个小时的治疗才能发现的问题。

意象对话一般倾向于进行深入的心理治疗，而不仅仅是以消除某一症状为目标。因此，虽然意象对话可以用很短的时间消除某一症状，但是我们基本上仅以此当作治疗的开始。意象对话的目标是削弱或消除引起症状的情结，进而重塑人格。所以，在意象对话治疗的过程中，来访者总会经历几个艰难时期，在这些时期，来访者会经历一些精神上的困难和痛苦。随着咨询的深入，在解除了来访者一个痛苦的"种子"之后，将会进入一个更深入的阶段，就会有新的痛苦出现。当我们原来没有触碰这些"种子"的时候，这些"种子"对我们产生的影响是隐性的，它们会以症状形式出现。这些"种子"就像埋在我们肉里的刺，由于刺的存在，它周边的组织已经发炎、化脓了，但我们平时看不到它，只是在不经意间压迫到周围组织的时候，才感到疼痛（这相当于抑郁症状）。为了避免疼痛，我们会避免触碰这些已经发炎或化脓的部位（为了减少抑郁症状，我们可以通过旅游、聊天、聚会等形式转移注意力）。所以，在我们能够忍受的情况下，我们往往不去处理内在的刺，而是尽量避免刺激它（就像多数抑郁的人一样，如果能够忍受，也不愿意或没有意识到要去处理"根"部问题）。直到某一天，化脓得太厉害了，身体表面不能触碰的面积越来越大，我们不得不开始正视这个问题。解决根本问题的方法是开刀将刺取出来，并将周围的化脓组织及时清除。这时需要划开表面原来完好的皮肤，切开刺周围的肌肉组织，如果不用麻药，那么这时的疼痛要远远大于平时偶尔触碰到周围组织时的疼痛。但为了彻底解决这个由刺造成的问题，手术是必需的。同样，为了解决我们抑郁的问题，咨询中的"手术"也是必需的。不过，当咨询师在准备做"手术"或在"手术"结束时，会预先提示来访者，希望他们在那个时期到来时，能够坚持治疗。每经历一次这样的痛苦，来访者都非常明显地上一个台阶，几乎没有例外（如果逃避了，就是例外了）。这样的痛苦真的可以重塑我们的人格。当一个抑郁者重拾欢乐，一个易怒者变得平静，一个社交恐惧者重新融入人群，……心理咨询师是十分欣慰的，内心的快乐是不言而喻的。

超个人心理学

刚开始，我在心理咨询过程中使用一些身体放松技巧的时候，几乎是偷偷使用的，因为这些技巧似乎不被正统的心理学所接受（正如催眠所受到的待遇一样），直到后来接触到超个人心理学。

在过去的心理学理论中，很少提及关于身体对心理改变的影响，更别提关于灵性对于心理的影响了。但"超个人心理学"试图整合心理治疗与灵性转化，以全新的方式综合这两种深入人类意识的方法，并保持对两者的尊重。超个人心理学是心理学未来发展的大趋势，它将灵性与宗教带入了心理学。

超个人心理治疗是一种致力于整合身体、情绪、心智和灵性的疗法，这极大地拓宽了我们咨询时可使用的技术范畴。

超个人心理学通常会用到以下方法：

身体的健康：运用瑜伽、太极拳、生理回馈、感官觉察和动作治疗等方法，让来访者把注意力集中在细微的身体感觉上，以训练觉察力，有时则注重释放堵塞的情绪和紧张模式，使人更加放松和自由。

情绪的宣泄：使用一些方法，释放堵塞的情绪，使人更加自由；或者让人改变紧张的模式，使人更加放松。

认知的重新归因：学习以新的思维去看待问题，改变对事情的看法，把人们从羞耻、自责、罪恶感和愤怒情绪中解放出来。

想象与梦工作：运用梦的分析、积极想象、完形对话，以及催眠激发深层意识，解决那些引发问题的种子。

打坐冥想：打坐冥想时，人们可以减少对于外界的关注，回到内在，更加放松，可以使人更容易集中注意力，提升觉察力和敏感度，是一种非常好的集中注意力、保持平静的专注训练，非常有利于减缓焦虑。

在接触到超个人心理学之前，我们已经把一些养生方法运用到咨询中。这些方法对于降低焦虑、释放愤怒非常有效，极大地推动了咨询的进程。但因为其与经典的咨询方法有着较大的区别，所以一直是在小范围内使用。但超个人心理学真的为我们打开了另一扇门，使我们可以理直气壮地把一些方法运用到咨询中来。

药物治疗

对于重度抑郁症患者来说，药物治疗是不可或缺的治疗方法，特别是对于那些已经有自杀倾向、缺乏兴趣到已经不能进行日常生活（甚至刷牙、洗脸都不能正常进行）的患者，还有那些有幻觉、幻听的患者。对于这类人群来说，一般情况下需要借助于药物治疗。

每个人的身体都依靠一系列复杂的化学反应运行，药物旨在重新调整、替换或降低人体内不同化学物质的水平，使机体恢复正常工作状态。抗抑郁药在生理上可以为患者提供动力、充电加油；在心理上提高信心，从而使焦虑、抑郁可能得到缓解。

药物治疗是医院治疗的一个主要手段。当抑郁症患者走进医院后，医生将为他们进行诊断，然后用药物或者物理方法为他们进行治疗。关于药物的治疗原理等，在此我们就不做讨论了。药物的使用，也必须遵医嘱。

在此，我们聊一聊在咨询室里，许多人都关心的话题。

一、药物能够治好抑郁症吗？

应该说如果对症的话，药物治疗肯定是有一定效果的。但是，俗话说，心病还需心药治，药物治疗只是缓解症状，在药物治疗的基础上，最好配合心理治疗，才能真正痊愈。

二、抑郁症需要终身服药吗？在什么情况下会需要终身服药？

理论上说，反复、多次发作的抑郁症，就可能要终身服药。但其实只要在药物治疗的基础上进行合适的心理治疗，抑郁症痊愈的概率还是很大的。

抑郁症的治疗效果，与患者的心态有着很大的关系。如果患者本人不相信自己可以痊愈，也不积极配合治疗，那么就可能真的很难痊愈了。

另外，如果突然停药，有可能出现"戒断反应"，这是体内激素骤然变化造成的不适，只要科学、有规律地逐渐减药，一般不会出现大问题，否则有可能加重病情。另外，有的患者停药后病情出现反复，多数是上次治疗不彻底而导致，也有可能是难治性抑郁，需要长期服药。

三、抑郁症会复发吗？

抑郁症确实有复发的风险。

关于药物和心理咨询用于抑郁症治疗的效果，以及停止治疗后抑郁症是否会复发，国外曾经做过疗效研究对比。他们把病情程度差不多的患者分成4组：

第1组：对比组（不采取任何干预措施）；

第2组：药物治疗；

第3组：心理咨询；

第4组：药物治疗加心理咨询；

治疗时间均为半年。跟踪调查的结果是：治疗结束时，药物治疗和心理咨询的治疗效果都好于对比组（也就是说，后3组的效果均比第1组好）。后期的调查表明：药物治疗的复发率为2/3，心理咨询的复发率为1/3，药物治疗加心理咨询的复发率也为1/3。

这样的研究结果表明，无论药物治疗还是心理咨询都是有效果的，但做过心理咨询的患者的复发率要低于仅仅使用药物的患者。

所以说，抑郁症并不是不治之症，治好之后也并不代表以后就再也不会抑郁、不会情绪低落了。但并不是所有的抑郁症患者都可能会复发。

四、吃药会产生副作用吗？

关于这一点恐怕我们无法回避。中国有句老话，是药三分毒。任何一种药物，都免不了有一定的副作用。

副作用是指除了你服用药物的目的之外，药物对你造成的其他影响。因为药物中的有效成分通常都有不止一个用途，它们会与其他化学物质相互作用，从而产生副作用。但是，药物制造商们也必须证明药物的回报大于风险（就是说，药物的正作用大于副作用）。如果超过 10％ 的药物临床试验参与者出现任何特定的副作用，则必须将其列在药物标签的"常见副作用"部分。非常有意思的是，美国两种最常见的抗抑郁症药物的副作用之一就是导致抑郁症，这就让大家更加紧张了。而且，现在还有治疗其他疾病的药物也可能导致抑郁。

常见的抗抑郁症药物的副作用是对胃肠道产生影响，有的人有恶心、便秘、反胃等反应。为了减少这些反应，饭后服药可能会好一些。还有一些患者会有记忆减退、注意力不集中、紧张、坐立不安、出汗、食欲增强或减退、嗜睡、发胖、目光呆滞、舌头乱动等反应。当然了，有些症状可能本来就是抑郁症的症状，但有的患者会感觉用药后症状更明显了，或增加了一些症状。这些反应有可能是药物的副作用，但也不排除在很大程度上是心理作用。有的人非常焦虑，看了药物使用说明书，还没吃药呢，身体就开始感觉不适了。他们在意识或者潜意识上就对药物有抗拒情绪，说明书上有什么他就会反映出来什么。

其实，说明书上所列的副作用并不是在每个人身上都有反应。说明书上的内容是药厂提供的，在实验中，如果一定比例的试药者有某种反应，就需要写进说明书。如果完全按照说明书上所标注的（如果人人都有反应的话），那这个药就根本没法使用了。所以，并不是所有副作用在人人身上都会呈现出来。如果真的需要用药，也不能因噎废食。

另外，不管是生理作用还是心理作用，如果你用了药，确实感觉不舒服或不适应，那么，你最好还是请求医生换药。即使只是心理作用，影响也仍然是很大的。

如果你对这方面特别关注，在医生开处方前，建议你仔细向医生描述既往病史，如果有过抑郁症的病史，请医生避免使用可能导致或加重抑郁症的药物，并尽量减少服用可能引起抑郁症的药物。

五、如果长期吃药却不见好转，怎么办?

首先，要检查一下自己的心态。抑郁症要比强迫症容易治疗，问题的关键在于患者的心态——患者求生欲越强烈，康复渴望越大，治疗效果越好。所以，如果你长期吃药却不见好转，那么你需要：

（1）与你的医生讨论你的治疗方案是否适合自己，是否需要进行调整。

（2）你的治疗心态是否积极，如果自己都不相信可以治愈，那就真的很难治愈。

（3）药物治疗只是缓解症状，在药物治疗基础上，必须配合心理治疗，才能真正痊愈。

药物帮助许多患者解除了痛苦，而且目前在这世界上，绝大多数人还是非常相信甚至是依赖药物的。

但是，许多走进咨询室的来访者对于药物却多多少少又有些抵触。有些来访者常常会带着情绪说，我是心理问题，给我吃药有什么用呢？我又不是身体上的问题！虽然我觉得这话说得有些过于绝对，但这也反映了许多有心理困扰的朋友们的心声。

其次，许多来访者担心药物会给身体带来副作用，对于这一点，中国有句古话："是药三分毒"，意思是说所有的药都是有一定毒性的。而且，用来治疗心理问题的药物都是对身体的神经起作用的。进行心理工作的这些年中，我确实看到许多来访者在吃药后，多多少少会有些副作用表现出来，例如，嗜睡、发胖、目光呆滞、舌头乱动等。当然，并不是每个用药的人都会有这样的反应，如果您正在用药，而且感觉比较好，那么请不要在自己身上去寻找这些反应。

最后，有许多来访者说医生要让他们终身服药，这也是让他们害怕的一个主要原因。而我想，医生说的也是有道理的，因为药物是针对症状的，医院有那么多的患者，多数医生根本没有时间去帮助患者寻找心理问题的成因，或者从心理层面去解决他们的问题。可是药物是帮助患者调节情绪的，如果只是调节情绪，而没有解决造成情绪的根，可能只能靠终身服药来调节情绪了。当然，也有相当一部分患者，通过药物的帮助，让自己的情绪平静下来，在这个过程中，他们的生活得到了改善，同时对生活也增强了信心。通过这样的途径，他们也可以走出心理困扰的泥潭。

但是如果您的抑郁症已经比较严重了，甚至已经有了自杀的念头或者行为，那么，药物治疗还是必需的。

好消息是，医院也开始认同心理咨询的作用了，许多大医院也开设了心理专科，不像几年前，许多来访者都说医生们让患者不要做心理咨询，认为心理咨询根本没有作用。现在许多心理医生在给患者开药的同时，也建议他们做心理咨询，双管齐下，协同增强治疗效果，这为抑郁症患者真正走出困境指明了康庄大道。

第三篇
告别抑郁　三步走

三步走

　　随着社会节奏的加快和工作压力的增大，有抑郁情绪的人也越来越多，甚至抑郁症患者也越来越多，人们对抑郁和抑郁症的关注也越来越多。这样的发展虽然有弊但也有利，有利的一面在于人们越来越注重自己的心理健康，这自然是好事。但很多人由于不了解抑郁症，常常给自己带上一顶沉重的"帽子"，或者由于不敢承认或不敢面对而延误了最佳治疗时机。在这里，我希望能把一些简单的方法教给大家，希望当症状不是特别严重的时候，我们也可以依靠自己的力量走出抑郁困境。

　　许多朋友都有这样的想法，自己生病时就只有医生才救得了自己，得了抑郁症的朋友们也会有类似的想法。当你一直想找外援的时候，你可曾想过，我们的身体是与生俱来的，在这个系统中，我们可以解决自身的所有问题。"但是，这可能吗？"肯定会有人问。是的，这确实是个问题，因为随着年龄的增长，我们越来越不相信自己，总要去听别人怎么说，看别人怎么做，遇到任何问题了，都指望别人来帮助我们解决。当我们的身体生病的时候，我们依靠吃药、打针、手术来消除症状。同样，当我们的心理出现了不适的时候，我们还是希望外界力量来帮助我们，甚至有人只想依靠药物来解除自己的痛苦。但是，当我们把希望寄托在外界的时候，我们往往会失望，因为对于别人来说，我们的痛苦只不过是一个故事，对于这个故事，有人会表示同情，有人会给些建议，医生会开些药。但是，这些对你真的有用吗？又或者当您不想去医院、不想吃药时，那该如何是好呢？

中西理念差异

一般来说，西医从局部、症状做工作，而中医（非西医化的中医）从整体做调理。

治病要对症下药，这是西方的理念。通常来说，西医都是比较关注症状的。随着科学越来越发达，医院的分科也越来越细了，不仅有内科、外科、耳鼻喉科，现在甚至连治疗牙齿也已经有独立的医院了。西医将症状或者人体的部位也分得越来越细，分得越细西医们也就越能对症下药。

如果一个患者感冒、发烧了，西医通常的做法是给患者抽血化验，检查是否是病毒或细菌造成的炎症；咳嗽了，拍个片子看看是不是呼吸道或肺部有炎症；然后通过止咳药、感冒药缓解症状，用消炎药、抗生素、抗病毒药等药物消除炎症，炎症消除了，患者可能就不发烧、不咳嗽了，患者也就觉得自己被治好了。如果一个患者有肿瘤了，医生会通过仪器确定肿瘤的位置，然后将肿瘤切除，再用化疗、放疗等手段，将肿瘤周围可能残留的"坏细胞"杀死，就认为将患者治愈了。

类似的，当我们的情绪出现问题时，早期西方理念仍然是如何消除我们的症状。考虑从不同的侧面解决问题，就产生了不同的心理学流派：行为疗法通过强化、惩罚、消退等方法，去改变来访者的行为，从而解决心理问题，其侧重于行为；认知疗法通过改变人们的认知，影响人们的情绪，其侧重于认知；而精神分析法则通过自由联想，试图挖掘出来访者潜意识里造成目前症状的"种子"，其侧重于潜意识。这些心理学家们当初发展出他们理论的时候，都比较关注自己所重视的那一部分，而否认其他的部分。当然，每一个理论体系都曾经帮助过很多人走出了困境。可以说每一种疗法、每一个流派，都是非常有道理的，但它们强调的基本上是某一方面。

传统中医理念与西医有所不同，如果一个患者感冒、发烧、咳嗽了，中医更看重的是这个患者是否因为风寒、湿热的侵入才产生了这些症状，所以中医可能会给这个患者祛除风寒、湿热。这时，中医帮助患者消除的不仅仅是感冒、发烧、咳嗽这样的症状，而是引起症状的原因。当这些风寒、湿热祛除后，患者下次复发的可能性就小很多。如果你更幸运，碰到了一个水平更高的中医，他可能不仅仅从风寒、湿热这个方面来考虑，还会从整体系统来考虑。《黄帝内经》将我们的五脏六腑与金木水火土五行对应起来，五行中的五个元素是相生相克的，同样，我们的器官、我们的内部系统也是相生相克的。一个好的中医对于患者的治疗是整体的，而不是只是针对症状。所以，传统中医对我们做的是整体调整。而经过西医治疗的患者，只是消除了即时的表面炎症，内部的风寒、湿热并没有被祛除，下次只要有一点风吹草动，患者也许又咳嗽了，抑或是患上头疼发烧，或是鼻炎等之类的其他疾病。

我们老祖宗留下来的珍贵理念是身体与情志是相互影响的。《黄帝内经》曰："人有五藏，化五气，以生喜怒悲忧恐。故喜怒伤气，寒暑伤形，暴怒伤阴，暴喜伤阳。"这段话的意思是："人有肝、心、脾、肺、肾五脏，五脏之气化生五志，产生了喜、怒、悲、忧、恐五种不同的情志活动。喜怒等情志变化，可以伤气；寒暑外侵，可以伤形；突然大怒，会损伤阴气；突然大喜，会损伤阳气。"

所以，按照我们老祖宗的观点，我们的情绪是产生于身体的，同时，情绪的变化也会影响到身体。而且，当我们身体的某个脏器出现了问题的时候，也不能仅仅治疗此器官，而是要同时看看与此器官相生相克的系统对此器官产生的影响。

比如我们抑郁了，应该是心理出现问题了，看似是应该在心理层面解决的问题，但是通过医生诊断、开药，乃至物理治疗，都可以治疗心理疾病。其实这些手段都是作用于身体的，所以说，从身体着手也是可以治疗心理疾病的。

其实，无论是身体问题还是心理问题，不仅可以通过吃药、打针、住院来治疗，有的时候我们完全可以通过自己的努力让自己痊愈。

我们建议大家从身、心、灵3个立体方位整体调整自己的身心，从而跳出抑郁泥潭，迈向健康的康庄大道。

何为身、心、灵

如果我们抑郁了，从心理层面解决问题，多数人都应该会同意的。

另外，我们也能看得到或感觉得到身体对情绪造成的影响，也有许多人只相信药物治疗，这些都是作用在身体层面的。

但还有另外一个层面，那是一种我们未曾觉察到的更强大的力量。例如，我们都曾有过这样的经历：明明知道发怒是不好的，而且常常在发怒之后就非常后悔，但到了下次，我们仍然会控制不住，这是为什么呢？另外，有时我们明明知道应该怎么做，但就是不能按照自己的设想去做，这一点在有强迫行为的人身上就特别明显。此外，你以为孩子不知道一直玩游戏不好吗？抑郁的人真的什么事都不想做吗？不，其实他们就是控制不了自己。所以在生理和心理的后面还有一个更大的动力，这股力量是极其巨大的，远远超乎我们的想象，所以我们才会有控制不住的行为，才有那么多的烦恼——这就是潜意识对我们的影响，或者说是灵魂的主导。

因此，我们人类是身体、心智、灵魂三位一体的存在，或者说是三位一体的生灵。当这三方面协调一致的时候，我们就是通畅的，健康的。而当这三方面不协调时，我们就会出状况了。所以，如果我们的心理出现问题了，从身、心、灵（身体、意识、潜意识）三个方面做立体调整，效果将会更好。

但是，这太玄乎了。我们肉眼可见的身体就已经够复杂的了，更何况我们看不见摸不着的意识和潜意识。如果说，我们对自己的意识还能够觉察得到，即我还可以知道我想做什么、想说什么、想吃什么，但对于潜意识，我们就更难把握了，因为它是一种无意识的状态，我们平时根本意识不到，但是它对我们的影响又是无比巨大的。

解释我们的身体、意识和潜意识之间的相互关系，是一件非常困难的事情。为了能够更直观一些，现在我们以一个机器人作为模型，模拟一下我们人的身体、潜意识、意识及行为的关系，见图二。

我们的身体相当于机器人的硬件（可见的硬件）；我们的意识相当于机器人的应用软件（你知道根据用途装了何种软件）；而我们的潜意识相当于机器人的系统软件（随机带来，你并不知道里面装了什么）。

人类		机器人
身体（身）	——	机器人硬件
意识（心）	——	应用软件
潜意识（灵）	——	系统软件
行为	——	动作

图二　人类与机器人的对比

我们可以通过机器人来简单模拟一下，我们人类的活动是怎样形成的。

首先，机器人有一个由各种部件组成的基础配置——"身体"，同时它还连接不同的配件并可以操纵这些配件。虽然现实中的机器人还与科幻作品中的机器人有较大差距，但是我们也可以进行适当比拟。比如炒菜机器人有一个可以炒菜的本体及各种内含调料的调味瓶，送菜机器人则是可以行走的端盘子的形态，生产线上的机器人的手臂则更加灵活，搭配上不同的工具，能够加工各种不同的零件设备。

我们的身体相当于机器人的硬件。我们人类也是由许多器官或细胞组成的，我们的器官相当于机器人的部件，而我们的细胞相当于机器人的元件。以炒菜机器人为例，它有一个机器人本体，本体上有可以做菜的容器、做菜的能源（电或火）等，另外再加装上各种铲子、勺子等，同时还可以配上调味瓶、各种调料等。我们人类也有身躯（相当于炒菜机器人的本体），手、脚（相当于炒菜机器人的铲子、勺子），可以使用的各种工具（相当于调味瓶、各种调料）等。

其次，机器人造好之后，不同的买家有不同的用途，有的客户希望机器人可以做饭，有的客户希望机器人可以加工零件等。为了适应不同的用途，我们需要给机器人安装相应的软件，并设定相应的工作程序。虽然这些应用软件我们看不见、摸不着，但我们知道它们是怎么被装进去的，它们的功能是什么。

同样，当我们出生后，有的父母希望孩子将来当科学家；有的父母希望孩子学习成绩好；有的父母希望孩子将来能赚钱；有的父母希望将来孩子孝顺；等等。为了实现自己的理想，父母们就不断给孩子灌输各种各样的理念，这些理念就形成了我们的意识。在今后的工作和生活中，这些意识也将对我们产生非常大的影响。在意识清醒时，我们知道自己想说什么、想做什么，就是受到父母或社会理念的影响。

意识多半是在3岁后形成的，受家庭、学校、社会的影响比较大。3岁开始有记忆应该是大家公认的，而记忆是意识的一个重要组成部分。这部分与机器人的应用软件相似，当机器人开始运行后，会留下相应的运行记录，这些记录有时甚至会用来优化机器人的进一步工作能力。同样，我们的生活轨迹也在不断地影响着我们的意识，虽然我们看不见、摸不着我们的意识，但我们自己能够觉察到这部分，正如机器人的应用软件。

最后，当我们把一个机器人买来的时候，在它的体内已经带有一套底层系统软件了（就像我们现在计算机里装的 Windows 系统），这些系统软件负责将应用软件的命令转化为动作指令，并命令运动部件执行任务。但这些系统软件我们是看不见的，即使你把机器人拆开，也只能看到存储系统软件的硬件模块，而看不到模块里存储了什么程序。对于许多人来说，可能从未在意甚至都不知道系统软件的存在。但如果系统软件出问题了，可能机器人就瘫痪了。

对于我们人类来说，我们的潜意识相当于机器人的系统软件。许多人从不知道潜意识的存在，但潜意识对于我们的影响却同样是巨大的。

那么潜意识是如何形成的呢？关于这一点，到目前似乎仍无定论。弗洛伊德首先将意识和潜意识区分开，并且比较关注个人潜意识。在他的基础上，荣格又发展出了集体潜意识这个理念。如果说潜意识非常神秘的话，也许集体潜意识更好理解一些。怕黑、怕巨响、怕蛇似乎是人类的共性，绝大多数人从未被蛇咬过，但在看见蛇，甚至听见蛇这个字时就非常害怕，这就是人类集体潜意识。当我们出生的时候，我们的内在就已经存储了一套程序了，这套程序让我们生下来就会吃、喝、拉、哭，到了一定的时候，还会说话、走路（这相当于荣格所说的集体潜意识）。另外，当我们很小的时候，特别是在 3 岁以内，我们的意识还未形成，所以通常来说，我们对于 3 岁以内的事情似乎都不记得了，我们以为 3 岁以内发生的事情对我们没有什么影响，但根据弗洛伊德的精神分析理论，以及在我们咨询的过程中也确实发现，即使我们对 3 岁以内所发生的事情似乎并无记忆，但它们对我们的影响却是非常巨大的。这些影响也形成了我们潜意识的一部分（相当于我们的个体潜意识）。这套系统我们同样看不见、摸不着，而且平时我们也意识不到，因为它们是我们的无意识部分。

如此看来，对于一个机器人来说，硬件、系统软件、应用软件是缺一不可的。那我们人类不也同样如此吗？缺少了一样，我们还会有情绪吗？还会有行为吗？

工作原理

当我们给机器人一个指令之后，通过系统软件和应用软件的运行，它就会产生一系列动作并完成任务。我们并不知道它是如何工作的，一般只看到了给出的指令和完成的动作。同样，对于我们人类来说，我们也不知道内在是如何运行的，我们只看到外部事件和产生的行为（跑、跳、发怒、拥抱、打人等）。

假如我们买了一个炒菜机器人，那么这个机器人的主要任务就是炒菜，所以，指令就是炒菜。那么硬件和应用软件及系统软件是如何发生作用，以使得机器人完成炒菜的任务的呢？

当机器人得到一个炒菜的指令（指令输入一般由系统软件完成）之后，一些基本功能（如机器臂、腿的移动等）由系统软件执行并下达指令给硬件⑦。一些独特的要求（如炒、颠勺、加料等）则先由系统软件发送给应用软件⑧，应用软件根据具体要求分析功能，然后再发出指令由硬件执行⑨。其实⑨看似由应用软件下达的指令，其实仍然是通过系统软件执行的，只是人们不觉知罢了。图三是一个简单的人类和机器人的运行模式。

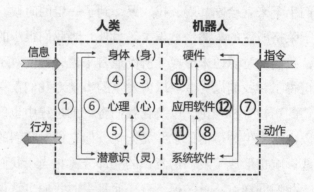

① 潜意识对身体的影响　⑦ 系统软件指挥硬件
② 潜意识对意识的影响　⑧ 系统软件是应用软件的基础
③ 意识对身体的影响　　⑨ 应用软件指导硬件
④ 身体信息的反馈　　　⑩ 硬件给应用软件的反馈
⑤ 意识对潜意识的影响　⑪ 应用软件反馈给系统软件
⑥ 身体直接反馈潜意识　⑫ 硬件直接反馈给系统软件

图三　人类和机器人的运行模式

而如果是一台智能机器人呢？如果它第1次炒菜时，时间过长或口味不好，下次再遇见类似的情况时，机器人就自动优化炒菜流程，而不必另行给它指令了。也就是说，机器人的行为会给软件一个反馈，并改写软件，以使以后再碰到类似情况时，软件可以直接指示硬件执行，而不必人类重复下指令。这种反馈可以写进应用软件⑩，如果类似情况反复发生也可以写进系统软件⑫，如果多个机器人发生相似的情况，它们把情况反馈给上一级管理系统，那么上一层的系统软件也会发生改变。同时，应用软件也可以将信息反馈给系统软件⑪。所以，硬件、应用软件、系统软件是相互影响的。

那我们人类呢？

当外界发生一件事情的时候，我们会有感觉（看、听、触、嗅、味等）。当接收到这个信息时，有时我们的潜意识就直接使我们的行为发生了（下意识逃跑、情绪等）①。这些都是在我们无意识中发生的，多数情况下我们并不能觉察。有些行为则是通过我们的意识产生的（如我们做出的礼节性微笑、深思熟虑后所说的话语等）③。还有我们未曾知觉的潜意识对意识的影响②。

当我们的身体受到伤害的时候，我们也会反馈给我们的意识④和潜意识⑥，同时，如果我们经常有一种想法，渐渐也会形成一种习惯，也就是说意识影响到我们的潜意识了⑤。

举个例子，今天早晨你上班时，一位同事对你说："你今天穿这个衣服真漂亮。"听到这句话后，在你的身上可能会发生什么呢？

当听到这句话时，你同时还看见了这个人，看到了他说这句话时的神态、表情。如果你是充满自信的，并且感受到对方说这句话时是真诚的，你也将会感到非常愉快，并且说谢谢①。这时你所说的"谢谢"是由衷的。但如果你不是特别自信，并且穿这件衣服时，心里就感到惴惴不安，当听到这句话时，你甚至可能感觉对方的语气是嘲讽的，那么这时你可能就会觉得很尴尬①，但你可能也会说谢谢③。但这时你所说的"谢谢"可能只是根据家庭或社会的要求而做的。前一种谢谢与后一种不同，则是由于②的影响，而这部分就是我们的自动化思维。

当你非常自信时，从别人话里得到的是一个正向的回馈，这将使你更加自信⑥。但当你自卑时，从别人话里得到的回馈是负面的，这将可能导致你更加自卑⑥。当你自信时，你所说的"谢谢"也将会在你的意识层面更加认可自己④。但当你自卑时，所说的"谢谢"可能让你更加不认可自己，因为你并不想真心感谢别人，但却出于礼貌而不得不说，你会觉得自己很虚伪，也就更加不认可自己④。不管你自信或不自信，你的意识层面所感到的将反复强化你的潜意识，从而让你不断向自信或不自信的方向前进⑤。

所以，我们的身体（身）、心理（心）、潜意识（灵）也是相互影响的，不可分割的。那么，如果我们出现心理问题了，我们该在哪个层面上解决呢？

身、心、灵立体疗愈

正常情况下，机器人可以根据我们的指令去做工作。可是忽然有一天，它不再听我们的指令了，我们让它去炒菜，它就躺在那里一动不动。那么这个时候机器人肯定是出问题了，它的问题是出在哪儿呢？有可能是机器人的某个零件或者部件出问题了，可能是零件坏了，也许只是松了，这个时候我们只需要把这个机器人所损坏的零件或者部件修复或是更换就可以了。有的时候经过检查，硬件都没有问题，但是机器人仍然不能按照你的指令去工作，那么这个时候有可能是它的软件出现问题了。通常来说，你会先去检查那些应用软件，你可以先把那些应用软件删除，然后再重新装上应用软件，也许机器人又可以正常工作了。但在有些情况之下，可能即使更换过了应用软件，这个机器人仍然不能正常工作，那么这个时候有可能是系统软件出问题了。对于多数人来说，我们对系统软件都不了解，而且系统软件是一个特别庞大的系统，所以我们就必须把机器人送给那些专业人员进行修复。

对于我们人类来说也是一样的道理。正常情况下，我们可以很好地工作、学习。但是忽然某一个时期，我们就不想动了，我们情绪低落、对什么都失去了兴趣，甚至有时还伴有失眠、厌食等症状，这个时候我们可能抑郁了。

如果抑郁了，我们该怎么办呢？很多朋友在这个时候就赶紧往医院跑了（相当于我们请专家修理机器人），然后医生给我们诊断、开药。其实，除了用药物治疗，我们还可以通过锻炼、旅游、晒太阳、深呼吸等方式，先试着通过自己的努力，帮助自己走出抑郁（相当于智能机器人的自我修复）。这些是在身体层面疗愈我们。

另外，心理学上的行为疗法其实也是在身体层面做工作的。行为主义认为，意识是看不见、摸不着的，研究意识很难使心理学成为一门科学。因而，他们主张心理学要抛开意识，径直去研究行为。他们认为只要确定了刺激和反应之间的关系，就可以预测行为，并通过控制环境去塑造人的心理和行为。行为主义关注的是问题行为，而不是内心的想法、动机和情绪，行为治疗师会努力发现这些行为是如何学会的，同时努力消除一些不受欢迎的行为，并以更加有效的行为方式取而代之。

行为层面的改变是很具体的（如只是针对夫妻吵架），面是很窄的。如果我们只是改变行为，而没有在意识层面改变，那么，下次再碰到类似情况的时候（如与同事吵架），我们如何能够有新的行为呢？所以，我们的行为应该是能够影响到我们的意识，甚至是能够影响潜意识的，否则行为疗法没有作用。行为应该不是单独的行为，而是整体系统的一部分。

除了在身体层面做工作，我们当然还可以在心理层面做工作，现在多数人应该会比较认同这一点。

在这个层面，我们来看看认知疗法。认知主义认为，心理问题是错误的思维方式引起的，只要改变了思维方式，我们的情绪就有改善了。艾利斯为了帮助人们消除自我挫败的思维模式而开发了合理情绪行为疗法，将思维和行为结合起来去改善人们的情绪，这是一个不错的疗法。

认知是意识层面的，对于一个智能机器人来说，我们可以用指令来改变它的"认知"。如果它此次炒菜味道不好，我们可以重新设定炒菜流程。指令存储下来之后，下次再遇见这种情况，机器人就可以根据新的指令执行了，也就是说，机器人已经形成了新的"认知"。这是通过外部设定的，如果是一个智能机器人，它可以自己反馈给软件，在再次碰见类似情况时，就可以自动执行。我们人类也是一样的，如果我们意识到某些认知是不适合的，我们可以修正它（当然也可以由外部再次给出指令）。麻烦的是，对于人类来说，新的认知没有机器人那么容易形成，也许我们需要反复加强才有可能修正一些"认知"。我想这有可能是我们潜意识的影响太大了吧，也许意识要去反复影响潜意识，我们才能形成新的自动化思维。

行为和认知疗法都是不关注潜意识的。潜意识是弗洛伊德在精神分析理论中首先提出来的。虽然现在经典的精神分析已经不是主流了，但弗洛伊德的许多理论对当代的许多心理学理论仍有着极其重大的影响。

对于机器人来说，如果系统程序有缺陷，影响是非常大的。一旦系统程序有问题，那么机器人可能就动不了，甚至只是一堆废铜烂铁。就像我们的潜意识一样，对我们的影响是最大的，如果我们生下来潜意识就出现问题了，我们将不能正常吃、喝、拉、哭，我们甚至可能活不下来。

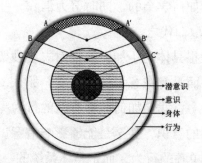

图四　潜意识、意识、身体、行为的关系

　　行为是最外在的部分，我们呈现给这个世界的，以及别人对我们的了解都是通过我们的行为发生的。身体也是我们肉眼可见的。但是意识和潜意识是不可见的，它们可能存在于我们的身体之内。通常我们认为意识存在于我们的大脑之中，那潜意识究竟存在于哪里呢？以我们目前的科学水平，好像还不能给它一个准确的定位，但是不可否认的是潜意识对我们的影响却是最大的。

　　以图四为例，身体的某一状况对我们造成的影响为 A—A'。如果我们的腿受伤了。可能只会造成我们近期行动不便，当然也会影响到我们的情绪。但是等腿康复了，我们也就开心了。所以如果身体上发生了某些状况，对我们的影响是比较局部的。

　　但是，如果我们的意识里存在一些不合理观念，这种观念对我们的影响将会更大一些 B—B'。比如我们有着非黑即白的观点，那么当遇到某件事情时，我们就会认为这件事情要么就是对的，要么就是错的。这种观念对我们的影响就不仅表现在一件事情上，而是可能表现在很多事情上，特别在人际关系中的影响是很大的。

　　而潜意识对我们的影响就更大了 C—C'。假如在潜意识里面我们是不自信的，那么这种不自信有可能影响到我们的方方面面：我们的工作、学习、生活、身体健康等。最要命的是，这种影响是潜在的、无意识的、时时刻刻存在的。多数情况下，我们对它束手无策。

既然我们人类是身、心、灵三位一体的生灵，为了从心理困扰的泥潭中爬出来，我们能不能试着以开放的心态，从身体（身）、意识（心）、潜意识（灵）立体地去解决我们的问题呢？

当然啦，告别抑郁三步走，我们并不一定要从第一步开始，您最好是三步同时走，这样速度更快。将它们分成三步是因为有些情况不严重的朋友，也许只要走第一步（身体层面），就可以解决他们的问题了；有些朋友则要结合第二步（意识层面）解决；而对于一些问题比较严重的，或者说自己什么都知道，就是做不到的朋友们，特别是那些希望自己能够真正幸福快乐的朋友来说，最好要走第三步。从我这么多年的咨询经验来看，结合三步同时走，效果是最佳的，速度也是最快的。

小结：

如果只是轻度抑郁，可以自己在身体层面调节（身）；

要想减少复发，可以多在心理层面做工作（心）；

要想从根部解决问题，最好在潜意识层面去除产生问题的种子（灵）。

准备阶段

俗话说不打无准备之仗，我们与抑郁的抗争，其实也是一场战争，而且是一场非常艰难的战争。在战役打响之前，我们要有充分的思想准备，要做战前动员，要粮草先行。但这个环节往往是被许多人忽略的，而这个环节，恰恰又是一个非常重要的环节，是与抑郁之战的必要前提和保障。

如果还没有做好充分准备，我们就盲目出击，很可能导致出击的方向错误和战略错误，进而导致整个战役输得一败涂地。所以，在战役打响之前，我们每个人都要充分重视这个环节，这样才能使整个战役有个好的开端。

正视问题

当知道我是一位心理咨询师之后，许多朋友都跟我说身边的同事、家人或亲戚可能是抑郁症。确实，我们身边的好多朋友，甚至我们自己总是免不了有情绪问题甚至心理疾病，但是，由于各种原因，许多人都耽误了治疗。

许多有心理健康问题的人都不愿意正视这个问题，更不会为他们的病症寻求治疗，2004 年，世界卫生组织的报告曾表明，30%—80％的心理健康问题患者从未接受过治疗。而在我国，抑郁症患者接受治疗的比例仅为 1/10。

那么，抑郁症患者为什么没有去寻求治疗呢？原因是多方面的。

一、羞耻感

心理学的发展史本来就非常短暂，在我国只能说是刚刚起步。许多人对心理问题或心理疾病并不了解，有人以为心理问题就代表精神病。人们害怕被贴上"精神病"的标签，担心这样的标签会对他们的事业、学习、婚姻或其他方面产生负面影响。所以，这种羞耻感导致人们不敢正视自身心理问题。

二、不了解

许多人对抑郁情绪或抑郁症不了解。有时，他们已经情绪低落很久了，对任何事情都没有兴趣，甚至伴有失眠、厌食、注意力不集中、记忆减退等许多症状，他们知道自己可能有一些心理健康问题了，但缺乏对其严重性的充分认识，或者不知道自己实际上已经患有心理疾病了。很多情况下，为了不让别人知道自己的心理出问题了（由于羞耻感），他们在外人面前会表现得格外开朗，最终导致严重抑郁。有位上高中的小姑娘曾说过这样一句非常经典的话："在高中阶段，我乐观、开朗、积极向上（同学、家长和她自己都是这么认为的），最后我抑郁了。"这是许多人的真实写照，他们没有意识到问题的严重性，甚至有些人自杀了，身边的朋友及家人都不知道他们抑郁了。在此之前，这些抑郁者们会不断地劝解自己，说"每个人都有压力""我的问题没有那么糟糕""谁还能保证自己天天开心呀？"等。实在受不了时，他们就想办法转移自己的注意力，但都未能真正去面对或解决自己的心理问题。

很多隐藏的因素（恐惧、羞耻、悲观、绝望等）都会影响心理问题的解决，有些人在表面上表现得特别好，这通常会掩盖他们内在的心理健康问题。

三、不愿承认

许多人明明知道自己抑郁了，就是不肯承认。作为有完美主义情结的抑郁者们怎么能承认自己的这种不完美呢？如果不肯承认，他们又如何能够寻求外援呢？完美主义者是很难面对自己的挫败感的。此外，他们认为他们"应该能够自己处理"而不需要帮助，如此蹉跎岁月，最终耽误了治疗的最佳时期。

四、症状影响

有些抑郁症患者是双相情感障碍（抑郁加轻躁狂，又叫躁郁症）。对于这群人来说，则更麻烦。因为在轻躁狂期，他们会感觉特别好，他们觉得自己无所不能，非常开心，觉得一切都好得不得了，这种情况就掩盖了他们的抑郁。虽然在抑郁阶段他们也情绪低落，但到了躁狂期，他们就感觉自己没有问题了，甚至比常人还开心（这种情况下，通常来说，他们并不愿意改变自己的这种状况），这也在很大程度上延误了治疗。而且对于他们来说，医生用药也更困难些。曾经有一些来访者说过，医生已经不知道该如何对他们用药了，有时医生让他们自己掂量着用药——因为如果他们吃了治疗躁狂的药，往往导致他们抑郁情绪的加重；但如果吃了治疗抑郁的药，往往又会导致躁狂现象的加重。同样，躁狂也会影响到心理咨询的进程——在轻躁狂期，他们以为自己好了，就停止了咨询，其实那不过是假象。

五、不知道求助途径

有时候，有些人已经知道自己可能有心理问题了，他们也希望寻求帮助，但却不知如何获得。在医疗资源丰富地区还好一些，这些地区的某些医院已经开始设立心理科了；但在一些医疗资源不足的地区，可能缺乏精神卫生专业人员，特别是那些能够处理复杂心理健康问题的医生或心理咨询师。

多数情况下，人们一旦知道自己有病了，就赶紧往医院跑。正因如此，医院的患者人满为患，医生能够给予每个患者的就诊时间极短，往往只能通过让患者做测验量表来给患者诊断。但这样的诊断有很多的弊病，因为心理测量只能作为诊断的辅助，而不能作为结论。另外，医生基本上是用药物治疗患者的，许多人担心药物有副作用或不能根治，对此比较忌讳。

在早期，医生们认为抑郁症只能依靠药物治疗，但现在许多医院也认可心理咨询的作用了，所以，一些大城市的大医院也开始设立心理科了，但依然人满为患。所以，目前来说，社会上的心理咨询机构仍然是心理咨询的中坚力量。但有些私立医院打着心理咨询的幌子，根本没有做心理咨询的医生或咨询师，这也给刚刚萌芽的心理咨询蒙上了一层阴影。

六、不信任

在抑郁人群中，有很多人的防御性比较强。这种防御性往往导致他们不相信别人，即使心理咨询师一定会坚守最基本、最重要的职业操守，即为咨询者保密的原则，但一些人还是害怕把自己内心最深处的秘密告诉咨询师，害怕咨询师不为自己保密。最让人痛苦的莫过于对父母的不信任，而这在咨询时又是最为常见的现象。许多孩子对父母极其不信任，而且他们最希望的保密对象恰恰是父母，也就是说，他们宁可让外人知道自己的内心或情况，也不愿意让父母知晓。

七、悲观、绝望

悲观、绝望是许多抑郁者的基本特点，特别是在发作期。本来，抑郁期的人就是情绪低落，悲观、绝望的，有些人曾试图通过一些途径来解决自己的问题，但却发现没有什么效果，就更加悲观、绝望了。有些人去医院治疗，但医生开的药不对症，或他们对药物产生抗拒，导致治疗的效果不理想；有些人也寻求心理咨询了，但在咨询过程中，感觉不舒服，或者感觉心理咨询没有效果，从而也失望了，进而认为"没有任何人能够帮助我"或"我永远都不会变好了"。如此总总，导致他们更加悲观、绝望，有些人甚至就此放弃自己了。这些信念本来也是抑郁的症状之一，但同时更是寻求帮助的重大障碍。

八、其他障碍

经济状况也是影响治疗的一个重要因素。心理治疗或咨询确实需要一定的花费，但是，可能很少有人算这样一笔经济账——你可能因为抑郁而严重影响了工作和家庭关系，其实这种经济损失远远超过治疗费用，因为有许多人因为抑郁已经不能进行正常工作和生活了。甚至有些人年纪轻轻就结束了自己的生命，这种损失岂是经济损失可以相比的？

记得曾经有一位来访者因为赤面恐惧（因为脸红而担心、害怕。其实有的时候，他的脸并没有红，但他却因此而非常焦虑，这种焦虑为他的工作、生活带来了很大的困扰）而来咨询，他是从事金融工作的，需要天天与客户打交道，所以他非常苦恼。我们用了几次咨询解决了他的赤面恐惧（而且在此期间还顺便解决了他夜间睡觉盗汗的问题。他不能穿着衣服睡觉，并不是他喜欢裸睡，而是每次一觉醒来，他都浑身是汗，身上的衣服全是湿透的）。但是在他的症状消除之后，他还持续做了很长一段时间的心理咨询。几个月后，他由一家小的投资公司，应聘到一家世界知名的投资公司工作了。他当时跟我说："曹老师，我觉得心理咨询是最值得的投资，如果没有这几个月的心理咨询，我根本没有勇气到那家公司应聘。即使有勇气投简历，在面试的时候，我也可能会非常慌张而不能被录取。"所以当我们情绪有问题的时候，对于工作和生活的影响是非常大的,如果我们选择花一些费用去解决这样的问题,我们的收获将远远超过这个成本。

　　另一个问题是时间冲突。关于这一点,我有自己的一些看法,我觉得这一点是许多人不愿面对心理问题的一个借口——你可以有时间一直睡在床上或打游戏、玩手机,怎么就没有时间去做治疗或咨询呢?

　　其实,最容易被耽搁的是孩子们的治疗。由于学习压力大,初中、高中中有很多抑郁症患者或反复出现抑郁情绪的学生。而且,许多成年的抑郁症患者也袒露,他们最初的抑郁起始于中学时代。但由于父母们不理解或不相信,耽误了他们的治疗。从技术层面讲,孩子们的治疗最容易,因为抑郁情绪的时间不长,而且孩子们的接受性也强,更容易发生改变。但是,首先,家长不理解孩子们的痛苦,他们往往认为孩子们的抑郁是"作",认为没有什么大不了的事情,让孩子开心一点就好了。其实他们不知道,孩子们比谁都更希望自己能够开心一些,但他们就是做不到。其次,有些家长意识到问题的严重性了(这多数发生在孩子厌学后),他们很不情愿地将孩子送去咨询或治疗,但只要孩子愿意返校了,他们就认为万事大吉了,咨询或治疗往往就被迫停止了。其实,在多数情况下,当时的咨询或治疗才刚刚起步。

树立信心

　　在咨询室里,有两个问题经常被问到。第一个问题是:"我能好吗?"第二个问题是:"我多久能好呀?"对于第一个问题,我的回答是:能!对于第二个问题,我的回答是:不知道。有的朋友肯定会说,你这不是忽悠人吗?你说能好,但不知道多久能好,那如果要100年、1000年才能好,也叫好吗?我觉得如果能够弄清这两个问题,对于我们尽快走出心理困扰,是非常有好处的。

　　为什么我说能好呢?俗话说世上无难事,只怕有心人。所以,如果你真的下决心想走出困境,就没有办不到的事,人的潜能是无限的,这已经被无数次地证明过。我觉得心理问题比生理问题好解决,为什么呢?因为心理问题的"震动能量"还没有变成物质的,而生理问题基本上已经在物质层面体现出来了。所以，对于心理问题来说，有的时候真的只是一念之转就能解决的事。但是，心理问题又可以说比生理问题难解决，这又是为什么呢？因为生理问题已经在物质层面有体现了，大家都能看得到或感觉得到，现在就有很多方法，包括药物、手术等来解决生理问题。而心理问题则是看不见、摸不着的，所以有几个方面会影响心理问题的解决：首先，大家都不重视，往往到了忍受不了了，才去解决；其次，大家对于物质层面的东西比较相信，即使解决心理问题，许多人也只相信药物，而以药物这样的物质去治疗心理问题这样非物质的疾病，不知道最后的效果究竟有多少，但有一条是显而易见的，那就是许多医生认为有些心理疾病是需要终身服药的；最后，许多人对心理咨询不了解，他们怀疑，难道就凭你说说话就能解决心理问题了？所以，从这几方面说，心理问题又比生理问题难解决。

另外，对于"好"的鉴定标准也不一样。例如，有的人觉得自己性格内向，希望通过咨询，把自己变为一个性格外向的人，这一点是很难办到的。但是，我们可以通过咨询，找到自己潜在的特长，以自己的性格去过比现在更舒服的生活，这可能才是更合适的咨询目标。还有，有的来访者希望通过咨询能够留住强烈要求离婚的老公，那是不是他们不离婚了，就是一个成功的咨询呢？其实也不一定，咨询师能做的就是通过心理咨询，让来访者去找到适合他自己的生活模式，让来访者无论是离婚还是保住婚姻，都能有自己舒服的生活和坦然的心态。所以，在制定咨询目标时，咨询师要与来访者达成共识。

而对于"多久能好"的问题，则更取决于来访者了。试想，如果来访者的咨询并不正常，咨询师设置的咨询时间是一周咨询一次，来访者却半年才来咨询一次，这样的时间该如何计算呢？

所以，一位来访者是否能走出困境，多久能走出困境，绝大部分的因素取决于来访者，取决于他的决心、信心和配合，而咨询师所能做的则是很好地陪伴、支持和在关键点上的引导。而且每个来访者"好"的标准也是不一样的，就是说来访者的咨询目标不一样，也决定了他的咨询的时长。

寻找适合自己的路

"那我如何才能走出抑郁呢？"

　　说实在的，每个人的情况不同，所以这个问题并没有一个标准答案。对于每个人的走出抑郁之路，需要量身定制，没有一个放之四海而皆准的解决方案。我们每个人都是独特的，每个人的状况也都是不一样的，每个人心理问题的成因更不可能一样，那么解决的方案也不尽相同。如果您的咨询师在前一两次咨询时就给了您一个答案，那往往也只是他们根据以往的经验或者根据前人提供的资料给您的一个参考。而您，如果想要从抑郁中走出来，也只能是在医生或者咨询师的引导下，找到一条属于您自己的路，别人曾走过的路对您来说也只能作为一个借鉴，甚至只能作为一个可以借鉴的方向。例如，书上说锻炼、瑜伽帮助很多人走出了抑郁，有人说我也锻炼了，也练瑜伽了，怎么对我没有用呀？你确定你抑郁的程度与书上写的人一样吗？抑郁的成因一样吗？你们锻炼的方式、频率一样吗？他们锻炼的方式是你喜欢的吗？这些方式适合你吗？你坚持的时间与他们一样吗？

　　从疗法方面来说，每个疗法都帮助过很多人，而许多人也不是只在一个疗法的帮助下走出困境的，一种疗法也不可能适合所有人，每个咨询师也有着他们自己所擅长的疗法。各种疗法之间也有些区别，就像中医和西医的治疗理念也是不一样的，有的医生觉得西医好，有的医生则觉得中医好。一般来说，西医更关注症状，而中医更注重整体的调整。我本人更倾向于中医的理念，所以，在咨询的过程中，我会很少提及来访者关注的症状，而更倾向于来访者的整体调整。我认为我们眼睛里看到的应该是来访者这个人，而不仅仅是他的症状。

　　有的朋友说，我知道我的问题在哪里，我可以通过看书、锻炼、打坐、冥想等来让自己改变。我也绝对相信有许多朋友能够通过这些方式，让自己走出心理困扰的泥潭。但是，有的时候这是很难的，特别是对于那些已经达到抑郁症程度的朋友。为什么呢？因为这些行为往往会使我们将痛苦的种子埋得更深，使我们自己更难看到它们，也可能造成我们因害怕疼痛而错过了最佳治疗时机。一个非常容易理解的例子就是，很少有人能够自己给自己做手术。有这样一个比喻，我觉得非常形象，这个比喻说，我们都想提高自己，但如果没有任何帮助，就像你自己提着自己的头发向上拎，你是无法把自己的高度升上去的。

　　如果你自己没有能够成功地走出来，也许心理咨询是一个不错的选择。

找到合适的心理咨询师

那么如何才能找到一个适合自己的心理咨询师呢？我的建议是，如果你遇到一位咨询师，你在那里感觉比较放松，比较舒服，那位咨询师很可能就是适合你的。为什么这么说呢？因为一位好的心理咨询师，应该是中立的、包容的、理解的、有爱心的，他对你没有过多的评判，没有指责，你跟他在一起会感到温暖、舒服。那么，你在他的面前就会有安全感，愿意打开心扉，而这可能正是在你的日常生活中所缺乏的。在这样的环境中更有利于你的疗愈，在这样的情况下，你也将更愿意跟随，更愿意交付内心。这时，也许技术反而成为次要的了。

宗教也是心理学的起源之一，宗教教导人们去宽容、爱、理解，这也帮助了许多人。但如果你在那个氛围里感觉不舒服，就不要勉强自己。在你自己还没有能够爱自己之前，你的内在是亏空的，这时让你去给别人宽容、理解、爱，你将会亏得更多，会有更多的不平衡，也可能会导致你的问题更加严重。

制定目标

如果你找到适合的心理咨询师了，那么制定咨询目标是一个必需的步骤。目标的制定对于咨询的进程推进起着很大的作用。

我们每个人的需求不一样，目标自然也不同。当陷入抑郁时，有的人可能只希望消除症状就可以了，有的人却希望找到幸福、快乐。人本主义认为我们每个人都有获得幸福、快乐的能力，但幸福、快乐是一个远大的目标，也许是每个人的终极目标吧。试想一下，如果我们都已经幸福、快乐了，那我们还需要什么呢？

在咨询室里，我们不妨把咨询目标分成三个阶段：

短期目标：改变症状（或与症状同在，但不那么难受）。

中期目标：适应生活。

远期目标：幸福、快乐。

在现实生活中，绝大部分人都选择了短期目标，很多抑郁症患者或有抑郁情绪的人，都是与症状同在的（所统计，在中国只有10％的抑郁症患者选择了求助或治疗）。当抑郁发作时，他们往往会选择与朋友聊天、旅游、运动等方式，来解除自己当下的痛苦。这其实也是很不错的选择，但前提是，选择的方式能起作用，并且症状不严重。

走进心理咨询室的另外一部分人，则希望达到远期目标——就是希望通过心理咨询，自己能够幸福、快乐。但仅仅通过寥寥数次咨询，就想达成这个最高的目标，比较难以实现。追求幸福、快乐是我们每个人的终极目标，如果我们已经幸福、快乐了，我们还需要其他任何东西吗？我们还需要金钱、美貌、地位吗？我们还需要别人的陪伴吗？因为在幸福、快乐的当下，我们什么都有了，也就没有什么外在需求了。所以，这样的目标如果只是通过短期的心理咨询是很难达成的。当然啦，也有少数来访者通过长期的心理咨询，并加上自己的积极配合，确实再次品尝到幸福、快乐的滋味了。

在咨询室里，我们通常能够帮助来访者达成前两个目标——消除症状、走向心理健康。

在经典的心理研究、心理治疗、心理咨询中，通常是以来访者或者"患者"（医院的称呼）的症状为导向的。当我们这样做的时候，会把更多的视线集中在症状或者"病"上，这时，我们会给症状灌注更多的能量，从某种程度上来说，这是不利于来访者走出困境的。或者说，通过吃药或者治疗改变了这些症状，但如果根本问题不解决，可能还会出现其他的症状。

在工作中，我以健康为导向，甚至以幸福、快乐为导向，而不是以症状为导向。当我们这样做的时候，来访者也会把目光放得更远，通常会用更短的时间达到他们本来的预期目标。举个例子，假如一个人需要跑1 000米，当把目标就定为1 000米时，他可能跑到500米就感觉跑不动了，觉得离目标还有好远。但是，现在我们跟他说，你的目标是5 000米，那么，他可能在跑到1 500米时会感觉跑不动了，这时，我们也可以让他停下来，因为这时已经超过了他预期的目标了，如果愿意再加把劲，他会走得更远。在咨询过程中也是同样的道理，当我们把目标定为健康的时候，来访者会觉得更有希望，他的目光会放在健康上，会更少关注症状，往往会在症状消失了一段时间后，他才会发现，甚至是在别人的提醒下才发现自己的症状好像已经消失一段时间了。

为了简单地说明，我们试以下图（图五）来解释：

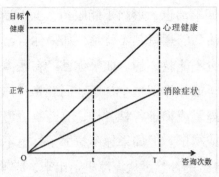

图五　咨询次数和咨询目标关系图

在图五中，假设我们将咨询目标设定为消除症状（下面一条斜线），或者说希望我们成为一个"正常人"。我们很认真地咨询，很积极地配合，也许我们可以在预计时间 T 时达成目标。

而如果我们把目标定得更高（上面一条斜线），定在心理健康甚至幸福、快乐上，那么我们的动力会更足，来访者会更有信心，而达到较低目标（消除症状）需要的时间将会更短（也许在 t 时症状就消失了）。就像上面跑步的例子一样，也许在某一天，来访者忽然发现自己的症状消失了，甚至是在他不知不觉中消失的，因为在咨询的过程中，甚至在生活中，他不再关注症状了，当他有了更充足的能量，更关注生活，有更多的安全感的时候，他的症状就自行消失了。当然，在此过程中，咨询师的正确引导和暗示也是非常重要的。

健康是一个长期工程，想要解决心理问题，不是通过一两次心理咨询就可以实现目标的。甚至有少数来访者需要经过数年的努力才能走出心理困扰，这些都是因人而异的。根据我们设定的目标不同，你会发现其症状的消除时间也是不尽相同的。所以，在进入咨询室前，我们要有充分的思想准备。

自我拯救

在咨询的过程中，我觉得一位来访者能从心理困扰的泥潭中走出来，并不是医生或者咨询师的功劳，而是他自己的功劳。因为如果他自己没有解救自己的愿望，任何人都是帮不了他的。中国古代的神医扁鹊，就有"六不治"："骄恣不论于理，一不治也；轻身重财，二不治也；衣食不能适，三不治也；

阴阳并，藏气不定，四不治也；形赢不能服药，五不治也；信巫不信医，六不治也。"这"六不治"的意思其实就是，如果你自己没有从各个方面做好治疗的准备，连神医也不能救你的。如果你已经在泥潭里了，我们能做的就是给你递下去一根绳子或给你架一个梯子。问题是，你是否愿意抓住绳子或用梯子爬上来。这些绳子或梯子各种各样，有药物、咨询、锻炼等，你可以选择适合自己的绳子或梯子。但如果你不拉绳子，也不肯向上爬，那么谁也帮不了你。所以，你自己是否愿意从泥潭里走出来，是解决所有问题的根本。当然啦，不是说你一拉绳子就能上来了，你还是会遇到许多的困难，例如，你的手上已经有很多烂泥了，在拉绳子的过程中会很滑，这也会影响到你上来的时间。

如果你想拯救自己了，就准备启航吧！

1. 自我拯救的第一步：不要自己吓自己

抑郁了，不过是心灵感冒罢了；强迫了，可能不过是相当于一个心灵咳嗽；疑病了，不代表你真的身体出问题了；焦虑了，不代表你担心的那些事情会发生；惊恐了，可能你不过是被吓着了。

当然啦，不吓自己不代表任其发展，如果你自己走出来有困难，还是需要别人的帮助的。即使是感冒，也是会有并发症的，不是吗？所以，我们要在战略上藐视它，战术上还是要重视它的，不吓自己不代表不重视它，如果你已经感觉有问题了，最好还是予以重视。

2. 自我拯救的第二步：下决心

如果你没有决心，是很难从心理困惑的泥潭中爬出来的。同样，决心也决定了你从困境中走出来的速度。

常常有来访者会问："老师，您觉得我需要咨询多长时间？"对于这个问题我是无法回答的。

首先，这取决于您想要达到什么目的。如果您只是在人际交往上有些困难，那么也许改变您的某些观点，您就有比较大的改观；如果您已经抑郁了，因为抑郁形成的原因可能会更多些，所以咨询的时间也要相对长些；而如果您是强迫症，可能需要咨询的时间就要更长些，因为强迫症可能更容易反复。

其次，我觉得咨询时间的长短，更加取决于您决心的大小。以抑郁为例，我真的不觉得抑郁症状的轻重会决定走出抑郁时间的长短。为什么呢？因为处在严重抑郁中的人是非常痛苦的，有的人真的觉得生不如死，所以，当他感觉到有根稻草能救他的时候，他就会拼命抓住。特别是觉得有所改善的时候，他们通常比较能配合咨询。当然啦，那些抑郁很严重的患者，甚至连日常生活中的事，如刷牙、洗脸都不愿意做的人，则要另当别论了，到了这个阶段，他们连求助的愿望可能都很少了，要想走出来，确实也不是一件容易的事。而一些轻度抑郁的来访者，虽然他们也觉得不太舒服，但也不是特别痛苦，他们通常的做法是，当他们遇到某些事情而感到情绪低落的时候，他们就会走进心理咨询室，当他们感觉到稍微舒服一点或者说他们可以承受那些情绪的时候，他们就"拜拜"了。所以这种咨询的时程反而不一定短，因为断断续续的咨询是很影响效果的。所以，一般来说，越痛苦的人，走出困境的决心就越大，相对来说也会把治疗或咨询放在比较重要的位置上，这有助于较快地解决心理问题。

神医扁鹊的"六不治"的第二个"不治"是"轻身重财不治"。作为一个很有医德的神医，扁鹊不是不治疗患者，而是说"轻身重财"是非常不利于治疗的。我认为这里的重财也不完全是舍不得钱财，而是把其他的事情都排在健康的前面，包括钱财。例如，有的来访者以工作忙为由而推迟了咨询，或者是因为要照顾孩子而不能来咨询，或者是要陪朋友而不能来咨询，有的甚至因为要出去游玩而影响了咨询时间。当然，并不是说这些事情不重要，而是说，在一周的时间里，如果你连一两个小时的咨询时间也抽不出来，想要走出心理困境，谈何容易？连扁鹊这样的神医用药来治疗身体都会觉得不治，何况我们这些凡人用语言来疗愈你的心理呢？

3. 自我拯救的第三步：对自己有信心

有的朋友说，我当然有决心走出来啦，可是，我已经病了那么久了，肯定走不出来了。或者说，我已经试过很多方法了，没有用的，我这辈子是完了。

如果您有以上的想法，那么我告诉你，可能你这辈子真的走不出来了。你看到我这句话会不会很生气呀？你肯定会说，你怎么可以这样说话！作为一名心理工作者，你应该鼓励我的，怎么可以说这种让我泄气的话呢？是的，您可能很生气，但是，根据我的咨询经验，这也是一个事实。说出"我这辈子是完了"这种话的来访者，他们的咨询通常都是蜻蜓点水，或者说这也是他们做事的风格。当他们感到很痛苦的时候，会去医院或者咨询室寻求帮助，但当他们感觉好一点的时候，就觉得我已经好了。但过了一段时间，他们又痛苦了，他们不断地重复这个过程。当这个过程重复几次后，他们开始失去信心了，因为在这个过程中，他们常常会不停地换医院、换咨询师，到后来，也就越来越没有信心了，他们会想，我真的是好不了啦，那么多医院、那么多咨询师都解决不了我的问题，那我这辈子真的是完了。

其实，不管是药物还是心理咨询，都是一个循序渐进的过程，在开始的时候，会有一个比较大的飞跃，但再往后面，效果会渐渐平缓，有时甚至会有反复，特别是在触碰痛点的时候，这种反复会更明显。许多来访者会受不了平缓或反复，到了这个阶段，他们会觉得效果轻了，或者受不了疼痛，或者是因为反复就失去了信心。

当然啦，每个人都是可以找到自己的路的，关键是你要有信心。因为当有信心的时候，即使在途中碰到一些困难，在医生或者咨询师的引导下，你仍然能够坚持去寻找你自己的路。而当你对自己没有信心的时候，只要遇见一点困难，你就会泄气，觉得别人很快都能走出来，为什么轮到自己就不行了呢？觉得自己这辈子完了。或者，你一遇见困难，就想绕着走，这其实是失去了一个觉察的好机会。

所以，当你自己已经失去信心的时候，也许你需要去觉察一下，自己在日常生活和工作中是不是也有类似的情况：我有遇到困难就绕着走的情况吗？我是不是常常有点小改变就停滞不前了呢？

4. 自我拯救的第四步：对咨询有信心

有人可能说，我试过很多方法了，都没有效，真的失去信心了。以前的方法没有效果，不代表现在或者以后都找不到有效的方法了。

当然，每个医生、每个咨询师都有自己的理念，都有不同的治疗或咨询风格。就从心理咨询这个角度来说，它是属于心理学范畴的，而心理学的发展历史与其他学科比较起来可能连婴儿都算不上，最多只能算是呱呱坠地，刚刚开始，所以，它确实还不是非常成熟。但心理咨询发展得如此之快，肯定是因为它确实帮助了许多人。

在早期，可能只有精神分析、行为疗法、人本主义等流派占据主导地位，但近些年来，在全世界有数千种的疗法层出不穷地涌现出来。这些疗法可能不像以前的疗法那样形成大的主流，但有许多疗法却非常实用，可以更多地帮助来访者走出困境。

"啊？数千种疗法！那我怎么找呀？我怎么知道哪种疗法会适合我！"有人肯定急了。其实，选择哪种疗法是心理咨询师的事情，你只要找到适合你的咨询师并且坚持下去就可以了。

5. 自我拯救的第五步：要坚持

其实，我也不喜欢"坚持"这个词。因为"坚持"意味着我们正在做的这个事情不是我们很喜欢或很愿意做的事，但却又不得不为之。是的，在我们的正常生活中，如果我们觉得不喜欢，干吗要为难自己呢？干吗要让自己去坚持呢？

但是，问题的关键在于，你的症状一定会让你很痛苦，比不舒服更痛苦。所以，为了减少疼痛，为了将来的舒服，可能你需要坚持一段时间。一旦你走出来了，就会云开雾散，柳暗花明又一村，打开一片新天地了。到那时候，你一定会觉得这段时间的坚持是值得的。

在咨询过程中，还有一种情况：治疗中的某一段时间可能会比不治疗时更痛苦。因为在咨询的过程中，一定会去触碰那些内在的、你平时逃避的、不敢去触碰的东西，正是因为它们的存在，你才会有那么多的痛苦，而怕痛、避让、趋利避害是动物保护自己的本能，所以多年来你一直避免触碰到这些地方。为了你将来不再感到痛苦，我们需要共同去把这些造成痛苦的种子拿掉。这就像在你很小的时候，手上扎进一根刺，因为怕疼，没有把它挑出来，它就渐渐长进肉里去了，而且当时这根刺不干净，它使周围的肉化脓了，所以你不能碰，因为一碰就非常疼。后来，你就习惯性地避免去触碰那个地方。可是，某一天，你一不小心，突然让别的东西碰到这个地方了，你疼得受不了了，只好到医院去找医生。医生需要帮助你把已经陷得很深的那根刺取出来，而且要把这根刺附近的化脓的肉剜去。因为太深了，医生必须要给你开刀才能把它拿出来。开刀是要在你的肉上动刀的，而且把坏死的肉剜去的地方也会留下一个洞，这绝对要比你原来偶尔碰到那地方时痛很多，即使医生给你打了麻药，开刀的时候可能不疼，但药性过去之后，你也绝对会感觉到非常疼。

但是，这种疼痛是有建设性意义的，当新的伤口愈合之后，你将不会再害怕下面的刺和周围的脓会让你痛，也不会再逃避任何触碰。当初医生检查时越疼，也越证明医生找到了那个化脓的根，证明治疗方向是正确的。如果你不让医生检查，那么你的疼痛和害怕将永远不能消除。

在咨询中也一样，咨询师往往不给你逃避的机会，会让你直面你逃避的事情，这时你会很痛苦，因为你怕疼，以前一直是在逃避的，这时逃不了了，当然会更疼，甚至害怕，但这也往往代表了治愈的希望。

不要怕疼。越疼，代表已经越靠近产生目前状况的种子了。

螺旋上升

我们下定了决心，满怀希望地走进心理咨询室，准备改变自己，走出抑郁。开始的几次咨询，感觉挺好的。但渐渐地，进步不那么快了，有的时候甚至会有倒退的现象。这时，我们感到担心、害怕、失望、愤怒，甚至会怀疑心理咨询师的专业水平。

其实，这种情况在咨询室里是经常发生的。因为心理咨询确实不是一蹴而就的。试想一下，您的父母、亲人或者这个社会，用了数十年的时间（一般来说至少10年以上），把您培养成如今的样子，短短几个小时的心理咨询，岂能那么轻易地就改变您呢？当您开始做心理咨询的时候，可能觉得终于找到一条途径可以帮助您走出抑郁了，终于有人能够听您倾诉那些你通常不能说给其他人听的事情了，终于有一个人能够理解你、懂你了，而且在咨询的过程中，咨询师对你确实有很大帮助。所以，最初咨询的时候，你将会感到轻松、充满希望。但是，事物不可能一直处于直线上升的状态，而是有一个曲折的过程。心理咨询的过程也是一样的，通常来说都是螺旋向上的，不可能直线向前。所以，在咨询的过程中，有停滞，甚至有下滑，都是正常现象。另外，在咨询期间，您的工作和生活中不可避免地还会发生一些事，这些事可能导致你的情绪更加低落，这也是难免的。

通常来说，我们每个人都会做自己觉得对的事情，当一些认知疗法心理咨询师协助你改变认知的时候，你也会不由自主地产生阻抗，这些阻抗通常会以迟到、取消咨询等方式呈现，阻碍了咨询的进程。特别是用与潜意识沟通的疗法去做治疗的时候，更容易触及一些我们内在的非常深的痛点，这时的疼痛可能比以往更厉害，你会不自觉地逃避，这就像我们避免触碰那根埋在我们身体里的刺一样。当初，我们未能及时拨出这根刺，后来这根刺导致周围的肌肉发炎、腐烂甚至病变。但是由于埋得比较深，所以我们平时并不常常能够触及它，也就不是一直有疼痛感。即使偶尔压到它并感到疼痛，我们也只是习惯性地避开。我们的心理问题也是一样的。当我们很小的时候，某些事造成了我们的不良情绪，但由于不被允许，这些情绪就被压下去了。平时，我们对它并无察觉，但某一天，由于一件事触发了内在的情绪（自动化思维），我们就会感觉不舒服。但多数情况下，我们会习惯性地选择逃避，通过看书、与朋友聊天、旅游等方式转移自己的注意力，以减轻我们当下的痛苦。但是，某一天，那根刺造成的问题越来越严重，到了不得不做手术的时候了（就像我们的抑郁发作）。这时，我们躲不开了，不得不面对它。做手术的时候，医生必须在我们的身体上开一个口子，才能将刺取出来，那么，这个时候的疼痛可能比不做手术时更疼。处理我们的抑郁情绪时也是一样的，当触及根部原因的时候，其实我们是非常痛的，当我们怕疼时，退缩也是正常的。所以，对于咨询进程中的反复螺旋式前进，我们也需要有一定的心理准备。

自我拯救是非常重要的一步，如果你不想救自己，恐怕神仙也难救你。

第一步　身

如果我们抑郁了，那应该是心理问题，为何我们需要在身体层面去做调整呢？

在绝大多数的心理学理论中，可能很少提及身体对我们心理的影响。即使是生理心理学，它的研究通常也包括了脑、神经、内分泌系统及行为与情绪的关系等，也就是比较关注身体的某个部分与我们情绪或心理的关系，而我们整个人的健康状况对我们心理健康的影响，以及我们如何从身体层面解决心理问题可能提及的并不多。或者说，我们不知道如何将这些理论研究运用到现实生活中来解决我们的问题。

前面我们做了一个比喻，将我们人比喻成机器人，从而可以看出来我们的情绪是由身、心、灵三方面决定的。而这其中，只有身体是我们看得见、摸得着的，或者说身体是我们身心健康的物质基础。

为何要在身体层面调整

我们应该都曾有过这样的经验：当我们情绪很好，开心快乐的时候，我们的身体是松弛的、很柔软的；而当我们情绪低落、焦虑的时候，我们的身体是紧绷的、没有弹性的、僵硬的。反过来，那些身体健康的人，通常都是比较乐观的；而身体不健康的人总是非常悲观（那些身体有残疾但乐观的人除外，他们的乐观让他们在残疾的情况下也能开心而且长寿）。

有一个比喻我挺喜欢的，这个比喻是把我们人比喻成一个筛子，而情绪是试图通过我们的东西。试想一下，如果这个筛子的网眼够大，那么绝大多数的东西都是可以通过筛子的，而如果筛子的网眼很小，是不是只有很少的东西可以通过，而绝大多数的东西都不能通过呢？如果我们筛的是食物，那么筛子的网眼太大不一定是好事，这要根据我们对食物的需求来确定，因为网眼太大、太小可能都不合适。但是，如果放在我们的身体这个"筛子"上的是我们的情绪呢？是不是网眼越大越好？就是说，如果我们可以允许一切情绪顺利地通过我们的身体，而不会重重地压在身体上，从而造成负担，那么，我们就很少会感觉到情绪给我们带来的痛苦了。

那么，是不是只要"筛子"本身的网眼足够大就万事大吉了呢？其实也未必。如果这个"筛子"的网眼本来是挺大的，但是，在使用的过程中，我们不注意清理，结果在每次筛过食物之后，总是会在筛子的网眼上留下一些残余，时间久了，这些残余会使能够让食物通过的网眼越来越小。对于我们人来说也是同样的，当我们刚刚出生的时候，我们的"网眼"其实挺大的，我们想哭就哭，想笑就笑，"筛子"的网眼足够大到可以让我们所有的情绪通过。但当我们渐渐长大之后，社会和家庭对我们的要求就越来越高，我们就不能自由地允许情绪的通过了。例如，当我们哭的时候，家长就会说，不许哭！或者说，哭是软弱的表现，男子汉是不能哭的！于是，我们的悲伤和委屈就不能自由地流淌，它们就被卡在了那里，就变成了沉积在"筛子"上的残余；而当我们大笑的时候，父母也不允许，会说我们笑得像个"疯子"，特别是女孩子，是没有教养的，于是我们的笑也不得不戛然而止，同样它们也变成了"筛子"上的残余。于是，"筛子"上的网眼就变得越来越小，到了后来，似乎所有的情绪都很难通过我们了，或者说，我们就很难感觉到我们的情绪了。

物品在筛子上的残余是我们能够看得见的，但被卡住的情绪所形成的残余是我们看不见的。但是，有一点大家是能够看得见的，那就是，随着我们年龄的增长，我们的身体会变得越来越僵硬。而那些有着心理问题的人通常来说身体都比较僵硬，即使有的人年龄并不大。而且，他们身体的协调性通常也比较差。

有一句话说，心有多软，身体就有多软，这话是有道理的。而反过来说，当我们的身体变得柔软了、放轻松了，就会允许更多的情绪通过，我们的心也会变得越来越柔软。所以，我们在身体层面做工作的第一个作用，就是要让我们的身体变松、变软。

当您非常开心的时候，您是很少生病的，但是如果您情绪低落了，特别是长期的情绪低落，身体就会很容易生病。在我学了几年心理学之后，特别是在做个人成长之后，通常来说我自己的情绪还是很不错的，所以很少生病，甚至连感冒都很少。最初，我并没有注意到这一点，后来有一次我感冒了，在某一个瞬间我忽然意识到，前一天晚上与老公生了一场气。在那之后，如果身体不舒服了，往往我会回头看看，去寻找是否在自己生病之前，情绪比较低落。一般来说，总会找到某些事件，让自己的情绪被扰动了。从另一方面来说，当我们的身体不健康的时候，也很难有一个好心情。无论体检也好、看病也好，或者探望患者也好，你总该去过医院吧，你可曾发现医院里的气氛相对来说总是比较压抑？或者你有没有注意到那些长期生病的人，他们相对来说总是比较容易暴躁或者抑郁？

所以说，我们的身体和心理的相互影响是非常大的。

现在医院的分科越来越细了。就头部而言，医院里面的分科不仅是分到了内科、耳鼻喉科、口腔科等，现在治疗嘴巴里的一个毛病都有单独的口腔医院了，甚至有单独的牙科医院。我们一个年轻同事嘴里长了个东西，她跑到中医院去看，结果中医院的大夫跟他说："小姑娘，你这个毛病不应该在我们这里看，你应该到对面的口腔医院去。"所以说，随着医院的分工越来越细，医生们所专注的范围也越来越小，通常他们只能诊断属于他们治疗范围的病。如果你牙龈肿了，一个内科的医生肯定不会管你，会让你去口腔科；口腔科的医生一般也只针对牙龈肿痛这单一的现象，给你打针、吃药、消炎、祛肿，而不是系统地找出发病原因进而整体治疗。每天医院里面那么多患者，医生根本没有时间去关注你牙龈肿痛的原因，是不是可能因为最近着急上火，或者是情绪不好而引起的呢？即使有的医生意识到了这样的问题，也只会提醒你，但他们是不可能去处理你情绪上的问题的。

同样，如果我们的心理出了毛病，心理科医生也不可能去帮助我们在身体层面做调整。

我们要在身体上做工作的另一个重要原因是，据科学研究，我们陷入抑郁的原因之一，是我们人体内所产生的如多巴胺、内啡肽、去甲肾上腺素、5-羟色胺等物质的减少。所以，如果我们在身体层面做一些工作，如晒太阳、锻炼、吃药等，都可以改变这些物质在我们体内的含量，从而调节我们的情绪，走出抑郁。

如何在身体层面调整

运　　动

这个方法，在许多关于抑郁的书上，肯定都提到过。因为据研究，运动可以让我们的体内产生像多巴胺这样的物质，而这些物质的增多可以让我们更加快乐。如果我们更快乐了，我们的抑郁程度就减轻了。

另外，运动的时候多多少少都是会出汗的，而出汗将会带走体内的一些垃圾，体内的垃圾减少了，我们的身体相对来说就通畅了，当你通畅的时候，会不会有一种非常爽的感觉？当你感觉到爽的时候，你不会觉得开心吗？这些被汗带走的垃圾，除了身体上物质的堆积，也还有情绪的阻塞。

我们运动的方式可以有很多，如走路、跑步、打球、瑜伽、舞蹈等。

1. 跑步

跑步是一个被很多人使用的锻炼方法，跑步有非常好的健身作用，这是众所周知的，在此我们就不一一赘述了。对于我们的心理影响来说，跑步首先可以让身体活动起来，这样身体没有那么僵硬了，就放松了；跑步可以让我们的身体更健康，当身体健康之后，对我们的心理也会有正向的影响。但跑步的时候，我们需要注意保护膝盖、关节、韧带等。另外，我感觉边跑步边说话不是一个好的选择，如果在跑步时能够关注自己的呼吸，效果可能更好，这样我们就更能关注当下。

2. 瑜伽

瑜伽作为一种美体减肥的健身方式，越来越受到广大女性朋友们的喜爱、热捧，它不仅可以健身美体，还可以舒展身心、放松心情，也可以帮助我们集中注意力、练习深呼吸等。但有些瑜伽比较关注体位动作，所以人们大部分的注意力会放在动作上，导致注意力不能很好地集中到呼吸上。

3. 舞蹈

舞蹈也是非常好的放松运动。舞蹈是身体的语言，在音乐的引导下，我们的身体随乐舞动，对于情绪有非常好的释放效果。如果我们能闭着眼睛舞蹈，不去关注自己的动作是否正确、是否优美，那么，我们的情绪能得到更多的释放，特别是在一些工作坊的集体舞蹈中，我们的情绪能得到充分的释放。所以，舞蹈对调整我们的情绪是很有益处的。

当我们运动的时候，我们的身体会产生一种叫作多巴胺的物质，而这种物质会直接影响到我们的心情。当我们的体内有足够的多巴胺的时候，我们就会感到快乐，当该物质缺乏的时候，我们就会感到情绪低落。多巴胺是一种神经传导物质，这种脑内分泌物主要负责大脑的情绪、感觉、兴奋及开心的信息传递。当我们恋爱、运动及得到各种巅峰体验时，都会产生这种物质。还有一种情况也能产生这种物质，就是上瘾时。上瘾就是我们沉溺在某种事件中不能自拔。当说到上瘾时，我们往往会想到烟瘾、网瘾，其实我们会对许多东西上瘾，例如游戏、下棋及赛车、冲浪、登山等冒险活动，我们之所以对这些活动如此沉迷，就是因为在令人兴奋的活动中会产生多巴胺，而这种物质会让我们觉得舒服，我们才会乐此不疲，停不下来。瘾是很难戒掉的，因为我们太容易沉迷于这种感觉了，如果能找到另外一种形式可以产生多巴胺，那也许能够取代原来的瘾。我认为最好的形式就是给予爱，这种爱不仅局限于恋爱，还包括母爱、父爱、友爱等，当然，运动也是很好的方式。

晒 太 阳

这是一味不要钱的"药"。太阳作为我们地球上万物的生命之源，拥有着我们所需要的能量。有一种说法是，抑郁的人是冷到心了，我不知道这个说法是否有道理，但在咨询中，我确实发现抑郁的人体温都比较低，怕冷是普遍现象。所以，当我们晒太阳时起码可以获取热量，感受到温暖。另外，通常来说，在秋冬季节，抑郁症的发病率要高于春夏，也有研究表明这与太阳光照的强度及光照时长有关。所以，如果可以，尽量多晒晒太阳。

但是，对于一些比较严重的抑郁症患者，特别是伴有强迫症的人来说，即使晒太阳，也是非常困难的。他们要么怕阳光太刺眼，要么不想到室外去（室内又晒不到），要么怕晒黑。其实，归根结底就是他们对什么都没兴趣，即使是晒太阳，他们也懒得动一动。

深　呼　吸

说到呼吸，我想绝大多数人肯定会说，呼吸谁不会？不会呼吸的话早就死了。或者你说你也做过深呼吸，但是没有什么作用。有许多来访者甚至说，深呼吸谁不会呀，我们在练瑜伽时都做的，可是我该失眠还是失眠，该焦虑还是焦虑！

是的，我以前也是这样想的，也有过这样的经历。但自从认识刘军（慈航）老师之后，我才知道原来仅仅是一个呼吸动作也蕴含着那么丰富的知识。

我们的呼吸就是要吸入氧气，呼出废气二氧化碳。所以，那句话是对的：人不呼吸就死了。但是，你曾关注过你的呼吸吗？你是如何呼吸的？

人的肺部像一棵树，有着很多分支（支气管），它们把空气引入有弹性的肺泡，当空气进入肺部时肺泡就会膨胀。肺泡周围的微血管（毛细血管）接受氧气并输送到你的心脏。

你的心脏将氧化的血液送到你身体的各个部位，并进入人体各个组织细胞中，新陈代谢后反应生成二氧化碳，肺泡收缩，然后，废气二氧化碳将被呼出体外。

如果把氧气比喻成血细胞的食物，当我们吸入了足够的氧气时，我们的血细胞就能够吃饱饭，干活肯定有力量；而当我们没有能够吸入足够的氧气时，血细胞就没有足够的食物，那它们还有力量干活吗？如果克扣了它们太多的"粮食"，它们会不会造反呢？

人们在呼吸时，一般会使用以下两种方式：一种是胸式呼吸，另一种是腹式呼吸。

现在，你可以自己试一下，看看你是如何呼吸的：把一只手放在腹部，另一只手放在胸部，然后去觉察呼吸。这时，你可以感受到你把空气吸到身体的哪个部位。如果你在吸气时，放在胸口的手被向外顶，呼气时手向内收，那么你就是胸式呼吸。如果你在吸气时，放在腹部的手向外顶，呼气时手向内收，那么你就是腹式呼吸。在这里比较难区分的是，有的人说，我的腹部在呼吸的时候是在动的，所以，我应该是腹式呼吸。但是，你仔细观察，如果发现腹部在呼气的时候是向外顶的，而在吸气的时候是向内收的，这其实还是胸式呼吸，而不是腹式呼吸。有一次，一位来访者说："老师，我是腹式呼吸。你看，我呼吸的时候，肚子是动的。"然后，我让他再仔细地观察自己的肚子是如何动的，他发现自己的肚子在吸气的时候是瘪下去的，呼气的时候是胀起来的。当我示范腹式呼吸给他看的时候，他大笑了起来，说："原来这个是腹式呼吸呀！我们有位外教，他跟你呼吸的方式是一样的，我们同学们一直都在笑他的呼吸方式跟我们不一样呢！"

另外，我们还可以观察呼吸时间的长短，或者说呼吸的周期。其实，呼吸时间的长短是与呼吸方式相关的：用腹式呼吸的人，通常来说其呼吸的周期要比胸式呼吸的人的周期长很多；而用胸式呼吸的人，呼吸常常很紧促。有许多焦虑的来访者，甚至不能吸气至心口，而只能到达胸部的上方。更有一些人，其气只能吸到喉咙部位，这样的人基本上都已经有睡眠问题了。所以，如果你去观察一个失眠的人，他们的呼吸基本是很浅、很急促的。

吸得越深，代表你能吸入的氧气越多。如果把我们的身体比喻成一个国家，那么，你吸入的氧气越多，则代表这个国家越富有，也越能做到国富民安。国富民安了，国家就会平稳，如果供给不足，那么国家的子民们（我们的血细胞）就吃不饱，到了一定的程度，他们是会造反的（身体和心理会出现各种状况）。你可以感觉一下，用胸式呼吸的时候，空气只能到达你的胸部，也就是说，你只用了肺的很少一部分；但如果你用腹式呼吸的话，你将会发现，你的肺会被扩张到下部，也就是说，你的肺的利用率要远远高过胸式呼吸的利用率。有资料显示，平静呼吸时每次的呼吸气量，成年人为350—600毫升，通常约500毫升。平静吸气终了后，再尽力吸入的最大空气量，平均为1500毫升。也就是说，对于我们普通人来讲，我们正常的呼吸量，要远远少于补气的量。当我们用腹式呼吸的时候，我们是在有意识地利用补气量。

抑郁的人通常来说都比较焦虑，虽然有些人的焦虑被压下去了（他们常常骗自己说没关系，其实内心并不是真正踏实的）。许多研究资料及我们在咨询中的观察都证实，焦虑是所有心理问题的基础。无论是焦虑症、抑郁症、强迫症、人际关系等，几乎所有的来访者都有一个共同的特点，就是焦虑。而焦虑、紧张是一对孪生兄弟，它们与放松是对立的。试想，如果我们很放松了，还会有这么多的心理问题吗？

所以，在来访者的第一次咨询过程中，我会观察他们的情绪。然后，基本上会让他们去练习深呼吸。说实在的，到如今，我在咨询室里，还真没有看到过一位来访者是自然用腹式呼吸的。我猜想，那些自然腹式呼吸的人，是用不着到我们这里来的吧，当然也更没有必要经常往医院跑了。

从空气被吸入体内的部位来说，一般人是胸式呼吸、腹式呼吸，其实还有全呼吸、体呼吸，甚至是胎息，可能还有我还没有学过的呼吸方式。一旦到了胎息阶段，那应该是一个安定的状态了，哪里还可能有焦虑呀！

从呼吸速度方面来讲，呼吸有快吸快呼、快吸慢呼、深吸慢呼、深吸快呼；从气息进出的通道来说，有口吸口呼、口吸鼻呼、鼻吸鼻呼、鼻吸口呼。说了这么多的"绕口令"，可不只是名称不同而已，其实不同的呼吸有不同的功能。例如，配合腹式或全呼吸的深吸慢呼会比较有利于身体的放松，而快速的口腔呼气会比较有利于情绪的释放，鼻吸鼻呼的慢呼吸可能更适合瑜伽等运动，等等，不一而足。

在咨询室里，我们的主要目的是让来访者放松，所以，我们一般采用鼻吸口呼、深吸慢呼的腹式呼吸。

深呼吸对于焦虑和失眠的改善最明显。但对于失眠的人来说，在睡前的深呼吸要更加地深吸慢呼，吸要吸满，呼要呼尽，而且在吸气吸满后或呼气呼尽后，要再加上一个闭气（不是憋气）阶段。等练得熟练之后，你会发现，常常做三五个深呼吸，人就开始有困意了，不一会就能睡着了。

来访者 L 是一位 IT 界的白领，30 多岁。她第一次来咨询的时候，失眠 4 个多月了（这在走进咨询室的人群中，算是时间短的。当然也有失眠一个多星期就来咨询的，但那是极少数，多数人都会等到失眠得受不了了，才来咨询）。她是由老公陪着来的，老公也是 IT 界的，工作非常忙，但也没有办法。她与老公各有各的车，但她现在已经不敢开车了，所以只能老公陪她来（她也不敢一个人乘公交或打车）。

最让 L 痛苦的还不是晚上的失眠，而是对于不能在晚上 11 点之前入睡而可能引起的身体问题的种种担心。L 对于身体健康一向非常注意，很注重保养，她看到许多中医书上说，人们一定要在晚上 11 点之前入睡，否则会影响人体的造血功能。而一旦人体没有制造足够的血，首先会影响到肾、肝的功能，进而会影响到各个器官，最终会影响整个人的身体健康。所以，每天晚上，她都因为睡眠的问题而感到非常紧张，而紧张的情绪会加重她的失眠。

因为失眠，她担心身体不能承受上班的重负，所以她准备请半年的假，等身体养好了再去上班，还让我们中心给她写了一张证明，以作为请假的理由。她觉得影响她上班的还有一个原因，就是她在电梯里经常感觉快要晕倒了，尽管她用曾学过的"一念之转"去说服自己，但也没有什么作用。

对于这样的来访者，首先肯定是要让她放松下来，所以，我带领她去做深呼吸。

在第 2 次来咨询的时候，她显得又高兴又沮丧。高兴的是，在她第 1 次来咨询后的当天晚上和第 2 天晚上，她睡得还不错；沮丧的是，从第 3 天开始又不行了。其实，这是许多来访者都会碰到的现象。在咨询后的几天内，来访者会有很不错的感觉，这有几个原因：首先，许多来访者不能接纳自己的心理状况，担心自己是异类，怕别人说自己是"神经病"，等到了咨询室才发现其实情况并没有那么严重，这就松了一口气；其次，当自己出现状况的时候，不知道可以跟谁说，因为通常人们不会理解，等到了咨询室，终于发现有个人可以听他说了，可以理解他了，这又松了一口气；再次，许多有心理烦恼的人会通过各种渠道去查自己是什么问题，许多人会越查越担心，因为看消息的和写消息的通常都是比较关注这些问题的，而且许多人都去过医院，听说可能要终身服药，又增加了紧张程度，但到了咨询室后，他们发现原来还有其他的方法可以帮助到自己，这下就更放松了；又次，在咨询室里，咨询师还会让他们去觉察他们的一些理念是不是绝对正确，如果不按照那些理论做，是否就一定会出现问题，这也让他们从新的视角去看待问题；最后，加上深呼吸带来的放松，许多来访者真的会有大大松了一口气的感觉。所以，在前几个晚上休息得好，也就可以理解了。

但是，心理问题通常是我们多年积累来的，改变也不是一蹴而就的，理念的改变需要假以时日，而深层次形成原因的解决更需要时间。所以，过了一段时间后，当他们发现自己又开始紧张的时候，原先的症状又会出现了。这是一种正常现象。

不过，这位来访者是一位领悟力很强的人，在第 3 次咨询的时候，她就自己开车来了，这次她老公没有陪她来，而是去上班了。而且，在我的建议下，她也没有请半年的假，只是休息了几天。

在咨询了 4 次之后，她觉得自己可以正常上班了，就没有来咨询了。但过了几个月后，她又来了。这次来是因为她发现自己的焦虑影响到她与孩子的互动了。孩子出生以后，由于紧张，她与孩子的互动很少，孩子基本是由孩子的爷爷奶奶还有爸爸带。即使节假日，她也不敢陪孩子出去玩，因为她只要走半小时以上的路，就感觉自己不行了，她害怕自己的情绪会影响到孩子，所以一直不敢陪伴孩子出游。当睡眠问题解决了之后，她开始担心自己与孩子的互动模式会影响孩子的身心健康，再次前来咨询。

咨询了一段时间后，她告诉我，那次他们一家三口在夫子庙玩了大半天，她太高兴了，久违的幸福和开心涌上心头。她感觉她与孩子的关系比以前更加亲近了，孩子的焦虑也比以前减少了许多。

在这个来访者的咨询过程中，深呼吸给予她很大的帮助。可能有的人会说，他们也做过深呼吸，但好像没有什么效果。甚至有的人还练过瑜伽，好像对自己情绪的改善也不大。这其中可能有几个原因。

第一，你可能也学过，或者在瑜伽时练过深呼吸，但是，书上可能没有太具体地说如何做，或者瑜伽教练只是说深呼吸，但由于学员太多，教练根本不可能去注意每个人是否真的进行了深呼吸。

第二，我们许多人已经习惯胸式呼吸了，不知道如何做腹式呼吸，只知道用力吸气，但却吸不进去。

第三，太过于关注呼吸了，反而没有做到全身放松。

那么，我们该如何练习深呼吸（最好是腹式呼吸）呢？

（1）首先给自己安排一个不受打扰的时间（如果失眠，可以选择在临睡前练习，如果睡着了就舒适地睡一觉，如果没有睡着就可以持续练习，至少 20 分钟以上。熟练之后，就没有这个要求了）。

（2）再选择一个安静的地方（熟练之后也不需要，可以随时随地做，特别是在感觉到自己快有不舒服的情绪的时候做。注意：如果在不舒服的时候做，一定要在已经熟练的情况下，否则会影响自己的信心）。

（3）感觉一下什么姿势让你最舒服，或者让你最放松。你可以站着、坐着、躺着（如果你想改善睡眠，最好是躺着）。作为初学者，躺着是较容易放松的姿势，而且，对于大多数人来说，成"大"字形躺着是最为放松的姿势（当然，如果你身体的某个部位在你躺下时会不舒服的情况除外）。

（4）从头到脚做一个放松，想象有一道光从你的头部开始扫描，每扫到一个地方，就去关注那里，看看那里是否放松了，如果没有放松，就有意识地去让那里放松。如果你是成"大"字形躺着的，可以想象自己像一摊烂泥一样地瘫在床上或地上。在此过程中，要特别注意颈部、肩部和腹部的放松。

（5）给自己一个意念，"我允许我放松，我允许我呼吸，我允许我通畅"（反复多在心里默念几遍），如果你仍然感觉紧张，再给自己一个意念，"我也允许我不放松"（有人可能觉得这是矛盾的，其实这里的实质就是两个字"允许"。无论放松与不放松都是被允许的，这样才没有压力，更容易放松）。

（6）感觉一下你喜欢哪种呼吸方式，是鼻吸鼻呼、口吸口呼、鼻吸口呼，还是口吸鼻呼。一般情况下，许多呼吸浅的人，通常会觉得胸闷，建议用鼻吸口呼的方式，并且用大口呼气。在呼气的时候，可以想象那些积压在心口的闷气都随着呼气而带出体外。如果你是为了改善睡眠，那么可以用鼻吸鼻呼的方式进行，因为这将有助于你将注意力集中在鼻子上。

（7）深深地吸一口气，并且关注你将气吸到身体的哪个部位了。如果不能确定，你可以将你的右手放在腹部（肚脐的下面），将左手放在胸口。如果你在吸气的时候，左手向上抬，就是胸呼吸，那么就尽量将气向下压，哪怕每次多压一点点，让气尽量吸到腹部。

（8）如果上一步进行得比较困难，说明气吸不到腹部，那么，现在你可以将你的双手一起放在你的腹部，这时不要先吸气了，而是用你的双手去挤压腹部，在挤压的同时呼气。这时，想象你的肚子就像一个皮球，你用力地挤，把皮球内的气都挤光，挤得越干净越好。当你挤得不能再挤的时候，突然把双手一松。这时，你不需要关注吸气，气自然会进来。然后，再用双手反复把腹部的气挤光，松开……

（9）重复上一步练习后，可以觉察到腹式呼吸与胸式呼吸的不同。再把左手放到胸部去，右手放在腹部，重新看看是不是可以用腹式呼吸了，如果可以了，就保持这样的方式练习。

（10）上一步熟练之后，让呼吸变得更深、更缓慢，尽量做到吸要吸满，呼要呼尽。

（11）在练习的过程中，你的思维免不了会飘走，当你意识到这一点的时候，不要去责备自己，把你的注意力重新集中到鼻尖上来（这一点对于希望改善睡眠的人特别重要）。当用鼻吸鼻呼时，比较容易把注意力集中在鼻子上。

（12）在开始的几天，练习的时间可以少一点，可以由一天5分钟开始，然后10分钟，最后增加到每天20分钟（对于许多初学者来说，开始练习腹式呼吸是非常累的，而且有时还会有头晕的现象，这是因为你还不适应这样的呼吸方式）。

（13）在熟练之后，就不局限于时间和地点了，可以随时随地地练习，如果到后来，腹式呼吸变成常态，那就最理想了。

（14）掌握了腹式呼吸之后，一旦感觉到身体开始紧张，或者感觉到情绪的变化，你就可以运用深呼吸去改善身体的紧张和情绪的剧烈波动。虽然说深呼吸不是灵丹妙药，但它确实帮助很多人渡过了难关。有许多患有强迫症的来访者说，当强迫思维来临或者要去做强迫动作的时候，只要他能想起来去做深呼吸，很快身体就放松下来了，强迫思维就消失了，也没有做强迫动作的冲动了。

（15）在练习一段时间之后，你还可以将闭气（就是不呼也不吸）加进去。也就是吸—闭—呼—闭—吸……整个周期尽量拉得越长越好，这个方法对于睡眠的改善非常有益。

（16）如果你自己仍不能学会放松，那么最好能找到一位老师，面对面地教你呼吸。有一点可能比较麻烦，那就是越紧张的人越需要学会深呼吸、学会放松，但是，越紧张的人却越难学会放松。曾经有一位大学生，在咨询室里，用了近一个小时才学会深呼吸。其实，这与他的紧张有关，他对一个小时能得到的东西太期待了，这反而影响了他的进程。

最后一点，也是最重要的一点，就是要"坚持"。其实，我也不喜欢"坚持"这个词，"坚持"意味着我们在强迫自己做自己不喜欢的事情。但是，如果我们的一些习惯已经给我们造成很大的问题了，那么我们还是需要坚持一段时间去改变状况的。如果我们的浅呼吸已经使我们的情绪出现问题了，那么，坚持练习一段时间的深呼吸还是很有必要的。一般来说，只要我们坚持练上一段时间，至少10天到半个月，每天练习一到两次20分钟以上的深呼吸，就可以掌握了。等你养成一种习惯后，如果不做可能你都会觉得不舒服，因为到那个时候，深呼吸已经变成你的习惯了，这时，就不再需要"坚持"了。甚至深呼吸会变成你的正常呼吸模式，那是最理想的了。

一般来说，一个习惯的养成需要10天至半个月，当习惯养成后，我们就会很自然地去做，不需要意识的特别提醒。就像我们每天的刷牙、洗脸一样，我们需要坚持去做吗（对于一些重度抑郁症的患者可能真的还是需要坚持的）？那只是我们每天的习惯而已。

我们之所以在心理咨询中这么强调呼吸，还有一个很重要的原因：呼吸是我们的意识与自主神经系统之间的桥梁。我们的神经系统非常复杂，在此我们说说与我们情绪有关的一套神经系统——植物神经系统（也叫自主神经系统，因为它是不受意识指挥的）。自主神经系统负责调度内脏完成诸如调节消化、呼吸、心率和唤起水平等工作。令人惊讶的是，所有这些工作并不需要我们意识的参与便能自动完成。在你入睡的时候，自主神经系统还在工作，即使是昏迷的时候，它依然可以让维持生命的基本生理机能正常工作。

生物心理学家将自主神经系统进一步分为交感神经和副交感神经。

当人们感到压力很大，或遇到紧急情况的时候，必须做出迅速的反应，这需要很大的能量。交感神经在此时会传递信息唤起心脏、肺及其他器官，让人们对威胁迅速产生反应，或战或逃。此外，当你观看令人激动的电影时，当你第一次约会或当你在演讲的时候，交感神经会让你觉得紧张和警醒。如果你回想一下，上一次在看恐怖电影时候的感觉，就会了解交感神经的功能了。当时，呼吸是不是困难了呢？手心是不是出汗了呢？胃里是不是有些翻江倒海了呢？看完电影后，是不是有全身酸疼的感觉呢？

相反，副交感神经系统就像刹车一样，让人体内部的反应恢复到平和的状态。当副交感神经工作的时候，我们人体是放松的、舒服的。但是不是我们一直在副交感神经的驱动下就是好事呢？也不是的，试想一下，如果我们一直都是放松状态，那会是什么样子？会一直比较平淡、平和，没有情绪的波动，感受不到刺激、激动，甚至在看到心仪的他的时候，都不会产生心跳加速的感觉，那人生岂不是太平淡无奇了？但是，如果一直在交感神经的驱动下，我们更难受，对不对？

究竟哪个神经系统在何时工作，是由不得我们自己选择的，虽然这个身体是我们的，但是我们却控制不了身体内的自主神经系统。试想一下，你可以控制你的心跳吗？可以控制你的血压吗（如果可以控制的话，就没有那么多高血压了）？你可以控制你的胃酸吗？实际上，我们都无法控制它们，所以植物神经系统又叫自主神经系统。

但有一个是例外的，那就是呼吸。你想想看，我们平时根本不会在意我们是否在呼吸，呼吸是自然发生的，是由自主神经控制的。但是，如果我们有意识地去控制呼吸，我们是可以控制它的。设想一下，你刚刚摆脱了一条恶狗，你可以听到自己的心在怦怦乱跳，好像都快要跳出身体了，可能心跳能达到90次/分钟以上；你吓出了一身汗；你的全身都是紧绷的；你大口地、急速地喘着气；……这时就是你的交感神经系统在工作。你想让自己的心脏恢复到正常心率，让血压下降到正常状态，但你很难办到对吧？此时，你可以开始有意识地深呼吸，随着你的呼吸放松，你会更容易让自己的心率降下来，让身体更快地松弛下来，然后自己就舒服了。

随着呼吸的深入，我们的身体会越来越放松；当身体放松了，我们就不焦虑了；当我们不再焦虑了，那些抑郁、强迫、疑病、失眠等都会远离我们。这是深呼吸带给我们的对当前情绪的调节。而随着呼吸更进一步深入，我们被压抑的深层情绪也会得到释放，这种现象在工作坊中是很常见的。为什么现在的许多工作坊那么受欢迎？尽管有些工作坊的费用动辄上万，但是学习的人仍然趋之若鹜，甚至有许多人跑到印度去学习。当然啦，这些工作坊中，不仅仅有呼吸练习，还包括许多其他的放松技巧，如舞蹈、拉伸、瑜伽等。这些工作坊会有各种各样的名称，有的以财富为主题，有的以人际关系（包括与父母的关系、亲子的关系、夫妻的关系等）为主题，有的以能量提升为主题，有的以合一为主题，等等不一而足。它们的一个共同的特点就是，参与者在这些活动中，能够充分地放松身体。当释放掉很多的情绪之后，你会感觉到浑身舒服、特别轻松。而这种感觉可能是许多人几十年来都没有体会过的，所以人们才会那么喜欢参加这样的活动，甚至不惜重金去体验一下。

来访者Z是一位40多岁的女性。

当Z第二次来咨询的时候，正值她的生理周期，看上去显得特别没精神。刚进门，她就打招呼说今天不舒服，想早点结束。我说，好的。原来，在她每次生理周期的时候，都会头疼，并且又吐又拉。

在咨询的过程中，我问她回去之后有没有练习深呼吸，她说只练习了一两次，而且时间不长，主要是因为气吸不下去。基于这样的情况，并考虑到她的身体状况，我们决定让她学习更深的放松。

我让她躺到催眠椅上，开始引导她做深呼吸及全身的放松。在她放松的时候，带领她去观想用光去疗愈她头部的不舒服。在放松了一会儿后，她跟我说感觉到特别不舒服，想吐。接着，她去卫生间吐了很长时间。当她从卫生间出来后，感觉人舒服了些，也放松了许多。

在她下一次来咨询的时候，她跟我分享到，在上次的咨询过程中，她并没有感觉呼吸放松给她带来很大的效果，与以前来例假时的感觉差不多。仍然像以前一样，她一到家后就躺到床上。但这次例假期间与以往有些不同：好多年了，每次来例假头疼时，不管怎么样都无法消除头疼，只有晚上睡着了，才感觉不到头痛；而这次，当她躺到床上后，头竟然不痛了，这是她好多年都没有过的感觉。但接下来，她又很着急地问我，下次是不是也不会痛了。其实这要取决于她练习的情况，如果她好好地练习放松，也许就不会痛了。

下面这位男孩的感觉比 Z 更直接一些。

S 是一位刚刚 20 岁出头的小伙子，个子很高，五官精致，长得很精神。两年前，因为陪一位老乡到南京脑科医院诊治抑郁症，从而开始怀疑自己也有问题了。后来，他也去医院"看病"，医生诊断为抑郁状态，并且安排他住院。半个月后，他出院了，一直吃药。中间他自己试图停药，一方面认为药物并不能解决他的实质问题，只能缓解情绪；另一方面也担心药物会给自己的身体带来副作用。但是，停药带来的后果让他非常害怕，他觉得停药后，心慌、气短、头晕，所以，他一直依靠药物在维持。虽然他非常抗拒吃药，但是没有其他选择。

半年前，他在新闻上看到有个人 30 多岁就脑出血去世了，开始觉得自己的头部也出问题了，这时，即使吃药也不管用了。于是，他去各家医院检查，医生跟他说没有问题后，他能安心一会儿，不久又受不了了，于是第二天再去医院。凡是可以做的检查他都做过了，包括 CT、核磁共振、神经递质含量、内耳平衡检查等，检查的结果都显示他没有什么问题。后来，他意识到是自己的心理出问题了，才找到我们咨询室。

就像医院诊断的一样，他的抑郁情绪并不严重，但他的焦虑相当严重。他甚至在站着的时候都不敢闭眼睛，因为担心自己会晕倒。对于这样的个案，我在深呼吸上花费的时间会比较多，因为他们通常连呼吸都是小心翼翼的，生怕吓着什么。因为他有晕倒的担心，所以我让他躺在催眠椅上做深呼吸。果然，他的呼吸很浅很浅，有时他只能将气吸至喉咙。于是，我让他试着把气往下压，哪怕每次往下压一点也行。他练习了一会儿，有一点进步，渐渐地能把气吸到腹部了。呼吸了一会儿之后，他叫了起来，因为他觉得自己的手、脚都开始发麻，脸也有点痒，头也晕了。我感到非常高兴，这些都是很好的现象，证明他把氧气送到身体的各个部位了，这些都是正常反应。他的身体原来是处于一种缺氧状态的，现在他身体的各个部位开始启动了，这也证明他确实是处于气血不足的状态（前几天中医才刚刚给他开了补气血的药）。我能明显感觉到他仍然害怕，不过还是配合着我的引导继续做深呼吸。一会儿，他又叫了起来，说他觉得肚子饿了，这是很久都没有过的感觉，再做了一会儿，他觉得饿得受不了了，说要赶快去吃点东西。

他站起来后，感觉自己的肩和颈部放松了很多。通过一段时间的心理咨询，他的焦虑的症状明显得到了改善。

颤 抖 功

颤抖功是东方养生智慧与修身方法的集体智慧。练习方法非常简单易行，对场地、器械、个人技巧等几乎没有要求，容易随时随地开展。

颤抖功通过全身抖动使内脏运动，消除疲劳，增强全身气血流通，是非常积极有效的放松方法，同时有强大的疗愈功效。

一、颤抖功的功效与作用

1. 全身调理，周身轻松

按照中医的说法，叫作"通则不痛，痛则不通"。凡是身体各部位经络气血畅通者，就不会感到麻木、疼痛。身体的经络就像水流，要经常疏通，才不会瘀滞、生病。疏通经络的方法有很多，其中颤抖功运用颤抖来健身，进行全身性调理，练后周身轻松。

2. 调整生物磁、生物电

现代科学研究证明，我们人体内存在生物磁、生物电。人体内的这些电磁现象，也受电磁学规律的支配。健康时，身体的生物磁呈现自然排列顺序，能量运行顺畅；若生病了，生物磁就会杂乱无章，能量在体内分布不均衡，供应受阻、运行紊乱。颤抖功就是通过全身运动，直接加速身体各部位运作，提升整体的运作频率，启动身体的自我疗愈和调整功能，让身体的生物磁、生物电各归各位、各行其道，重新达到自然、顺畅的身体运行状态。

3. 由外而内，调整心态

现代医学研究证明，很多疾病是属于心因性的，这就是说很多疾病的起因都与心情和心理状态有关，尤其是慢性病。现代物理学也证实，在一定条件下，能量与物质之间是可以相互转化的，所以，现代的诊疗方法中，也有很多是通过调整心态而达到治疗效果的，而且效果比较显著。颤抖功就是一种通过身体的调整与放松，自然影响到心理的调整与放松的方法。在实践中，我们发现长期练习颤抖功法的人，身体的瘀滞越来越少，运行顺畅，心情也越来越好，从个人情感关系、家庭生活、工作、人际关系到财富运势，都有了显著的变化，以前很纠结的事情，也能心平气和地对待了。

总之，颤抖功在身体层面对于排除身体内毒素，消除身体疲劳，排除体内寒气、湿气，增强免疫力，预防感冒、上下呼吸道感染、过敏、鼻炎、肠胃功能失调、神经衰弱、抑郁，以及其他各种慢性病方面都已体现出明显疗效。对于心理层面，能自然地疗愈以前内心的创伤，释放情绪，减轻心理负担，接纳过去，拥抱自己，迎接未来。

二、颤抖功的练习注意事项

颤抖功功法简单易学，每天只需占用 15 分钟左右时间。

时间段：可以选择每天早上起床后锻炼，或下班后、放学后锻炼，或临睡觉前锻炼；也可以在学习、工作期间锻炼，或作为课间、工间操使用，可以起到非常好的放松、醒神的效果。

环境：地点最好选择空气清新的公园、草坪，或路旁空地，如果没有条件，可在自家阳台上，或空气流通的室内。

此功最大特点：随时随地练，不受时间、场地的限制。

方法：眼睛微闭，全身放松；两脚与肩同宽，两手自然下垂，然后两腿微曲，自然用力，速度不宜太快，进行上下颤抖；两手和全身跟随腿的颤抖而自由活动，自然呼吸，也可以配合深呼吸进行。

在每一节（5分钟左右）结束时，深呼吸（腹式呼吸）3次，在整体结束后深呼吸6—9次，然后静养片刻。

练功结束后，切记不得用冷水洗澡。

三、如何练习颤抖功呢？

姿势：面南而立，易理上认为，南面属阳，北面属阴，面向南方有助于吸收阳气。

两脚与肩同宽，两手自然下垂，两膝微屈。

全身放松，眉心舒展，面带微笑。

全身有规律地上下颤抖。

呼吸：采取自然呼吸法，也可根据需要进行深呼吸。

意念：想象两脚犹如两棵松树深深扎入地底，纹丝不动；在颤抖的过程中，意念"将感受交给身体，允许一切自然发生"，不期待任何结果，放松身心。

动作：姿势摆好之后，浑身放松，双腿微曲，跟随节奏，身体自然颤抖。

功效：最初（动作前5分钟），会有酸、累的感觉，身体的某些部位可能感觉不舒服，这是身体自我调整的启动，不必紧张，如果实在太难受可稍事休息或者减轻幅度。在身体完全放松的时候，抖动时牙齿会自然上下磕碰，有助于牙齿坚固，朝一个方向向下抖动，有助于身体的生物磁场朝一个方向（重力方向）排列，增强身体免疫力。在此过程中，头颈达到完全放松状态，跟随颤动前后摆动，这对颈椎、咽喉等脖颈周围的组织是很好的放松运动。

在持续动作10分钟以后，劳累、酸痛都会消失，浑身出汗，手掌发麻。也有身体局部发冷的，那是身体在排出湿气和寒气。

持续15分钟以后，上述感觉消失，只有舒畅、痛快。

每次练习不超过45分钟。

多练习几次后，慢慢就会体会到放松与自然。结束之后，可以继续站桩、打坐冥想，也可以直接休息，这时睡上一觉会感觉更加舒适自然。

自古代以来，颤抖功基本上是以调理身体为主要目的的，刘军老师将之带到调整心理上来，也是对颤抖功的发展做出了贡献。刘军老师领悟到放松对于调节心理的重要性，所以在心理课上带领我们做放松、冥想。但是，许多同学反映在放松、冥想的时候，思绪乱飞，根本不能进入放松状态。刘军老师建议大家在放松、冥想之前，可以选择一些快节奏的音乐，跟着音乐舞蹈，先让自己动起来，然后再由动到静，这样就比较容易静下来了。后来，在他自己练功的过程中，发现在做完颤抖功之后再去静心，效果非常好。于是，他将颤抖功引入了心理调整。

再后来，他将呼吸、意念、手臂动作也引入了颤抖功，更是增强了颤抖功的效果。我们选择的颤抖功音乐是5分钟的音乐，所以以5分钟为一个周期。在做颤抖功之前，先做几分钟的深呼吸，并在深呼吸的过程中先给自己一些意念的引导，"我允许我放松，我允许我通畅，我允许我自由"（你也可以根据自己的需要引入自己的意念）。

动作：

第一个5分钟，手臂前后摆动，这样可以让整个身体变得更加奔放、自由（但这个动作对于许多人来说有难度，因为许多人的身体是不协调的，所以需要经过一段时间的练习，或者说在身体柔软之后，就能变得更协调）；呼吸采用的是深吸慢呼的形式，这种形式能有效地协助身体的放松；而意念可以一直保持上述意念。

第二个5分钟，手臂做扩胸运动，这个动作更有利于打开心胸；同时，给自己的意念也是"打开心胸，释放情绪"；而呼吸则是配合深吸快呼，让气从喉咙快速冲出去（喉咙是放松的，直接冲出去）；这时，更要配合想象，想象随着呼出的气，许多让自己不舒服的情绪也被带了出去，特别是愤怒、悲伤、压抑、内疚、自责等。许多内心不舒服的人都有这样的感觉，心口好像总有一个东西堵着，总觉得喘不过气来。这5分钟的颤抖功，往往能"击碎"那些堵着的东西，让呼吸变得更通畅。第二个5分钟是运动强度最大的，也是最难坚持下来的，但这5分钟做下来后，真的有淋漓尽致的感觉。

最后的5分钟，相对来说反而简单些。在这5分钟里，你的手臂要自然下垂，随着身体的运动而自然摆动，这时的关键是要让你的肩完完全全地放松下来，关注你的颈部、肩部随着身体的摆动而跟着运动的感觉；同时意念也要允许自己放下所有的重担，恢复自由；这时的呼吸是由腹部直接将气冲出去，甚至可以带出声音来。这样的呼吸比第二个 5 分钟对于情绪有更进一步的释放。

如果你每天早晨能坚持做 15 分钟的颤抖功，你将会感到全天非常舒畅，做事也会轻松很多。

在咨询室里，我通常只会把颤抖功教给来访者，带他们做完 15 分钟的次数不多，除非有的来访者身体太僵硬了，不能放松而影响到催眠治疗的时候，我才会带领他们做 15 分钟的颤抖功。事实证明，在做完颤抖功后，来访者更容易进入到放松状态。

站 桩

站桩即身体如木桩站立不动，其起源于古宗教仪式，是中国武术体系中的一个重要组成部分。站桩，分为武术站桩和养生桩两类：武术站桩，多以低桩为主；养生桩，多以高桩为主。低桩难度大，要求高，一般而言只有练习武术的人需要专门去训练。而我们是养身、养心的，只要站高桩就可以了。

站桩既能保养心神，又能锻炼身体；既能健强脑力，又能增长体力。可能很多人会认为，你说的站桩不就是蹲马步嘛，谁不会啊，哪有这么神奇啊。实际上，蹲马步是站桩的一种，站桩还有很多种类。大家可别小瞧了这个站桩，"万动不如一静，万练不如一站"。

天地是个大宇宙，人体是个小宇宙，人体的法则遵循天地的法则。天地之间清气上扬，浊气下沉，人体之内也应该清气上升，浊气下降；就是说天地之间上虚下实，而人体之内也应该上虚下实。从心理上来说，我们许多人整天担心害怕，或者胡思乱想，大脑一刻也停不下来，导致大脑需要消耗很多的能量，能量往上走，就会形成上实下虚的现象，所以许多人就容易整天头昏脑涨。

当感觉头昏脑涨的时候，我们该怎么办呢（准确地说我们应该如何防止头昏脑涨）？我们要想办法让自己下实上虚，而站桩则是一个非常行之有效的方法。当我们看到"桩"字的时候，是不是有那种生根在地、踏踏实实的感觉呢？是的，对于我们身体来说，桩就是要让身体的下半部分稳定下来，要有生根之感。当你一动不动地站在那里，头顶天、脚踏地，身体先有了根，体内的气才会自动地慢慢回归原位,该上升的上升,该下降的下降,清气上升、浊气下降,时间一长,身体就恢复到上虚下实的状态。一杯浑浊的水,你越搅动,它越浑浊,如何让它快速上清下浊呢? 你可以先搅动它,再让它静止不动,轻的东西就会往上浮, 重的东西就会往下沉,不一会儿,你就能看见一杯清澈见底的水。在站桩之前,我们一般会先做颤抖功,其目的与搅动杯子里的水是一样的。试想一下,一杯浑浊的水,是一直放置着更容易变得沉淀下来呢,还是先用力搅动片刻再放置更容易沉淀呢?

千百年来的实践证明,站桩是补充元气最好的方法之一。充满元气以后,人就会身强体壮,具有抵抗一切疾病的能力。许多长期站桩的人都健康且高寿。那些体弱多病之人,通过站桩,可以强身健体。站桩不仅可以疏通经络,调和气血,使阴阳相交,加速新陈代谢,还可以加强各脏器、组织以至细胞的功能,对许多慢性病都有很好的疗效,如高血压、心脏病、糖尿病、肥胖症、高血脂症、痛风等。当我们的身体健康了,我们的情绪也自然跟着提升,抑郁自然也就减轻了。

桩法有很多种,很多来访者会问,我在某个地方学了站桩,然后另外的地方又说该如何站桩,究竟哪个对呀? 其实,这没有什么对与错,各门派有各门派的桩法,各有各的功效,这要看你的需要是什么。我想各种桩法在教授之前,都会介绍该桩法的功用的,需要自己判断是否适合自己的需求。另外,要看你在站这种桩法的时候,是不是能够放松(我们的目的是放松)。我没有学过很多的桩法,所以对于各家的桩法也不完全了解,但是一般而言,蹲得特别低的桩法可能不太适合放松用。

我们一般只站简单的自然桩和金塔桩。我感觉金塔桩更有一种让人"敦"的感觉,好像更深地扎在地上,岿然不动。

这里简单说一下金塔桩的站法。

在练习站桩前,应排空大小便,并把衣扣、腰带松开,而且饭前、饭后一小时内不宜练习。我的经验是在早晨起床后进行练习会比较舒服。

(1)腿:两腿分开呈"八"字形站立。

(2)脚:两脚平行或略微内扣,即不要外八字站立。两脚的距离与肩同宽或比肩略宽一些,两脚站得不能太宽,太宽了容易累;也不能太窄,太窄了站不稳。

（3）臂：两臂张开成"八"字形。

（4）手：手心自然向下（要自然，不需要用力）。

（5）胯：略略坐胯（就是屁股略微向下坐，就像半坐在凳子上一样）。

（6）膝：膝盖微屈，膝盖不能过足尖，大腿根部空虚，呈似坐非坐状态。

（7）背：后背要挺拔。

（8）颈：颈部直立。

（9）肩：肩部放松，不能绷紧，不能端肩膀。肩膀要很自然地耷拉着，往下松。

（10）头：头要正，百会上领，下颏微收。口微闭，舌抵上腭，神情平静。目光平视，自然呼吸，全身放松。使周身上下气机平衡、和畅。

（11）身体：上身挺直，不能塌腰翘臀。胸部微含，把背拉直。腹部放松，微微回收。这样整个人的体形如金字塔般，稳如泰山，岿然不动，但又是自然松立的。

（12）自然呼吸，放松入静，把远处的声音收入耳底。这样比较有利于把注意力收回来，不关注外界。开始练习的时候，采用鼻吸鼻呼的自然呼吸，比较容易集中注意力。

从能量的角度来说，这个桩法比较容易采集能量，但我们只是要放松和练习注意力，所以开始的时候，可以不去关注其他功效。

保持这个姿势，尽量放松全身，什么都不要想（如果思绪飘走了，在意识到的时候，把思绪收回来，不要责备自己，只是收回思绪，然后继续呼吸），让气血自然流动。一般至少站30分钟。开始练习站桩时，会觉得很费力气，膝盖、大腿酸痛。有的人还会哆嗦，这是正常的反应，没有关系，哆嗦劲儿过去慢慢就好了。腿酸痛时一定要坚持，忍耐一会儿，酸痛是因为你的身体内气不足，无力支撑身体重量。这时你可以用意念去体会哪个部位酸，具体酸的感觉是怎样的，气随着意念行走，你的意念到了酸痛的部位，气就会注入这个部位。等到这个部位的气慢慢充足之后，酸痛也就消失了。然后，你就继续呼吸。

这样站上一会儿，你就能感觉到四肢发热，这是因为你的气血开始旺盛起来了，再站一会儿，你会自然地感觉到体内气的运动，你的意念到了哪里，气就会跟到哪里，这是因为你身体内的经络开始连通了，经络连通之后，气血就会畅通无阻，身体的各种病症就能很快得到改善。当然，需要练习一段时间后，可能才会有类似的感受，不可操之过急。

所以，站桩对于我们的身心都是非常有益处的。站桩的效果可能不比呼吸来得迅速，但如果你能坚持站桩3个月以上，你将会感觉到踏实，一旦我们踏实下来，紧张、焦虑感就会远离我们。而没有了焦虑，什么强迫、抑郁也就缺少了"生存"的基础了。

其　　他

除了以上这些方法，还有旅游、插花、烘焙、茶艺、做家务等方式，都可以让我们放松下来，当我们充分放松之后，抑郁情绪也自然会有所缓解。

当我们情绪低落时，外出旅游也是一个非常不错的选择。独自一人，或邀上三两朋友，到海边、公园、游乐场好好"嗨一嗨"，或者到比较近的山谷住上几天，都可以大大改善自己的心情。

****

其实这些方法都非常简单，关键在于坚持。真正高明的医生不在医院，而在你的身体之内；最珍贵的灵丹妙药不在药店，而在你的身体之中，就看你会不会利用。有许多来访者总把希望寄托在家人、朋友、咨询师身上，希望他们能把自己从心理困扰的泥潭中拉出来。其实，求人不如求己。试想，如果一个人连关注自己的呼吸都做不到，他如何有动力去改变自己的其他方面？走出心理困扰泥潭的神话又如何实现呢？如果你真想与痛苦说再见，那就从深呼吸开始做起吧！

药 物 治 疗

如果您因为抑郁症而走进了医院，药物治疗似乎是不可避免的。在比较严重的情况下，有时可能还需要接受物理治疗。而且目前，绝大多数人还是非常相信甚至是依赖药物的。

通常来说，药物也是作用于我们的身体的，药物治疗可以调节体内的化学递质含量，从而稳定我们的情绪，使症状得到减轻。虽然有些来访者对于药物有些抵触，担心药物产生的副作用，或者担心药物依赖，但是如果您的抑郁症已经比较严重了，甚至已经有了自杀的念头或者行为，那么，药物治疗还是必需的。因为许多严重的抑郁症患者，他们已经无力去做一些事情了，哪怕很正常的运动或者晒太阳，他们都做不了（严重的抑郁症患者连日常洗脸、刷牙都不能正常进行）。对于这部分人来说，也许药物是必需的。当然，如果在服药的同时，配合心理咨询，那么将会起到更好的疗愈效果。

行 为 疗 法

行为主义的治疗其实也是通过身体实现的。行为治疗试图通过产生正常行为的方法来调整变态行为，这些方法有强化、惩罚、消退、分化、泛化、规范等。在来访者害怕的情景里，让身体去面对、去感受。当过了那个极限之后，原来潜意识里担心、害怕的情况并没有发生，这会改写意识与潜意识。当以后再遇见这种情况的时候，也许就不再害怕了。

行为疗法里用得比较多的疗法是系统脱敏和暴露疗法。系统脱敏是先制定害怕等级，然后让来访者放松，再按照害怕等级，从最不害怕的开始，让来访者一级一级地面对，等级不断上升。而暴露疗法则是没有渐进过程，让来访者直接去面对令他害怕的情景，这样不适应的行为也会消失。

行为疗法在治疗强迫症、恐惧症、人际关系障碍等方面有着很好的效果。这些方法最好在医生或者是咨询师的协助下进行。但是，如果条件实在不允许，您也可以找一位您信任的心理咨询师，让他远程指导您执行，不过，在执行的时候，最好有您最信任的亲人或朋友在身边帮助您。

疾病只是一种现象，一定不要害怕这些现象，我们可以透过现象去找背后的本质。疾病是上天另一种形式的爱，它提醒我们从错误中醒来。

利 与 弊

在身体层面对抑郁做工作自有其利和弊。

一、优点

1. 简单易行

在身体层面做工作，像运动、晒太阳、深呼吸等，我们都可以自己实施，而无须假手于人。

2. 节省费用

许多练习都不需要费用，自己练习就可以了。

3. 立竿见影

运动、旅游、晒太阳、深呼吸、吃药等，都能够比较快速地改善情绪。

二、缺点

1. 效果难以持久，需要长期坚持

很多人应该都有过这样的经验，当情绪特别低落的时候，去锻炼锻炼，或者出去旅游一段时间，就会觉得开心了，就不那么抑郁了。但是过一段时间之后，情绪可能又恢复到原来的状态了。这是因为您的内在没有形成一个良性循环，只在身体层面做工作，效果相对来说可能只是短期的，因为造成您抑郁的根还在。当然了，如果您只是轻度的抑郁情绪，情况不严重，当您坚持在身体层面做了一段时间的工作之后，也许您就能走向一个良性循环，也就能走出抑郁了。但是如果有造成您抑郁的内在因素，仅仅在身体层面做工作是远远不够的。

2. 对于比较严重的抑郁症患者，很难实施

对于那些比较严重的抑郁患者来说，他们对什么事情都失去了兴趣，即使让他们出去散散步、晒太阳都非常艰难。

3. 难根治

俗话说，心病还需心药治。抑郁毕竟是深入到心理层面的疾病，如果仅仅在身体层面做工作，是很难触及到病根的。

第二步 心

如果抑郁或出现其他心理问题了，大家基本上认为这是我们的心理出现问题了，俗话说"心病还需心药医"，就这一点，大家已经基本上达成共识了。也就是说如果我们心理上出现问题了，在心理层面做调整是比较可取的方法。作为一名心理咨询师，我当然首推心理咨询。除了心理咨询之外，您也可以选择与朋友聊天、运动、旅游，以及冥想、读书等方式，调节自己的心态。

这一章我们来聊一聊如何在心理层面进行调整。心理学界有很多的流派或者理论指导我们在这方面做工作，现在再简单向大家介绍一下合理情绪疗法，我在咨询过程和生活中发现，这个方法对于我们调整心理状态还是非常有效的。

合理情绪疗法

如果抑郁了，可以通过心理咨询解决问题，或者至少可以配合药物治疗，这在心理学界，甚至在医学界已经形成共识了。也就是说，我们可以在意识层面解决我们的情绪问题，而不是仅仅依靠药物或物理治疗。

在这个层面上，认知行为疗法应该是一个非常不错的选择。认知行为疗法也有不同的流派，在此，我们就不过多地关注各流派之间的差异了，只是将我所了解的方法和技巧简单介绍给大家。我将尽我所能，将这些方法和理论讲得通俗一些，并且，希望大家能够自己学习使用（如果说身体层面的多数工作都可以依靠我们自己解决的话，在认知方面的改变，我们也可以试试。

如果实在有困难，在开始阶段，可以在心理咨询师的指导下执行）。如果心理学家们发现其中有些概念与您流派的理念不同，请见谅。

我将以合理情绪疗法为主线，看看我们如何去改变自己的认知。为什么要重点介绍合理情绪疗法呢？这其中有几个原因。首先，我当初学习心理咨询的时候，合理情绪疗法是我学习的其中一个疗法，在刚刚做心理咨询师的时候，比较多地使用这个疗法。即使现在，如果发现来访者的问题是由认知造成的，我仍然会使用这个疗法，并且我相信很多的心理咨询师在咨询过程中，都经常会用到这个疗法。其次，我个人感觉，这个疗法不仅可以在咨询室里使用，如果我们学会了这个疗法，也可以把它运用到生活中去。所以，如果来访者能够自己掌握这个疗法，可以试着自己去解决自己的问题。我自己当初也运用此法，解除了自己的许多烦恼。我将以大家可以尝试着自己去练习的方式将此疗法介绍给大家。

对于合理情绪疗法，我们在疗法部分已经介绍过了，在此处，再次简单呈现给大家。

合理情绪疗法（REBT）由美国著名心理学家艾利斯于20世纪50年代创立，艾利斯被公认为是当今的认知行为疗法之父，其理论认为引起人们情绪困扰的并不是外界发生的事件，而是人们对事件的态度、看法、评价等认知，因此要改变情绪困扰不应致力于改变外界事件，而是应该改变认知，通过改变认知，进而改变情绪。该理论设定外界事件为A，人们的认知为B，情绪和行为反应为C，因此其核心理论又称ABC人格理论。

ABC人格理论是REBT理论和实践的重点。A（诱发性事件）代表一个事实、一个事件或一个个体的行为或态度的客观存在。C（情绪或行为结果）是个体的情绪和行为的结果或反应，这一反应可以是健康的，也可以是不健康的。A导致的结果不一定是C，相反，是B（个体关于A的信念）在很大程度上引起了结果C（情绪或行为结果）。

合理情绪疗法说起来容易，但做起来还是有一定难度的。下面以我自己的亲身经历为例，向大家简单介绍一下我自己是如何运用这个疗法，帮助自己走出情绪困境的。

多年前，我刚进入心理行业不久。因为学了一些东西，所以就试着去自已感受、改变自己。

有一天晚上，我感觉自己好像情绪特别低落、很不开心，心口像压着一块石头一样堵得慌（这是情绪C）。记得前一天情绪还挺好的，当天好像也没有发生什么特别的事情。我不知道是什么影响了我的情绪，这时，忽然想到自己曾经学过的，在咨询中一直使用的合理情绪疗法，就想试试能不能用这个方法让自己开心起来。

我慢慢往前回忆，看看这一天究竟发生了什么。通过回忆，我发现当天中午发生了一件事情（事件A）。那天上午我在菜场买了一只老母鸡，中午的时候我把它放在炉子上炖着，然后自己就去午睡了。等我午睡起床后，那锅鸡汤已经烧干了，而且鸡也给烧焦了。这时，我基本上可以确信是因为我将老母鸡烧焦了（事件A），才造成了我的情绪低落、不开心（情绪C）。

既然已经学过了合理情绪疗法，我就想用这个方法来帮助自己。根据这个疗法的理念，在诱引事件A（烧焦老母鸡）导致我情绪C（不开心、心口堵）之间，我的内在应该还有一个中介解读环节，也就是信念B。

于是，我就开始向内寻找，看看究竟是什么信念B造成了我的情绪C。

B1（信念1）：烧焦的鸡不能吃了，太浪费了。（接着对B1进行转念）

D11（对信念1的转念1）：即使老母鸡底部被烧焦了，上面部分还是能吃的。

D12（对信念1的转念2）：不就100多元钱嘛，多大的事啊。

D13（对信念1的转念3）：事实已经这样了，生气也于事无补啊。

对于原来的信念1，我进行了几个转念，好像情绪并没有好转。所以，证明信念1并不是造成情绪C的根源。

我接着找信念B2：连做个鸡汤都失败了，你真太不会做家务了。

D21（对信念2的转念1）：今天只是大意了，其他家务我还是会做的。

D22（对信念2的转念2）：我就是不会做家务啊，不过老公和儿子并未因此而嫌弃我。

好像心情仍然没有好转。我继续向下进行。

信念B3：连炖个鸡汤都做失败了，你还能做什么事情？你真是个失败者。

D31（对信念3的转念1）：做不好鸡汤，并不代表我做不好其他事情啊。

D32（对信念3的转念2）：除了家务做得不好以外，我还是有其他优点的，不会做家务并不代表我就是个失败者。

D33（对信念3的转念3）：虽然我做不好家务，但在事业上我还算是成功的，也算干一行成一行。而且，我诚实、热情、乐观……我有那么多优点，怎么可能因为烧焦了鸡汤就成了失败者呢？总的来说，我还是很成功的，当然除了做家务。

当想到D33的时候，我的心里一下就轻松了，心情也变好了。

从这件事情上来看，我的内在存在着以偏概全的信念——如果一件事情做失败了，就意味着整个人的失败。这样，能有好心情吗？

现实生活中，许多人与我有着一样的信念，这些信念一直在不知不觉地影响着我们，认知疗法的创始人贝克把这些信念称之为自动化思维。也就是说，正是我们的许多自动化思维才使我们常常被卷入到不良情绪中去。

在ABC人格理论中，B是最难发现的，A和C相对来说要简单些。

如果您想利用这个疗法帮助自己（如果有心理咨询师的指导会更好），建议您不妨从觉察自己的情绪开始。

一、第一步：觉察情绪C

建议您从情绪开始入手。因为在事件A发生之后，对每个人造成的影响是不同的。对于没有受到影响的人来说，根本没有必要，也无法做这个练习；但如果您感觉到了不良情绪（愤怒、沮丧、伤心、恐惧、焦虑等），可以试着做这个练习。

应该说，情绪是比较容易被发觉或被感知到的，但对于许多习惯于压抑情绪或者逆来顺受的人来说，有时也并不容易，特别是对于抑郁症患者们。

最近一位高中生说了一句特别经典的话，"我乐观、开朗、积极向上，然后我抑郁了"，这句话代表了许多抑郁者的情况。对于许多人来说，在抑郁没有发作之前，可能还以为自己的状态很好，所以当他们陷入抑郁的时候，他们自己都不能相信，也不愿意承认。在此之前，他们不仅"骗"过了别人，也"骗"过了自己，因为他们的情绪压抑得太久了，他们甚至以为自己的情绪"面具"就是他们自己的真实情况了。直到某一天，被压抑的情绪再也压抑不住、喷薄而出的时候，他们就抑郁了。

在我们这个社会中，许多情绪是不能被接受的：哭是不被接纳的，恐惧是懦弱的表现，愤怒是不好的……所以从小我们就有很多情绪都被压抑下去了。而恰恰是这些被压抑的情绪，造成了我们的许多心理和生理问题。这些被压抑的情绪被滞留在我们的意识或潜意识里，它们像放置在我们体内的定时炸弹，一旦外界有同频信号，就能引爆它们（自动化思维）。

当哭不被允许的时候，我们的悲伤就得不到很好的释放；当悲伤被压抑得越来越多之后，它就会变成抑郁。抑郁最根本的特点是缺乏快乐，许多抑郁症患者都想找回自己的快乐，但却非常困难，为什么呢？

电影《头脑特工队》里有个情节，不知道大家有没有注意到。开始的时候，"快乐"不允许"悲伤"去触碰主人的核心记忆，因为只要"悲伤"触碰主人的核心记忆，主人的情绪就会变成蓝色的，主人就会不快乐了（粉红色代表主人的快乐情绪，蓝色则代表了主人的悲伤情绪）。而"快乐"需要保证主人一直快乐（我们通常不正是这么做的吗？）。"快乐"不允许"悲伤"触碰核心记忆，但是，它不管到哪里却又总是带着"悲伤"。后来，"悲伤"觉得自己是不好的，所以想离开，但"快乐"一直不允许它离开，而且总是尽量保证它们一直在一起。在电影的最后，"快乐"和"悲伤"终于带着核心记忆回到了主人的大脑。这时"快乐"把核心记忆交给了"悲伤"，"悲伤"坚决不肯拿，因为它担心一旦拿了，主人就不快乐了。但"快乐"坚持让"悲伤"把核心记忆放进去。当"悲伤"拿到记忆的时候，所有记忆都变成了蓝色的，然后"悲伤"把所有记忆放进主人的神经系统，主人立即哭了起来，但她哭了一会之后，就渐渐平静了，最后快乐真的回来啦！

在电影《头脑特工队》里，为什么"快乐"一直坚持与"悲伤"在一起呢？根据现在的科学研究，在我们的神经系统中，悲伤和快乐是在同一神经通道内的。当我们不允许悲伤流过时，悲伤和快乐的同一神经通道就渐渐萎缩了；当悲伤渐渐被压下去的时候，快乐自然也就不能流动了；当快乐消失的时候，主人就抑郁了。所以，很多时候，当抑郁症患者在咨询室里开始流泪，就是其允许悲伤流动的时候，也正是破冰的时刻。

恐惧也是一个不为这个社会所接纳的情绪。恐惧通常被视为是勇敢的对立面，是懦弱的表现。恐惧压抑多了，将变成惊恐，到最后会发展成惊恐发作，这是一种急性焦虑症。其实，恐惧也有着积极的一面，恐惧使我们敬畏大自然，使我们有所为、有所不为。如果没有恐惧，我们人类还能延续到今天吗？试想一下，如果我们对什么都无所畏惧，看见老虎、狮子的时候，我们也不害怕，勇敢地向它们走过去，结果会是什么？当地震、山洪暴发、海啸的时候，我们也不恐惧，勇敢地与它们斗，我们能斗得过吗？能生存下来吗？所以，恐惧是一个一直在保护着我们的情绪，有了它的存在，我们人类才得以延续下来，才能不断进化。

我们再说一说愤怒。通常大家都觉得愤怒是很不好的，而且觉得它会伤害到别人。这也是我们的一个误区，当我们感觉到愤怒已经伤人、伤己的时候，其实愤怒已经变成暴怒了，而暴怒确实是会伤人的。我们可曾想过，愤怒也是一种保护我们的情绪。如果别人一直威逼我们，并且已经把我们逼到死角的时候，我们还没有一丝愤怒的话，那么结果会是如何？其实，在情绪能量等级里，愤怒的能量要远远高于内疚和自责。有的时候，愤怒让人有活着的真实感。所以，那些过于"平静"，情绪如死水一潭的来访者，如果某一天在我的激怒下，对我生气，我会为他们鼓掌！

所以，所有的情绪都有着它们正向的一面，即便有些被我们称之为不良情绪，它们也并不全是有害的。

有个比喻非常形象："情绪是给我们送信的邮差。"意思是说，所有的情绪，特别是所谓的负面情绪（当处于正面情绪时，我们都非常享受，根本不会在意情绪），它们都是"邮差"，是来给我们送信的。而这些信中的内容都是我们生命中非常重要的东西。但是，长期以来我们一直忽视它们，甚至不接纳它们，所以它们才不断地派这些信使给我们送信。而我们往往又不愿意接受这些信件，因为我们害怕，所以避而不见。这些信使为了完成使命，就不断地来敲我们的门，因为它知道我们在家。但它们的耐心也是有限的，如果它们敲我们的门已经很久了，我们还不愿意理睬它们，它们只能离开，再也不来给我们送信了。也就是说，我们的情绪就被压抑下去了，这样的压抑会产生几种后果。

一种后果就是，情绪只能通过另一种方式来提醒我们，你不是不收信吗？那我就改成电报、挂号信。那么这时我们可能就表现出各种各样的更严重的心理问题了，如抑郁、强迫、疑病、失眠等。

如果我们连电报、挂号信也不肯收，那么情绪根本就不想给我们送信了，它们只能把信往下压，这就有可能产生另一种后果，即我们的身体出现问题。

所以，无论是我们的情绪，还是我们的心理或生理问题，都是对我们的提醒，它们是来告诉我们，我们的某些地方出问题了。所以，我们的任务不是消除这些症状（打跑"邮差"），而是根据这些症状给我们提供的线索去找到背后的原因，解决深层次的问题。

所有的负面情绪都有它正面的价值和意义，所有正面的情绪都有它负面的表达。关键是你的内在是正面的还是负面的，你内在的状态决定最终的结果。如果你的内在是平和、正面、快乐的，即使有一些负面的东西呈现在面前，你也会给它一个正面的解释，而且你会把它变成一种力量，变成一种推动你的正能量。如果你的内在是负面、难过的，就算别人给你一个正面的建议，你也可能会觉得他是在骂你。

我们能感觉到内心的情绪，其实是一件好事，如果我们连情绪都已经觉察不到了，那情况反而更糟糕了。

我曾经做过一个个案，来访者是一位大一的学生Y。她是被保送到南京的一所名牌大学的，而且是这所学校最好的专业。当她来咨询的时候，她已经进校两年半了，但仍在上大一，因为前两年她未能顺利通过所有大学一年级的考试。她来咨询的时候，离第三个大一上半年的期末考试就差一个月了，就是说，如果这次她还不能顺利通过上半年的科目考试，她就不得不退学了。

这很奇怪，如果她智商低，那么她怎么可能被保送到这所名牌大学呢？但如果她的智力没问题，怎么可能那些科目考了两年都通不过呢？

Y显得非常温和、礼貌，且总是微笑着。对于快要退学这件事，Y也显得非常能接受，并没有表现出难过、悲伤或愤怒情绪。当我们谈论这件事的时候，她好像不是在说关于她自己的事，倒像是在说一个与她根本无关的人的故事。

在第一次咨询过程中，她是那么平静，情绪简直没有一点点起伏。我意识到她的情绪可能都已经被彻底压下去了，对于她来说，应该已经不知道什么叫情绪了。所以，在咨询结束的时候，我给她布置了一个作业：请她在下次来咨询前，去发一次火，也就是让她去尝试一下愤怒的感觉。

她过了10天才再次来咨询。我问她作业做了没有，她说没有。我问她为什么，她说没有发生什么让她愤怒的事情。我说你的生活太好了，竟然在10天之中都没有一件事能让你愤怒的。她说也不是什么事情都顺心，然后说了好几件让她不太愉快的事情，但她说："就这样吧。"便没了下文。

这是一个情绪被压抑到极致的个案。Y已经基本没有太多的情绪了，所以她大量的能量大概都被用在压抑情绪上，使她用在学习上的能量极少，才会有这样的结局。

在咨询室的外面发生的一幕让我非常震惊。她的母亲陪着她一起来咨询（她们在南京租了一套房子，妈妈在南京陪读，而他们家的经济并不是特别宽裕）。此次咨询结束时，我送Y出门，她妈妈哭着跟我述说Y的情况，我把面巾纸递给她，示意她替母亲擦擦眼泪。她很厌恶地看着母亲，把面巾纸丢给了母亲，而母亲对此却没有任何反应。

两次咨询后，是Y的考试时间，很不幸，我无力回天，没有能够协助她通过考试。不过，关于这一点，我们在开始咨询前就已经讨论过了，这不会是我们的咨询目标。

考试之后，她又来咨询了一次，然后，她们就回家过春节了。

春节过后，她们又来了，这次她母亲的脸上却洋溢着喜气。我觉得很奇怪，女儿要退学了，她怎么会满脸喜气呢？她母亲先进了咨询室，悄悄地、很高兴地告诉我：今年春节，女儿跟他们一起包饺子了，这是从来没有过的，这让他们感觉这个家终于有了生机。

几年之后，Y的老公（他是她的高中同学，毕业于一所名牌大学）陪着一位邻居来咨询。他告诉我，他和Y已经生了一个儿子了，两个人过得很幸福。看得出来，她的老公很爱她，人长得也很不错，而且一看就是一位非常有爱心的人。虽然Y最终没有能够大学毕业，但她同样也有了幸福的生活。

Y是那种情绪压抑得极其厉害的人，可以说整个人没有一点生机，当时，我觉得她就像一个行尸走肉一样，没有任何的情感。但只要打开那个坚硬的外壳，里面的珍珠就会闪光。

与Y一样，到咨询室里的许多来访者会用笑来装扮自己。所以，在人群中，你并不能分辨出哪些人是抑郁症患者，而且，当别人告诉你某某是抑郁症患者的时候，你可能都不会相信，你会说，他每天笑容满面的，怎么可能抑郁呢？对于这样的来访者，我往往会问他们一个问题："当你在笑的时候，你是真的开心吗？"听到这个问题，他们的反应总是一怔，然后说：没有呀，不是开心，但我们对人不就是应该笑脸相迎吗？

曾经有位来访者让我觉得非常内疚，因为总是看见她满脸笑容地走进咨询室，但在几分钟后，她的悲伤就出现在脸上，我甚至觉得她还不如不咨询呢，怎么进了咨询室反而这么不开心了呀？后来，我跟她分享了我的这个感受。她说，其实在咨询室时的情绪与她一个人独处的时候是一样的，但有外人在的时候，她不得不用笑容把自己武装起来，否则，她都不知道该如何在这个社会上活下去了。

如果说 Y 是一个非常极端的个案的话，那么 H 的情况在现代社会中，可能就是一个普遍现象了。

H 是一位不满 20 岁的小姑娘，天真还写在她的脸上，但她却已快为人母了。H 的问题是，她的父母觉得她的男友很不靠谱，所以不同意她与男友结婚并生下这个孩子。

对于父母的决定，H 觉得无所谓，只是说，如果不让她与男友结婚，那么她的生活就会再次回到认识男友以前的无色彩的生活中去。因为只有和男友在一起，她的生活才是多姿多彩的，而在认识男友之前，她的生活都是灰暗的。她说，其实她也不爱男友，只是只有跟男友在一起的时候，她才有一点点做事的动力，如果不跟男友在一起，她就什么也不想做了。

H 说她是爱这个孩子的，但是，如果她不能跟男友在一起，她也不会生下这个孩子。

在 H 的梦里，常常会出现这样的场景：她救了某个人，然后自己死了；或者她做了一件惊天动地的事情，然后她死了。

在整个咨询过程中，H 一直嬉笑着，她说她觉得她的生活很好，前提是要跟男友在一起，哪怕这个孩子要与不要都无所谓。在咨询中，有个情景让我挺震撼的，她的母亲说，有一次她送 H 回家（H 的父母离异了，H 跟着父亲和继母生活，但母亲可以探视她），当时 H 极力反抗，拼命拽着母亲怎么也不肯回家，她母亲说就像那个家是个鬼屋似的，当时路边的人看了都落泪了，觉得这孩子好可怜。H 的母亲在说这件事情的时候，眼泪一下子就流出来了，我也听得眼泪直流。但 H 根本无所谓的样子，一直笑嘻嘻地听她母亲说着，好像是在听别人的故事。

这也是一个情绪被压抑到极点的个案，当 H 在笑的时候，并不是真正的开心，但这已经是她的习惯表情了。她好像也没有其他的情绪，也不能做任何决定，一切只能听父母的。她说，她不想父母为她操心，等她到了 40 多岁，父母死了，她也就可以死了。

像 H 这样的个案，其实真不叫"个案"，可以说现在很多的孩子都是这种状态。H 的家庭条件很好，她可以不用为生计发愁，所以她每天只是看看电视、玩玩游戏、睡睡觉，其他什么都不用做了，她也不想做。我不知道这是不是很多人理想的生活，但我听了直心疼，因为我觉得这是一个基本没有什么生命力的生活。但是，我对 H 却无能为力，她已经压抑到几乎连痛觉也没有了，她是没有求助的愿望的。而且，她也不想改变，因为如果改变的话，她是会感觉到疼的，她怎么会主动要求接受疼痛这样的感觉呢？

所以，即使觉察情绪，也不是一件容易的事。但真的希望我们大家开始注意我们的情绪、觉察我们的情绪，这样，我们才有可能找到真正的幸福、快乐，而不是躲到一个壳里（当有情绪的时候，转移注意力并把情绪压抑下去）。

二、第二步：找到事件 A

我觉得事件 A 相对来说是比较好找的。当情绪低落的时候，你可能会发现你的工作、生活中有很多的事情都是造成你情绪低落的原因。如果是这样，建议你把这些事件都列出来，然后针对每一个事件来做这样的练习。例如，你觉得最近烦心的事挺多的：昨天被领导批评了，今天早上跟老公吵了一架，下午还被孩子的老师叫到学校训了一通，……这些事都有可能是造成你情绪低落的原因，但是也有可能其中的某一件事情使你的情绪严重低落，其他事情对你情绪的影响微不足道。

当你把他们分别处理之后，你可能就知道，究竟哪些事情才是真正影响你情绪的因素了，或者说，究竟是你内在的什么信念才使这些事情影响了你的情绪。

三、第三步：寻找信念 B

对于这一部分，艾利斯称为不合理信念，贝克称为自动化思维或认知歪曲，其中心思想就是我们内在的解读影响了情绪。我们只是要解决问题，姑且不要过多关注它们的名称。我们不妨用不合理信念来称呼它们吧。

一些不合理信念：我们常常有一种强烈的倾向，就是用内化了的自我挫败信念来造成和维持自己的糟糕情绪，这正是我们很难获得和保持良好心理状况的主要原因。

那么，是哪些观念造成了不正确的解读，从而给我们带来烦恼呢？下面一些情况在生活中非常普遍，只是通常情况下我们并不容易觉察到。

1. 任何事情要么是对的，要么是错的

这种不合理信念在生活中是最常见的。我们从小就是在对与错的教育中长大的，做一件事情，要么做对了，要么就错了。这是一种非黑即白的观念，而且这种观念对我们的影响极其巨大。当我们面临一件事情的时候，都要去判断它是对还是错，我们要去做对的事情，而不去做错的事情。但是，这个世界没那么简单，我们往往会看到许多错的事情，这时，我们就会非常生气，有时甚至很痛苦。

前几天，有位中学老师说有件事让她感到很痛苦。她说，她在监考的时候，看到许多学生在作弊，她不知道该如何处置。她觉得学生作弊是错的，她应该去制止他们，甚至是终止他们的考试，但她又觉得似乎有些不妥，怕伤了孩子们的自尊心。

当你遇到这件事情的时候，你会怎么想呢？你会不会觉得考试作弊一定是错的，甚至会联想到孩子的品质问题呢？而当我这样问的时候，你会不会觉得我认为孩子作弊是对的呢？

我们可以换个角度来看这件事情。我们首先想想，给孩子考试的目的是什么？如果我们给孩子考试的目的是为了让孩子学到东西，那么，他能在书上找到并写下来，也是他学习的一个过程，对吗？如果我们为了能拓展孩子的思维，采用开卷考试的方式，那还存在作弊一说吗？而我们当今考试的目的是什么呢？我们可不可以从学生作弊一事去反思我们成人的做法是否存在一些可以改进的地方呢？

当然啦，我必须重申一句，我并不认为作弊是对的事情。

如果上面这个例子比较绕人的话，那么与下面这个案例类似的场景我们应该都曾碰到过。

一天，在地铁上，上来一大群人，有个个子很高的男人背对我抱着一个孩子。从抱的姿势来看，孩子很大，我判断应该差不多 10 岁了。当时我是坐着的，心里就在想，要不要给这位父亲让座，因为他抱着孩子。但如果让座，自己心里又有些不舒服，因为这位父亲要远比我年轻，而孩子也不是小孩子了。更重要的是，当时自己心里有个想法，觉得这位父亲是希望有人给他让座才抱着孩子的。在我思想斗争还没结束的时候，这位父亲已经抱着孩子准备下车了，当他转身的时候，我看到了孩子，他的嘴里咬着一块药棉，看样子是刚刚从医院出来。

我非常感谢这对父子给我上了生动的一堂课，让我真正知道了，我们不要总是相信自己的眼睛，有的时候眼见真的不一定为实。如果那天那位父亲一直到下车也没转一下身子，估计我会坚定地认为他是为了让别人让座而抱着孩子的。所以，当我们下次看到"错"的事情的时候，不妨问一下自己，这事真的是错的吗？而当我们觉得某件事是"对"的，但自己又很抗拒的时候，也不妨问问自己，这事真的是"对"的吗？如果没有对与错，我们还有做与不做的纠结吗？当我们允许自己在"灰色"地带生存的时候，你会发现生存的空间大了许多，而不是只有"黑"与"白"两个很小的空间。

2. 世界应该是公平的

当你产生这种不合理信念的时候，会不会感到愤愤不平？是否能感觉到情绪的波动？其实这个世界本来就没有绝对公平可言，这是一个不争的事实，如果我们跟事实争辩，只能争得头破血流。而这个世界正是因为这种"不公平"的存在，才能如此多姿多彩。试想，如果每个人都大富大贵，这个世界会是什么样子？

有个来访者，他觉得命运非常不公：爷爷很早就去世了；他自己在三四岁的时候，得了一场大病；因为他生病，父亲把钱都花在了医院，从此生意一落千丈，可以说是一蹶不振，那时父亲才30多岁；自己在初中时，又产生了心理问题；而如今父亲又生病了；奶奶的身体也不好……

他后来意识到，其实是当自己很无力的时候，只能去怪罪命运，因为他不知道该去责备谁。但是，当他把一切都归咎于命运的时候，自己反而更加无力了，因为那是他无法改变的东西。在他的潜意识里，命运是一个很大很大的黑球，它还操纵着一只巨大的怪兽，这只怪兽一直试图吞掉他。所以，他的眼睛里写满了仇恨、不屑、冷漠。他的眼睛很少看人，即使看，也常常是斜着眼看，很少正眼看人。

在这样的情况下，他的生活更加困难，因为别人很难从他那儿感受到善意，能给他的善意自然就会很少。长此以往，他的命运可能真的无法改变了。

如果你也感觉到命运的不公，想与其抗争，不如换个方式，跳出这个命运的约束。其实这也很容易，你只需要调整当下的频率，不与现在的命运同频，也许一切就改变了。与其诅咒命运，还不如接受命运，然后在合适的时候跨出半步，或者后退半步，离开那个频率，你的人生也许就不一样了。

3. 这不是我的错

当我们产生这种不合理信念的时候，就把所有的控制权都交出去了，会感觉特别无力。这是一种外归因，是一种受害者心理。我们发现在生活中有相当一部分人，无论发生什么事情，他们总能在外部找到原因，即使找不到原因，他们也会说，我有什么办法？如果这样想，我们就很难改变现状。

现在最常见的情况是许多人对社会的抱怨，对环境的抱怨。当然，相对于社会和环境来说，我们个人是非常渺小的，以个人的力量是无法抗拒社会和环境的。但是，如果以受害者的心理去看待这些问题，我们就会觉得特别无力，甚至产生憎恨情绪。当我们对社会和环境不满的时候，我们就很难为改善它们而做出贡献，有时甚至会使它们变得更糟。例如，当我们觉得环境不好的时候，我们可能会想，反正环境已经这样了，那我也乱扔垃圾吧，随便浪费吧。试想一下，如果每个人都这么想的话，将来社会和环境会变成什么样子呢？你不是会对社会和环境更加不满吗？

另外，对于我们个人来说，这种憎恨会影响到我们的情绪，如果情绪不能得到及时排解，就会影响到我们的身体健康。

有一种比较典型却又非常隐蔽的外归因是家庭暴力。

有个来访者，她的老公天天酗酒，然后就打她、打小孩。当她老公打她和小孩的时候，她根本无力保护自己和小孩。有时，老公酒醒了之后，也会后悔、向她道歉，但是，酒后悲剧重演。后来，她实在受不了了，就起诉离婚，离婚几天后，老公又回来求她让自己回家，他说他还是爱她的，并且发毒誓今后再也不打她和小孩了，她也觉得自己是爱他的，所以就让他回来了。但好日子没过两天，老剧本又重新上演。他们这样反反复复过了好几年，这位妻子终于受不了了，才来求助。她一直觉得她家的这个情况都是老公的错，她真的无能为力，但真的是这样吗？

我们来看另外一个案例。

来访者 T 原来的情况与上面这个来访者差不多，不过频率要低很多。她倒是没有太在意这种情况，因为她的注意力全在自己的抑郁上。但在咨询了3个月左右时，她女儿发现爸爸已经好久没有打妈妈了。其实在这3个月中，她老公并未做任何的改变，只是她自己的抑郁情绪减少了，她老公就再也没打过她了。从这个事例上，我们可以看出来，在有家庭暴力情况的案例中，不是只有施暴者才有责任，如果受害者不允许，这样的事情是不一定会发生的。

其实，当事情发生时，可能并没有谁对谁错、谁的责任更多些，只要有一方改变了，事情完全就是另外一个样子了。

这种家庭暴力最大的麻烦在于，施暴方很少愿意改变自己（一般来说，他们的心理都有着很大的问题），而被施暴方如果总是将家庭暴力看作外归因的话，他们也没有意愿去改变自己，那么，这种情况将会循环往复，永无止境。

4. 全是我的错

这种不合理信念是另外一个极端，这种情况也不在少数，绝大多数的抑郁症患者都有着很深的自责和内疚感。

同样是一个家暴的个案。来访者的老公已经有外遇了，难得回家，但只要一回家，就打来访者，他想把老婆打得主动提出离婚。但来访者只要一挨打，就在自己身上找原因，看看自己哪里做错了，才导致老公打她的。她的那双眼睛就跟一只小老鼠的眼睛一样，一直诚惶诚恐，处于惊恐状态，随时准备逃跑。在这个个案中，她老公明明已经有外遇了，但她仍然认为都是自己的错（当然啦，老公有外遇，不一定是老公一个人的原因，可能也有老婆的问题）。即使在这样的情况下，她仍然不肯离婚，她想死，她认为如果死了，她就解脱了，老公就会因自责而清醒了。可是，这有意义吗？如果她死了，老公是会自责还是觉得解脱了呢？

另一个个案则情况相反。

W与老公是自由恋爱的，而且当初还是同学。但近期，因工作需要，她出差了很长时间。在此期间，老公认识了一位年轻女孩，觉得对这女孩特别有感觉，经常去看这位女孩。老婆回来后，老公感觉特别对不起老婆，觉得再也回不到原来的生活中去了，情绪特别低落。这位老婆并没有责备老公，而是想方设法地把老公从抑郁状态中拉出来。她甚至看上去一点都不责怪老公，只是希望他能回来，但是，她又接受不了老公曾经爱过别人。她想不通老公怎么会发生这种情况，她只能让自己变得更好，她认为老公之所以喜欢上别的女人，是因为自己不够好。可是，事实上呢？虽然他们是同学，但在毕业后，她不断提升自己，并且有自己的一份小事业。但老公自从大学毕业后，就一直混日子，连工作必备的证书都未能取得。但她从来都不责备老公，只是自己一直努力、努力再努力。即使这次老公出轨（只是精神上的），她也没有说老公一个"不"字，而是想通过咨询等方法去改变自己，以挽回老公、挽救家庭。试想，在这样的情况下，老公该如何自处？

表面上看，"全是我的错"好像态度很好，其实这是非常自大的表现，因为如果你把一切责任都揽到自己身上，就会让别人感觉你凌驾于他们之上，而且这种感觉他们往往还说不出来，因为你的态度都已经那么好了，对方还能说什么呢？最后，他们的情绪只能变成无名的火，而作为火种的你，自然逃不掉被烧的命运。

5. 我必须是完美的

完美主义几乎是抑郁者的通性，抑郁的人多半自责、内疚、不接纳自己。他们对自己的要求非常高，不能接受不完美。"我必须学习成绩好""我必须出色完成任务""我必须长得漂亮""今天领导没有表扬我，是不是我哪里做得不够好？"……

当我们指出抑郁者的完美主义的时候，他们通常很愤怒："我要求完美不好吗？正是因为我要求完美，我的事业才能如此成功呀！我是不可能放弃完美主义的！"其实，他们是将追求完美与完美主义混淆了。追求完美，是一个非常好的品质，这意味着我们在做任何事情的时候都认真对待，并且力求做得完美。但是完美主义者不一样，他们希望任何人、任何事情都不能有瑕疵，要达到100％的完美。这将导致他们对己、对人的要求极高，当追求完美主义的时候，他们就达不到自己的要求，从而导致内疚、自责，最终陷入抑郁。而且，完美主义者常常裹足不前，因为他们不能忍受失败。

一位女孩因厌学前来咨询。LW是高二的学生，她的学习成绩一直名列前茅。从初一开始，她就一直保持着全校第一名的记录，而且第二名总是被她落下去一大截（多数情况下，她高出第二名至少十几分）。可是这一次她考砸了，因为这次她的总成绩只比第二名高出了2分。老师宣布成绩的时候，她的头"嗡"地一下就晕了。她不能接受这样的结果——她怎么可以允许第二名与她的成绩如此接近？她怎么可以如此不优秀？放学的时候她没有直接回家，而是找了一个角落大哭了一场，然后装作若无其事的样子回家了。她觉得她考了这样一个成绩，是没有脸回去见父母的。这一夜她失眠了，第2天早晨她感到头疼、头晕，而且眼睛也是肿的，她觉得她真的没有面目再回到学校了。

LW的父母感到很委屈，他们觉得自己并没有对女儿要求这么高，是女儿自己一直要求苛刻。很多父母在孩子拒绝上学时，都是这样感觉的，他们都觉得是孩子自己要求自己的，不是父母逼的。

一般来说，这样的父母的孩子通常都非常优秀，平时不需要父母操心孩子的学习，当孩子出现问题时，父母们都不知道问题出在哪里了。因为他们觉得现在自己并没有逼孩子学习，是孩子自己给自己压力。我不知道这些父母可曾回顾过，在孩子很小的时候，他们是如何教育孩子的？是不是如果孩子优秀了，父母们就以各种形式予以奖励，当孩子不那么优秀时，父母们就批评、打骂，甚至漠视孩子？渐渐地，孩子们已经把父母、老师、学校、社会的要求内化了。到后来，孩子们就被这些内化了的要求驱动了（成惯性了）。

6. 他人应该如何

这种不合理信念通常发生在夫妻之间，或者父母与子女之间。夫妻之间自不必说了，我们通常认为老公应该疼老婆、挣钱养家；老婆应该做家务，把家里搞得干干净净；孩子就应该听父母的话，应该好好学习，应该成绩好、工作好等，诸如此类。

当我们有这些想法的时候，会带来很多的问题。在现代社会中，女性在社会及家庭中都扮演了重要的角色，许多女性在事业中找到了自己的位置。在一个家庭中，如果老婆挣钱比老公多，而老公却有着男人应该挣钱养家、女人应该做家务的根深蒂固的思想，就会给双方带来伤害。老公会有无用感、自卑感（可能他比许多男人都优秀，只是因为他的妻子比他能干，而他又有男尊女卑的思想，那么他就会自卑，与他是否有能力无关）。而女人也可能同样有自卑感，因为她工作太忙了，无力做好家务，没有时间照顾家人，所以感觉自己不是一个好女人。同时她还会觉得委屈，因为自己的男人没有能力挣钱（多数情况下，丈夫挣得也不少，只是没有她挣得多而已），为了让这个家庭里的成员生活得更好，她不得不去挣钱养家。其实，许多女人并没有意识到，自己之所以拼命挣钱，并不完全是为了养家，而是因为自己内在的安全感不足，是她们不敢把自己交给自己的另一半。如果我们放弃这种应该，觉得夫妻双方是平等的，谁挣钱、谁做家务都是可以的，只是由双方的兴趣和能力来决定，或者双方共同挣钱养家、共同做家务。那么这种矛盾，以及因为这种矛盾而带来的痛苦就会减少很多。

在中国，现在还有一种现象非常普遍，就是许多年轻人觉得父母应该为自己带孩子和做家务，并且把父母的付出看成是天经地义的事。

曾经有个来访者，是一位 30 多岁的女性，她对婆婆有着很多的抱怨。她的老公是独生子，公公在她老公很小的时候就去世了。婆婆供她老公上学、结婚，并且把两套比较好的房子都放在了儿子名下，自己则住在单位的宿舍里。即使这样，她对婆婆仍然有许多的抱怨。她说婆婆对他们一点也不好，在她工作特别忙的时候，婆婆都不来帮她做做家务，而是自己去跳舞、健身。婆婆找了个老伴安度晚年，她觉得婆婆是看中别人的钱，是不应该的。她觉得婆婆帮她是应该的，而过自己喜欢的生活是不对的。我们且不去讨论婆婆的做法是对是错，可以看到，当来访者有这样的想法的时候，她的情绪如何。她感到非常愤怒、生气，当她说婆婆的时候，她的那种恨就写在她的眼睛里。当然，在后来的咨询中，我们看到，她的这种恨是有深层次的原因的。有意思的是，这位来访者一直抱怨婆婆不帮助她做家务，却很少抱怨老公，即使老公在家里什么都不做，只顾玩游戏。

7. 你必须怎样

最普遍的必须就是：孩子就必须要好好学习，考个好大学、找个好工作，这样才会幸福。

我们有多少家长和孩子被这个"必须"煎熬着呀！自恢复高考以来，好像学习就成了孩子们的唯一任务了，所有的一切都围绕着学习，一切以不影响学习为重，孩子成了学习的机器。家长们几乎要把所有孩子变成一个模式——学习成绩好！而且这种学习的范围很窄，只是关注考试成绩。在这样的"必须"下，孩子们没有了童年、没有了天性、没有了个性。即使让孩子学琴、画画、下棋，也是为了将来上大学的时候，能够加分、进好学校。

有一个名为"公主的床"的故事。故事说，有个公主到了婚嫁年龄了，国王要为她选驸马。公主就定了一条标准——驸马爷的身高要与她的床一样长。如果来应婚的人比床长，就要砍去多余的部分；如果来应婚的人比床短，则要把他拉到与床一样长。许多人听了这个故事，都觉得这个公主很残忍，并且觉得不可思议。但是，我们可曾意识到，其实我们在生活中是经常这么做的呢？我们有没有让我们的孩子跟我们选的床一样长呢？那些孩子们喜欢的踢球、玩耍、游戏（假设不会成瘾）、画画、跳舞、下棋等，对于某些家长来说，都是属于"长"出来的部分，是要砍去的；而学习成绩不好的，则是"短"的部分，是要拉长的。那些不符合公主要求的应征者都会死，而我们的孩子，即使他们的肉体没有死，但心都死了，就是说他们已经没有了自我，只为家长的"必须"活着。

其实，很少有家长能懂得那些"好孩子"的痛苦。在咨询室里，绝大部分的来访者当初都是"好孩子"，是许多父母嘴里的"别人家的孩子"。为了满足父母的要求和愿望，他们努力地成为父母认为他们应该成为的样子，这压抑了许多人性的需求。但是，到了青春期，生理和心理的发展都非常迅速，情绪的波动极其厉害，原来被压抑的情绪也被搅动起来，所以绝大多数的抑郁症、强迫症、焦虑症等的初发都在初中或高中阶段。

不知道哪一天，父母才能让孩子成为他们自己，成为那个唯一、那个独特，而不是成为父母认为他们应该成为的样子。如果到了那一天，孩子们就解放了，父母的焦虑也会减少很多。反过来，只有父母不再焦虑了，他们才能解救自己、解放孩子。

8. 如果我总是一个人，别人就会认为我是一个不好的人

在大学生、白领阶层中，有这种想法的人绝不在少数。他们害怕一个人走在路上，害怕独自一人吃饭，害怕自己逛街等。许多人为了能与别人在一起，不得不委曲求全，有时甚至是"乞求"别人（不自觉地讨好别人）。许多人可能终身都在寻求如何让别人爱自己，因为这种问题而走进咨询室的人也很多。

我们来看看两个研究生在人际关系中出现的问题：

第一个女孩子在上大学以前人际关系都不错，但到了大学以后，她开始对人际关系感到紧张。特别到了研究生阶段，她紧张到不敢看任何人，她觉得自己在看别人的时候会尴尬，而且当别人感到她的尴尬时也会变得不自然。为了不让别人不舒服，她开始回避与所有人的交往，不仅仅是同学，甚至是家人、男友、亲戚。即使在公交车、地铁或火车上，她也担心她会影响到邻座位的人。所以她变得惶惶不可终日。

我非常感谢这位女孩出现在我的生命中，因为她让我看到了两个以前未曾意识到的问题。

首先，她让我对心灵鸡汤有了新的认识。以前，我也看了许多心灵鸡汤之类的书，感觉太受用了！太有帮助了！在这位女孩最初的几次咨询中，她

说过好几次："我总是看到事物好的一面，而不去看它的负面；当遇到事情的时候，我总是朝着好的方向去想。"我一听，真的太好了！这不是与心灵鸡汤教我们的一样吗？但是，随着咨询的深入，我发现，遇到事情的时候，她总是用她认为"好"的一面去说服自己，甚至可以说是"骗"自己。到最后，实在"骗不下去"了，问题就爆发了。所以，我觉得她让我学会了真正地去一分为二地看待事物，而不是只看到事物的光明面，回避其"阴暗"面。

其次，她让我知道了，我们的心理问题并不都是由"伤害"造成的，不恰当的"爱"同样会给我们造成问题。至今我仍清楚地记得，当她第一次来咨询室的时候，是父母陪同来的。她的父母由非常远的城市来到南京（她在南京上学），陪她来心理咨询。在首次咨询过程中，我按照书上学到的和自己以前做咨询的经验对她说，我们的许多问题都是在很小的时候就造成了，现在只是因触动按钮爆发了而已。当时，她立即反驳说："我的父母对我非常好，我的父母也非常相爱，我的问题肯定与他们无关。"当时我的感觉是，由于我们的咨访关系还没有建立好，所以她对我的说法有抵触，这也是正常的。更何况她的父母从那么远的城市到南京来陪她，她对这样的说法反感也很正常。另外，我还武断地判断，要么她现在还不想说他们家的事，要么就是她的意识层面还不知道有些事情对她潜意识产生了影响。

随着咨询的深入，我们的咨访关系也变得越来越好，在她的话语中，我发现她的父母确实非常相爱，对她更是宠爱有加。在帮她做"内在小孩"的时候，她的内在小孩看上去也确实很好。说实在的，我当时真有点束手无策——在以前的个案中，来访者总会说到儿童时期所受过的伤害和自己的无力。但是，在她这里，却没有任何受伤的迹象。

我们一边就她生活中的一些事情去发现她的行为模式，一边带她去做个人成长。当我们去"看"她的幼儿期的时候，我发现，无论在什么情况下，她的父母总是在她的身边。这时，我忽然联想到她的问题：她的问题总是出现在她一个最要好的朋友似乎要远离她的时候。在大学之前没有问题，因为她一直在父母身边；到了大学出现过一次问题，但幸运的是，后来她又有了一位非常要好的朋友，至今她们的关系仍然很好；但到了研究生时期，这个问题没有能够很好地解决（她学的专业里女研究生很少），她一下子失了方寸。我给她生活中的这些人（包括父母、童年玩伴、大学挚友、现在的那位同学）起了一个名字："拐杖"。当她的身边有"拐杖"时（不需要太多，有一个就可以），她就会显得非常轻松、很开心，一切都没有问题。但是，一旦身边缺了"拐杖"，她就一下子失去了主心骨，然后就像多米诺骨牌一样，她的人际关系就"坍塌"了。以致后来，她回避与所有人的交往，包括父母、亲戚、挚友，更别说去图书馆、实验室及公共场所了。

我们再来看看第二位女孩。

她也是一位研究生，但她的人际关系一直不太好。她记得从幼儿园开始，小朋友们就一直不太愿意跟她玩。以前，她不觉得特别难过，因为家境比较好，而且妈妈一直陪着她，所以一直平稳过渡到大学。到了大学，妈妈不在身边了，当同学们都不理睬她的时候，她就特别难过。后来，父亲又意外去世，母亲因为父亲的去世而伤心，也生病了，她的世界一下子崩塌了，她也因此得了很严重的心理疾病。不过，后来她还是顺利读研了，到了研究生阶段，开始的时候还不错，她觉得现在的同学要比大学同学对她好很多。但是，她与别人相处的模式并没有改变，她非常依赖别人，而且她也不勤快。后来同学们跟她的关系就不像开始那么好了，她就非常担心，如果宿舍发生一点小事，她也要担心是不是自己哪里做得不够好。她变得非常小心谨慎，不敢有一点差错。有一次，她最后离开宿舍，在离开之前，发现宿舍热水器的电源没有关。这时，她就非常焦虑：如果不关的话，她担心舍友回来的时候，发现热水器没有关，会责怪她；但如果把电源关掉的话，她担心是哪位舍友特地开着，中午可能需要用。她想了半天，终于想出一个办法，那就是打电话给舍友确认一下。结果，那位开热水器的同学对她大发雷霆，说谁会像她那样老是不记得关热水器，那位同学是有意开着的，准备中午回来洗澡。放下电话后，她陷入了更深的自责中，觉得那位同学提醒得对，她经常不记得关热水器，并且她还觉得自己在打电话的时候，语气肯定不对了。

这也许是我们的一种常态吧，因为我们人类本来就是群居动物，我们很在意某个群体是否接纳我们。从小到大，我们习惯了从别人眼睛里知道自己是什么样子的，根据我们对别人态度的揣测，我们在自己身上贴了许多标签，可以说我们许多人终身都为了得到一个好的标签而活着。关于人际关系的一个重要"标签"就是：如果有人愿意跟我一起，那么我就是可爱的；如果我总是一个人，那么就表明没有人愿意跟我在一起，那么我就是不可爱的。

9. 我都是为你好，你还不领情

在很多情况下，我们认为给予对方许多，但对方却不领情，我们会觉得很受伤。

举个例子，我们非常喜欢吃苹果，因为我们觉得吃苹果有很多好处，能补充维生素，还能美容。当我们爱一个人的时候，我们总想给予对方最好的东西，于是，我们就给对方拉来一大车苹果。这时，我们会说（多数是在心里），你看，我多爱你呀，对你多好呀，我给你买了一大车的苹果，虽然我也非常喜欢吃苹果，但我都不舍得吃，全部送给了你，因为我爱你。可是，对方看到这一车的苹果，头"嗡"一下就晕了：你给我拉来这一车苹果干吗呀？我又不喜欢吃苹果，你给我这么多苹果，我该怎么处理呀！这苹果就成了对方的垃圾了，对方还得想办法去处理这一车的苹果。这时，我们给出的"爱"反而成为对方的麻烦了。如果这时对方不仅不感谢，态度还不友好，我们就会感到非常受伤。

以上例子说得有点夸张了，但下面这种情况在生活中其实是很常见的。例如，老公在外拼命挣钱，想给老婆、孩子很富裕的生活，而且他也确实做到了。但是，忽然有一天，老婆要跟他离婚，因为她觉得他一点也不爱她。老公当然觉得很委屈啦，就会争辩说，为了你们能过上富足的生活，我整天在外奔波，还要看别人脸色，我难道还不够爱你吗？但老婆说，你总是到深夜才回来，我们根本看不到你的人，即使你人回来了，眼睛里也从来没有我。你想想看，我们上一次好好坐下来聊天是什么时候的事了？你又有哪一天好好听我说上几句话？你的心里只有生意，哪里有我们呀！这时，老公心里肯定满是委屈。

10. 期待回报

当我们觉得为别人付出了之后，如果对方没有给我们回报，我们就会失望，甚至会愤怒，有时甚至到了仇恨的地步。

期待是破坏人际关系最好的工具，因为在付出的时候，我们就已经预设了预期，而当预期没有实现的时候，失望是必然的，我们就有了情绪，而这种情绪对人际关系有很大的杀伤力。

有好几个环节会影响我们期望的实现。

首先，如上文所说，我们给出的并不一定是对方需要的，这时对方就感受不到我们的付出。

其次，对方可能也已经给予我们回报了，但我们没有收到。例如，上面说的老公，他其实已经在以他的方式给予妻儿爱了，但妻子并没有接收到他的爱，因为那不是她想要的。一般来说，我们只能以自己感觉到的爱的方式去给予对方爱，也只能以我们给出爱的方式感觉到对方给予我们的爱。上面例子中说的那位妻子觉得夫妻间应该多交流，多关心对方，所以，她只能感受到老公倾听她时所给予的爱，而她能给予对方的也是关心。但老公可能并不觉得她的关心是爱，许多老公会把这种关心看成是控制或啰唆，这时，他们反而会逃开。

11. 如果他爱我，他就应该如何

在婚姻中、爱情里，我们都有着这样的幻想：如果对方爱我们，他就应该如何。

如果他爱我，就应该目不斜视，把所有注意力都放在我身上，甚至都不应该看异性一眼。事实上，这种想法给我们带来了很多痛苦。有人说，一个男人想得到天下所有的女人，而一个女人则想得到一个男人的全部。可能这种说法太绝对了，但不得不承认它确实有些道理。那么，这就形成了一个悖论——一个男人如果想得到天下所有的女人，那么一个女人只能从一个男人那儿分到很小的一部分，她是不可能得到一个男人的全部的。女人看到这里，肯定会很生气：你怎么可以这么替男人说话呢？其实，我并不是替男人说话，我也是一个女人，我也想得到一个男人的全部。但是，男人也是人，他不可能变成我们的所有物，我们只有让他们成为独立的个体，他们才能有能力爱我们。一个人不可能心甘情愿地成为另一个人的私有物，这是一个不争的事实，如果我们与事实争辩，最后头破血流的人只能是我们自己。

有个来访者，她来咨询的时候，与老公已经好几年没有性生活了。老公觉得是因为她生小孩的时候产生了心理障碍。其实，在生小孩后，她自己已经是抑郁状态了。她明明知道这一点，也一直想去做心理咨询，但一直拖着。直到后来，她在老公的微信里发现他与另一个女人暧昧的聊天记录，这下她更受不了啦！她问老公，与这个女人是什么关系。老公说只是普通朋友，一个在他郁闷的时候可以说说话的女人。她一直要求老公表态，究竟爱不爱那个女人，但无论老公给她怎样的回答，都不能令她满意。如果老公回答说不爱，她是不相信的，她说如果不爱那个女人，就把她从微信里删除掉，但老公觉得她是无理取闹，他觉得他与那个女人并没有做越轨的事情，为什么要把那个女人从微信里删除掉呢？后来，老公被她逼得没有办法，就说爱那个女人，同时说他还爱这个世上很多人呢！这时，她下决心要放弃这段婚姻了，可是这让她更加痛苦，因为老公是爱她的，他不会离开她，而她同样是爱老公的，否则她不会这么痛苦。后来，她与老公有了性关系，并且怀孕，虽然后来他们没有能够生下这个孩子，但她与老公之间的关系有所缓和。可是在关系缓和之后，她又痛苦了，她觉得如果老公是爱她的，就不应该留着那个女人的微信，如果他留着那个女人的微信，就是不爱她。其实她这是一种非黑即白的思维方式。要么就是爱，要么就是不爱。好像男人与女人之间除了爱情，就不能有别的情感存在了。这也是我们许多人痛苦的来源之一。

其实，我们人类是情感非常丰富的动物，很多事不是只有"是"或"非"那么简单。"有你在我会很开心，没有你在的时候，我也会生活得很好！"当有这样心态的时候，你将会坦然地接受很多东西。设想一下，如果上面那个来访者非常爱她的老公，并且有足够的自信，她反过来去谢谢那位听她老公诉说的女性，这样一来，他们夫妻的感情会是什么样子的？当然啦，很多人会说这很难做到，确实是的，特别是当我们陷入抑郁的时候，我们对于许多事情都感到很悲观，也就很难从另一个角度去思考问题了。

我们情感上的许多痛苦，正是来自"他应该……"在一段感情中，我们常常考量对方是否爱我们，可是我们考量对方的标准往往又是不确定的，很多时候是参照别人（同事、朋友、邻居）的标准。更要命的是，现在网络上社交平台中的信息又是那么多，当别人"秀恩爱"时，我们不知不觉中就会与自己的情况进行对比，如果发现我们的关系没有达到这个标准，就会痛苦，就觉得对方不爱我们。

在我的生活中有一点就曾让我感到非常痛苦，因为老公很少对我说甜言蜜语，即使长期出差，也很少主动打电话问候一下。看到别的情侣或者夫妻之间，可以煲几个小时的电话粥，我常常怀疑他是否爱我。但后来我想，不管老公爱不爱我，让他煲几个小时的电话粥，那是不可能的事情，因为我在向他索要他所没有的东西。当放下这一点之后，我不确定这件事对我们的感情会有什么样的影响，但是有一点我非常确定，那就是我自己感觉到很轻松，不再为此纠结了。

12. 以点代面，过分概括化

在我们的生活中，经常会发生以点代面，过分概括化这样的情况。当这种情况发生时，也会给我们带来很大的烦恼。

例如，我们本来非常崇拜某位领导或老师，觉得他太完美了。可是，忽然有一天，我们发现他随地吐了一口痰，或者他在某人的背后说了一句此人的坏话，然后，这位被崇拜者在我们心中的形象顿时就坍塌了，我们感到非常愤怒——他怎么可以这样呢？我那么崇拜他,他怎么可以做出这样的事情？更有甚者，可能会对整个世界都失去信心了——我那么崇拜的人都这样，这个世界上还有好人吗？一旦到了这个时候，对于我们来说，真的就非常麻烦了。

有时，也可能是这个样子的：当我们看到一个人的某个优点时，我们觉得，哎呀！这个人真是太好啦！于是，我们就觉得这个人一切都很好，有时即使看到了他不好的方面，我们也会不知不觉地美化他，总之，觉得他哪儿哪儿都好。在这样的情况下，我们往往会被对方牵着鼻子走，容易上当受骗。

还有的人，当别人说起某件事情的时候，他会根据其中的某个细节，全盘否定别人说的事情，这样的人很容易与他人发生争执。

13. 悲观主义

悲观的人几乎总能想到很坏的结果，因此他们总是生活在紧张、焦虑中。

我有个朋友是个典型的悲观主义者，无论什么事,他总是会说"万一……"当晚上走在路上的时候，他会说："万一现在有个坏人过来怎么办（他是一位身高近180厘米的大小伙子）？"对于金钱，他则更小心了，他绝对不会把钱用到他不能承受的程度（当然这个底线会随着他经济能力的提升而提高）。他会说，万一我妈生病呢？万一小孩生病呢？万一我死了，小孩怎么办呢？所以，他要存足够的钱，而且还不能只有人民币，还得有美元，似乎这样才保险一点。有一次，有一个U盘不见了，他为此失眠了一个多星期。他一直在担心：这个U盘肯定是路上掉了，如果被别人捡走了，他可能会看U盘里的内容，然后把 U 盘里的内容发到网络上。哎呀！这可不得了，全世界的人都会在网上看到我写的东西了，而我的资料是需要绝对保密的呀！如果被全世界的人看到了，那我的信誉就完蛋了！我的事业就毁了！我的事业毁了，我的家庭怎么办？我的孩子怎么办？我怎么养活我妈妈？……

其实，如果我们冷静下来，就不会这么焦虑，因为所有他担心的事，发生的可能性都非常小。首先，当我们找东西的时候，经常会找不到，而在不去找它的时候，它又会自动出现在我们面前了，所以，他的 U 盘不一定丢了；其次，即使他的 U 盘真的丢了（他说晚上回家时可能放口袋里掉了），那么被捡到的可能性也不大，大晚上谁能在路上看到一个很小的 U 盘呢？而第二天清晨，环卫工人打扫道路时，也很难注意到一个小小的 U 盘，当行人走在路上时，地上早就被打扫干净了，所以，U 盘被捡的可能性也是很小的；再次，即使有人捡到了 U 盘，是不是人家就会对盘里的内容感兴趣呢？俗话说，隔行如隔山，你觉得你的资料是个宝，但对别人来说，可能一文不值，如果人家需要使用这个 U 盘，可能就把里面的内容给删除了；最后，退一万步讲，捡到 U 盘的人恰巧对盘里的内容感兴趣，又有多少人会把别人的东西放到网络上呢？那对他又有什么好处呢？当然啦，我们也不能完全排除有这样的人，但是，那样的概率又有多少呢？如果把这几项的概率乘起来，那么，U 盘里的资料被放到网上的可能性可能连万分之一都不到。但是，那位朋友一直在担心的是：万一呢！就是这个万一让他担心了很久。

所以，如果你也与我的这位朋友一样，经常为这样的事情担心的话，你不妨问问自己，你担心的事情发生的可能性有多少。但话是这么说，这些悲观的朋友也很想解除这些担心，但他们就是有着很多很多的担心，这已经成为他们性格的一部分了。有时，即使别人帮着他们分析，也没有用，因为恐惧对于他们来说已经根深蒂固了。除非有一天他们的内心能够踏实下来，这些担心才会减少。

14. 他为什么不能像别人那样

我们总在抱怨：为什么他不能像别人那样事业成功？为什么不能天天在家陪我？为什么……很多时候，我们的许多标准是冲突的：你既想要老公陪你，又想要他事业成功，还需要他当个好爸爸，你的老公是超人吗？可能我们很少问自己是谁，你是戴安娜王妃吗？再说了，即使戴安娜王妃那么优秀，查尔斯王子还是背叛她了呀。有句话说，如果你想让一个人下地狱，那么就满足他所有的需求。也就是说，如果你所有需求都得到了满足的话，试想一下你的生活还有什么乐趣呢？正是因为我们每个人都要经历各自的磨难，做好各自的功课，这个世界才会如此的多姿多彩，所以就别太贪婪，别妄想得到这个世界上所有最好的东西。

痛苦往往来自与别人的比较。我们许多的痛苦并非来自自己的缺乏，更多的时候来自与别人的比较，如果你不知道别人拥有什么，也许你就不那么痛苦了。一个从未走出深山的人，并不知道大都市的繁华和诱惑，可能他就可以平平静静地过完一生。可是，某一天，他来到了大城市，发现别人拥有那么多他从未见过的东西，他的内心可能就失衡了，痛苦也就产生了。或者，你最近事业发展得不错，所以在富人区买了新房。你兴高采烈地搬进了新家，觉得自己上了一个阶层，进入了上流社会的人脉圈子。可是接下来你却发现，邻居家的房子比你家的大，开的车子比你的豪华，妻子比你的妻子漂亮，孩子比你的孩子更有教养，……这时，你的兴高采烈化为乌有，由原来的欣喜转为痛苦，可能你还没有原来住在老地方时开心呢。

15. 过分夸大

有些人的情绪会随着外界事件剧烈波动。因为一点好事儿而兴高采烈，觉得整个世界都是非常美好的；如果发生一点坏事儿，则觉得整个世界都即将崩塌了。这种情况在双相情感障碍的人身上更常见。

以上这些不合理信念也好，认知歪曲也好，在我们的日常生活中并不少见。在很多情况下，这些认知是我们痛苦的来源之一。当我们感觉自己有不良情绪时，如果能够学会觉察自己的这些信念，就可以慢慢改变自己原来的自动化思维，建立新的、向上的螺旋思维模式（当我们抑郁时，我们常常被原来螺旋向下的自动化思维带入痛苦的深渊）。

找到这些信念 B 后，我们需要对这些思维进行转念，转念的一些观念已经在每个信念 B 中提及了一些，读者朋友可以利用这些观点去转念。另外，一些心灵鸡汤、哲学、励志故事等，也可以帮助你转念。

在咨询室里，心理咨询师可以帮助你"揪"出你原来螺旋向下的自动化思维（信念 B），然后，再协助你转念。这些转念的过程，将因咨询师的风格不同而异。有些心理咨询师是高度指示性的、说服性的和对抗性的，他们以指导者的身份出现在咨询过程中，这对于某些来访者来说，可能会令他们感觉不舒服。另一些咨询师可以使用"产婆术"方式，运用开放式的提问，让来访者反思个人的问题，并让他们自己得出结论，这种方式下，来访者的体验可能更舒服些。

不管是通过咨询师的帮助，还是通过自己的努力，你都可以试着首先寻找不合理信念 B，然后再去对这些信念 B 进行各种途径的转念 D。一旦通过某个转念，你就会感觉到自己的情绪转变了（新的情绪 F），不再那么难受了，那么今后你可以多多运用这个新的理念，产生新的思维模式。

聊　天

很多朋友选择通过与他人聊天来解决自己的心理问题。在某些情况下，这确实是一个不错的选择，但前提是你的身边能够有这样一个人给你提供这样的帮助。这个人可以是你的同学、同事、亲戚、父母。

此处，我有几点善意的提醒。首先，如果你们的聊天能够使你放松、舒服，那么这样的聊天对你来说也许是有益的。如果只是在聊天的过程中，你感觉你们比较聊得来，但是不久之后你觉得比之前更难受了，也许这种聊天对你来说不是一个很好的选择。当然了，如果在聊天的过程中你就已经觉得很不舒服了，那我劝你还是早点逃之夭夭吧。其次，最好不要对对方有过高的期待，否则你可能会感到失望。所以如果你选择通过与他人聊天的方式来减少自己的内心烦恼，最好你先做好这样的心理建设，那就是，我希望可以通过与他（她）的聊天，能让我把心里的烦恼说一说，如此一来我心里会放松一些。最后，如果你的聊天对象不是一位专业人士，那么他可能只能发挥陪伴的作用，大部分情况下很难帮助你解决根本问题。

写　日　记

日记是一个不错的工具。在心理咨询的过程中，我经常把这个工具介绍给来访者，帮助过不少人。

我们这里说的写日记与日常的写日记或者记流水账有所不同。很多抑郁者们都有写日记的习惯，但是他们往往有一个特点，那就是他们总是在情绪特别低落的时候写日记。在那个当下，他们感到绝望无助，受到条件的限制，无法排解这些情绪，如果在此时写日记，可以把他们的情绪通过这样的一种形式表达出来，这是一个不错的方法，有些人写着写着，渐渐就感觉轻松了。

但是，这样的日记也有一个弊端，那就是记下的都是一些消极情绪和对事件的消极认知。如果不断重复记录这些消极情绪和认知，将会强化它们，更容易让自己陷入抑郁。所以，如果你写日记，需要好好体会日记给你带来的感受，如果感觉越来越糟糕，那么你在情绪低落的时候，最好不要再写日记了。另外，有些人喜欢反复浏览日记，这也容易再次勾起那些消极情绪和认知。

如果你喜欢在情绪低落时写日记，那么建议你结合合理情绪疗法来写，也就是当你感觉有情绪的时候，回过头去看看是什么事造成了你当下的情绪，然后再在你的内在寻找这些事是如何影响了你的情绪的（你的自动化思维）。最后，对这些自动化思维进行转念，重新体验新的情绪。这样将会让消极情绪给我们一个积极的影响。

抑郁的人很少能够在欢乐的时候写日记，因为本来在抑郁期间欢乐的时刻就少，再加上当欢乐情绪出现时，我们的精力都花费在担心欢乐情绪的消失上，无暇将这片刻的欢乐记录下来。但是，这样欢乐的片刻对于我们来说是非常珍贵的，所以建议大家尽量记录这片刻的欢愉。但请记住：此时，只记录快乐的感受，不要分析此时为什么快乐。

利 与 弊

在心理层面（心）对抑郁做工作也有其利和弊。

一、优点

1. 复发率低

相对于在身体层面做工作而言，在心理层面做工作要更深入一些。通过心理咨询走出抑郁的人，将来的复发率只有完全用药物治疗的人的复发率的一半。

2. 副作用小

俗话说是药三分毒。用药物治疗心理问题会对身体造成一些伤害，这几乎是不可避免的，更何况治疗心理疾病的药物基本上都是作用于我们的神经的。心理咨询则无此弊端。

二、缺点

1. 相对来说需要比较长的治疗时间

一般来说，情绪低落到患抑郁症程度的患者都经过了很多年的酝酿。即使一个10多岁的孩子患有抑郁症，那也是经过了十几年的积累，才造成当下的局面的，更何况那些几十岁的抑郁症患者。从小到大，家庭、学校、社会的影响是非常巨大的，要想改变他们的意识或思想，真不是一蹴而就的。

2. 较难真正从根儿上解决问题

之所以这么说，是因为在很多情况下，我们根本控制不了自己。也就是说，我们的意识往往并不能左右我们的行为，因为我们的潜意识力量更强大。

3. 需要他人协助

一般来说，自动化思维已经形成了我们惯常的思维模式了，如果没有旁人的协助，我们是很难发现自己的不合理信念的。

第三步　灵

　　如果您陷入了抑郁，并且使用了很多的方法，却都没有能够真正从根本上解决问题，或者您的问题曾经解决过，但是过一段时间又返回到原来的状态了。那么，不妨考虑一下从潜意识的层面去解决问题。

　　第三步我们在"灵"，或者说在潜意识、感觉的层面处理我们的问题。

潜意识的威力

　　肯定有人会说，胡说！哪有什么"灵"或"灵魂"呀，你看到过吗？是的，就我们目前科学发展的水平来说，我们确实无法证实"灵魂"的存在，我们也无法"看到"潜意识。但我想您肯定曾经经历或者见过以下几种情况：

　　第一种情况就是暴怒。我们都知道暴怒是不好的，因为它常常伤人伤己。但问题是，当暴怒来临的时候，我们通常都控制不了它；暴怒过后，我们又会后悔，特别是当我们暴怒时伤到别人或自己了，我们就会更加后悔。我们下定决心，下次再也不暴怒了，一定要控制好自己。我们也学了一些方法，比如在暴怒来临的时候，先数数或做深呼吸，但下次怒火来临的时候，它仍然照烧不误。

　　第二种情况是上瘾（吸毒、赌博、上网、游戏等）。我们明明知道这些习惯是不好的，但就是控制不住自己。有的人为了戒赌、戒毒，甚至剁自己的手，发了无数的毒誓，但到时候该赌还赌，该吸还吸，许多人直到最后倾家荡产。

　　第三种情况是恋爱。有一句话说，恋爱中的人智商为零，这是有一定道理的。当某人坠入情网的时候，无论别人跟他说什么，他都是听不进去的，即使你告诉他，如果与那个人在一起，前方将是刀山火海，他都不会畏惧，而是跟着他自己的感觉勇往直前。

第四种情况就是强迫症。患有强迫症的人是非常痛苦的，他们明明知道自己没有必要那么想、那么做，可就是控制不了自己。

如果说思维属于意识层面的话，那么感觉则是潜意识层面的。对于意识，我们多多少少还是能觉察到的，我们在想什么，自己能知道，有时我们也会主动去思考。但是，对于潜意识，我们却很难觉察得到，更别说去控制它，这就是我们通常感觉到身不由己的原因。

精神分析流派的创始人弗洛伊德对于心理学的贡献是很大的，他的关于本我、自我、超我，以及意识与潜意识的理念极大地影响了心理学的发展。有研究资料表明，在影响我们的力量当中，意识只占1%—10%，而潜意识则占90%—99%，更有资料说，意识只占潜意识的数万分之一。它们的比例究竟是多少，我们无法测量，但有一点是肯定的，那就是潜意识的力量要远远大于意识的力量。

意识也是看不见、摸不着的，但关于它的成因多多少少我们也了解一些。而对于潜意识的形成，我们则是更难了解了。但它对我们的影响又是如此巨大，因此不得不更多地重视它。

精神分析流派认为，精神病的形成是在1周岁以内，可能是由于某些创伤或事件引起的（当然遗传也是一种重要因素）。而神经症（包括强迫症、焦虑症、疑病症、恐惧症等），则是在3周岁以内，由于某些原因形成的。

虽然我们看不到、摸不着自己的潜意识，但不妨这样比喻：如果把身体比作一个国家，那么我们的每一个细胞就像每一个公民；我们的脑袋就像政府要员；政府要员的意志相当于我们的意识；而每一个细胞的意志相当于我们的潜意识。当意识符合我们的潜意识的时候，我们的行动将会很有力量，但是如果意志不符合潜意识，那我们的行动将会非常无力（上层领导下达的指令得不到有力执行）。当我们在意识层面做工作时，就相当于是去跟政府要员谈判；当我们在潜意识层面做工作的时候，就相当于是跟全国人民去谈判。从表面上看好像意识决定一切，但如果潜意识里的某一股力量非常强大，就会制造出各种各样的状况。对于我们个体而言，这些状况将以情绪问题和生病的方式表现出来。只有在身、心、灵和谐统一的情况下，我们的身体和心理才能健康。如果身、心、灵三辆马车奔向三个方向，我们肯定会出问题。

在我们的现实生活中，有一种现象应该不少见：有些人长得漂亮，成绩好或者工作理想，家境也非常好，但是他们的内心却不自信。如果他们有机会偶尔跟别人吐露这样的心声，别人肯定觉得不能理解，甚至觉得他们是矫情或者说"牙疼话"，因为拥有这样的条件，他们怎么可能不自信呢？就像曾两次获得奥斯卡金像奖的世界著名影星费雯丽那样，当她在精神崩溃的时候，她也觉得自己不漂亮、不性感，各方面都很不完美，你会不会觉得如果她都不漂亮、不性感的话，那世上还有人漂亮、性感吗？但是，如果您有机会能够接触到他们的潜意识，会发现他们说的是真的，因为在他们的潜意识里，他们的形象是那么的不完美。他们在潜意识里对自己的感知可能是脏兮兮的，穿着破衣服，面目狰狞，甚至有的人的灵魂已经"死"了。在这样的潜意识的驱动下，他们如何能够感知到自己的美好和优越呢？

有一位女孩子，大学毕业前迟迟不愿意去找工作，即使家人帮她找到了本行业最好的单位，她也不愿意去面试。临近毕业了，没有办法，她终于向一家公司投了简历。但是到第3轮面试的时候，她又退缩了。其实，在她的生活中，类似的事并不少。她是一位很聪明的女孩子，感知力非常强，能力也很强。但是，她总是迟迟不肯向前走，即使向前走一两步，到了最后一步，也总是退缩。

在一次充分放松后，她看到了一双眼睛。我问她这是谁的眼睛，她感觉了一会儿，说那是她爸爸的眼睛。这双眼睛一直盯着她、监视着她，让她感觉非常不舒服。于是我让她与这双眼睛对话。她问那双眼睛，如何做才能让这双眼睛感到满意？这双眼睛说，她必须非常非常优秀，它们才能够感到满意。那如何才能算是优秀呢？这双眼睛传递给她的信息是：即使她考了全校第一、全国第一，甚至全世界第一，哪怕她统治全宇宙了，这双眼睛对她仍然感到不满意。

这就是她的潜意识的感觉，也就是说，在潜意识里面，她认为自己无论怎么做都不能达到父亲的标准，不能让父亲满意。这就使她遇事不敢向前，因为她觉得无论自己怎么做父亲都不会满意，那么，与其做了让父亲不满意，那还不如不做。这就是她的潜意识对她的影响。

患有强迫症的人通常有一个特点，就是纠结。我们在意识清醒时所说的话受命于意识，而很多情况下我们的行为则受潜意识的驱动，不听意识的指挥。我们的许多心理问题与父母的言行不一致有着千丝万缕的联系。

潜意识对我们的影响是巨大的：

——他一直抑郁，只因为他与"自己"的距离很远（这样的人很多）。

——她一直抑郁，只因她的意象中有很多可怕的东西。

——虽然她非常漂亮，但她却不化妆就不能出门，只因她的内在小孩是丑陋不堪、她自己不愿意接受的。

——他一直不肯上床睡觉，因为他只要闭上眼睛，就"看到"一个披头散发的女人和一双很可怕的眼睛。

——她一直不能恋爱，原来是因为她不能认同自己的性别。

——他一直不能与异性成为恋人，只因他的内在小孩是一个稻草人。

——她一直未能进入婚姻，只因为她没有一个恒定的自我，别人不知如何与她相处，所以她对别人总是由开始的喜欢到后来的逃离。

——她婚后多年没有性生活，却不敢提离婚，因为在潜意识里，母亲的脸是如此的恐怖。

——他一直觉得自己是双性恋，因为他的内在小孩总是一男一女。

——她有拖延症，因为她的内在自我是躺在坟墓里的。

——她害怕自己会用刀、剪等去伤害身边的男性，只因她的家庭根本就不接受她是一个女孩。

——所有的人都不愿靠近她，只因她的内在小孩没有"心"。

……

在咨询过程中，我无数次看到潜意识对来访者的巨大影响。看着被催眠者们破茧成蝶，重新找到新的生活，真的为他们高兴。

如何通往潜意识

既然潜意识看不见、摸不着，那我们该如何与自己的潜意识沟通呢？随着心理学的快速发展，现在有很多的疗法或者流派，都是我们与潜意识沟通的工具，例如，意象对话、沙盘游戏、绘画疗法、萨提亚模式、家庭系统排列等。但因篇幅有限，而且大多数读者朋友不是专业搞心理学研究的，所以对这些疗法，我们就不做详细地介绍了。如果你对这些内容有兴趣，不妨去参加一些相关的心理沙龙。但在此，我有一个善意提醒，在你参加之前，最好对带领老师有一些初步了解，因为这些活动通常都会带领我们充分放松，这时潜意识里原来压抑的一些东西将会浮现出来，如果带领老师水平不够专业，或者带领老师有一些其他目的，那么有可能对你造成不好的影响。

催眠也是一种通往潜意识的非常好的途径，现在很多朋友对催眠都很感兴趣，因为觉得它非常神秘。也许催眠还不能被称为一个流派或者疗法，甚至很多"正统"的心理学流派或咨询师，还不能接纳催眠这个方法，我不知道这是否与当初弗洛伊德放弃了催眠有关。但是就我多年的咨询经验而言，实践证明催眠真是一个非常有效的治疗方法，而且通过它所呈现出来的效果，真的非常神奇。但是在咨询过程中，我使用的不仅仅是经典催眠。经典催眠对于被催眠者的影响是非常大的，当被催眠者从催眠中醒来之后，会不由自主地受到催眠者的影响，从而发生很大的改变。当初学习催眠之后，我按照老师所教的经典催眠帮助来访者解决一些心理问题，但是后来发生了一件事情，对我的触动很大，也从根本上改变了我的催眠风格。

那是在我学习了催眠之后不久。一天，一位女孩子走进了咨询室，她很漂亮，但却非常沮丧，情绪低落。她告诉我，她的生活中发生了一件非常严重的事情——她的男友要与她分手了。她和她的男朋友已经相爱很久了。一年前她的男朋友去了国外，两个月前，在一次留学生的聚会活动中，男友认识了一位女留学生，并在酒后与之发生了性关系，并导致那个女留学生怀孕了。男友得知后非常自责，但是他觉得那位女学生是无辜的，既然人家怀孕了，他就必须负责。无奈之下，他只能很痛苦地跟这位女孩子说，不得不跟她分手。对于这个女孩来说，这简直就是晴天霹雳，他们两个人相爱了很久，而且感情一直非常好，对这样的结果她是很难接受的。

接到这样一个个案，我当时觉得有点束手无策，不知道如何能够帮助到这个女孩。第一次咨询结束后，我只得去请教我的催眠老师（当然隐去了与来访者相关的所有信息）。催眠老师建议我在给这个女孩子催眠后，让她与男朋友分手。因为老师的观点是："劈腿"的人是会有惯性的，有了第1次就会有第2次、第3次……

听了催眠老师的指导，我隐隐觉得哪里有点不对劲儿，但也说不上来究竟是哪里不对。没有办法，我只好又去请教我的成长老师刘军。刘老师听我讲完后，对我说："我觉得你做得对，因为我们不是上帝，我们无权决定别人的命运。这个女孩子是否跟她的男朋友分手，应该由她自己来决定，而不应该由我们来决定。"听了刘军老师的话，我终于知道我自己觉得不对劲儿在哪里了。我的感觉与刘军老师是一样的，只是当时我不能明确地感受到这一点。

当这位女孩再次来到咨询室时，我仍然用催眠技术带她做了充分的放松，但是我没有在她被催眠后，直接建议她与那个男孩子分手，而是运用了催眠中的选择技术。当这个女孩子充分放松后，我让她去想象，在她的左边是她仍然跟这个男孩子在一起的一个画面，而右边则是她与男孩子分手后的一个画面。开始的时候，当女孩子看到左边画面的时候，觉得画面中的她非常不舒服；而在右边的画面中，与男朋友分手后的她很自在、很平静地玩着手机。经过反复选择后，她选择留下那幅与男友分手后的画。这时，我的任务就是协助她让左边那幅与男友在一起的画消失掉（这种技术将对潜意识产生很大的影响，如果那幅画消失了，她将能轻松地与男朋友分手）。但是事情的发展却出乎意料，我们花了将近半个小时的时间，都没有能够让那幅画消失。而且在我们让左边那幅画消失的过程中，右边那幅画中的她也开始变得不稳定，变得烦躁不安。最后，没有办法，我只好又让左边的那幅画回来。当左边的这幅画慢慢回来的时候，右边画面中的她又开始变得平静了。

从技术上来说，这一次催眠中的选择是失败的，因为我们并没有能够做出最终的决定。

但下一次咨询时，女孩子走进咨询室的脚步是轻盈的，人是放松的。她告诉我，她是由男朋友陪着来的。几天前，男友和那位女留学生进行了一次长谈，两人都觉得，在没有感情基础的情况下留下这个孩子是不明智的。那位女留学生也不愿意用孩子将他们两个人捆绑在一起。交谈结束，男孩子立刻就买了回国的机票，回到了这个女孩子的身边。

听了她的这番话，我吓出了一身冷汗。我在想，如果当初在她被催眠后，让她与男友分手，现在将是一种怎样的情形？最重要的是，当初我们用了那么久的时间都不能让他们分手的那个画面消失，那证明在这个女孩子的潜意识中是不愿意与这个男孩子分开的，如果我强行植入了让他们分开的信息，那会不会造成女孩子潜意识内的重大冲突呢？

从那以后，我下决心要跟随来访者的潜意识，尊重他们的潜意识。我可以借助一些技术去协助他们发现并解决潜意识里存在的一些问题，但那必须是在来访者的意愿之下，而不是由我来强行植入。

另外让我改变的还有一个原因，就是催眠师的指令促使来访者的改变，保持的时间不长。也就是说，来访者在催眠后很快就有一个非常大的改变，但是过一段时间之后，往往很容易恢复到原来的状态。

有一次，我突然想到自己曾经接触过的意象对话，就试着先使用催眠技巧让来访者充分放松之后，运用意象对话中的一些方法与来访者在潜意识层面沟通，没想到效果竟然极好。所以后来催眠与意象对话相结合就是我经常使用的一种方法。当来访者最初来到咨询室的时候，我往往将这两种方法结合起来，"诊断"来访者当下的情绪处于什么状态。如果发现来访者的一些情绪问题，可以在当下做一些处理。

意象对话对于情绪的调节和症状的改变都有着非常好的效果。后来我又接触到其他一些疗法，当遇到某些特殊事件的时候，适当结合其他的一些疗法，能快速解决来访者的问题。例如，当发现来访者的人际关系是造成他的困扰的重要因素时，我结合催眠和格式塔中的空椅子技术，让来访者在潜意识里与对方做一个对话，效果非常不错。后来，我将自己在个人成长过程中学到的内在小孩运用到咨询中，发现将催眠与内在小孩结合起来，可以大大地提升来访者的自信心和安全感。

如果说催眠不被正统的心理咨询流派所接纳，但它至少应该还可以算是一个心理咨询技术，但是"内在小孩"可能连技术都算不上，因为到目前为止，它应该连心理学界的边都搭不上。

海灵格的家庭系统排列，也是我们与潜意识（也许说与集体潜意识更恰当些）沟通的非常不错的疗法。这个疗法通常以团体的方式进行，参加排列的代表们在充分放松后，将会呈现出一些意想不到的情形，这些情形往往显示出，家族的某些因素可能导致了案主的症状。

而在催眠的过程中，许多来访者在前世回溯后，症状也消失了。虽然我们不知道有没有"前世"的存在，但有时来访者呈现出来的现象确实让人吃惊，而且对于来访者的影响和改变的作用也是极其巨大的。

不管将催眠与何种流派或者方法结合在一起，我个人感觉在咨询的过程中，如果能够更多地跟随来访者而比较少地指导来访者，那么我们就能够更多地给予来访者"渔"而不是"鱼"。当来访者因为害怕、恐惧而不敢面对的时候，则需要给予来访者鼓励和支持，让他们能够继续前进。

没有亲身体验过的人，基本上都很难相信催眠后发生的故事，因为说实在的，我也觉得真的很"玄乎"，但是我所说的故事都是在咨询室里真实发生过的，否则就算我们想破脑壳，也很难想象出那么丰富的情节。我们潜意识里的内容真的是太丰富了，且难以预知，你从来不知道下一步会发生什么。

我们潜意识里的"宝藏"真的是太多了，当我们进入潜意识的时候，就像进入一个极其复杂的迷宫一样，而且这个迷宫里面的通道还是随时切换的，所以根本没有办法说清可以使用一个什么样的方法能够解决我们所有的问题。反正到目前为止，我还是没有能力把它们提纲挈领地提取出来，或者也许没有人能够做得到。因为单就一个人的潜意识来说，就已经够浩瀚的了，更何况我们每个人又是如此的不同。在这个世界上都没有两片一模一样的雪花，更何况我们人呢？所以对于这样的无穷大乘以无穷大，本人真的是无力去概括。即使世界上最著名的催眠大师艾瑞克森，也没有著书总结一下催眠。关于他的故事和技术，我都是从他的后人或者学生所著的书中看到的。但是我又心心念念地非常想把我们潜意识的博大和神奇分享给大家，所以我只能以案例的形式呈现出来，和大家一起共同学习，看一看我们潜意识的无穷及巨大。

仅就催眠而言，现在也已经发展出很多的流派了：美式的、快速催眠类的、催眠秀等，不一而足。对于这些流派，我没有进行过深入研究，但看了它们的介绍，我觉得它们多数是在经典催眠的基础上，选择某一个方向进行研究，进而发展出自己的流派。在咨询室里，我所使用的催眠，从某种程度上来说，也许更多的只是使用了经典催眠的放松技巧。当初学习催眠技术的时候，我个人对快速催眠的体验感觉不是很好，可能我不太适合被快速催眠。当我被快速催眠后，心跳突然加快，人虽然进入了一种催眠状态，但身体很不舒服。

而用于催眠秀的钢板等技术，也让我感觉不舒服。而且我个人认为，我们之所以有一些心理问题，在很大程度上与我们的焦虑情绪有关系。所以，在咨询室里，我选用的比较多的是经典催眠中的放松方法，例如渐进式放松。

选择一个放松的姿势，坐着或者躺着（在环境允许的情况下，最好选择躺着或者半卧）。

闭上双眼，先做3次至6次深呼吸。最好用腹式呼吸，吸的时候尽量吸满，呼的时候尽量呼尽（在做催眠之前，如果事先练习过深呼吸，那是最理想的）。如果近期有些不良情绪，可以想象随着呼气，将这些令自己不舒服的情绪都呼出去。接着放松全身。

放松你的头皮，想象随着头皮的放松，发根也舒展了，每根头发似乎都柔顺下来了。

放松你的额头，舒展你的眉心，你额头上的皮肤也变得更平滑了。

你的眼睛也放松下来了，感觉你的眼睛正变得越来越沉，越来越沉，越来越沉，……你的眼皮里像灌了铅一样，越来越向下坠，向下坠，向下坠……

你的鼻子、耳朵、脸颊也松弛下来了。

你的双唇、嘴巴也放松了，上、下牙分开，甚至感觉你的下巴正向下坠。

放松你的脖颈，放松你的双肩，如果需要，可以动动你的头，让你的脖颈更加放松。

让你的手臂从上到下放松下来，放松你的大臂，放松你的小臂，放松你的手腕，然后放松你的手掌、手指，直到你的指尖。

放松你的脚趾，你可以动动脚趾，让它们能够更加放松。然后，放松你的脚背、脚掌，再到脚踝。再放松你的小腿、膝盖，直到大腿。如果你觉得某个地方还有点紧绷的感觉，可以抖抖你的腿。

再一次地做深呼吸。吸，呼；吸，呼；吸，呼；……随着每次吸气，你的胸腔都充满了新鲜的空气，每次呼气都带出体内的垃圾和不良情绪，并且使整个胸腔变得更加放松。

这种放松一直延续到你的腰部、腹部，并使你的全身都放松下来了……

当来访者充分放松后，心理咨询师就可以与来访者在潜意识层面进行沟通了（对于一些比较紧张的来访者，如果没有充分放松，还可以使用其他技巧再做加深催眠，让他们真正放松下来）。多年的经验表明，在潜意识层面的沟通效果要比在意识层面的沟通效果好很多。这种放松不仅可以在催眠中使用，还可以在睡觉前练习，掌握之后，对于改善睡眠有着很好的效果。

潜意识的功效

我们可以在潜意识层面解决抑郁中的一些问题。

缓解抑郁情绪

当来访者处于抑郁发作期间，总是感到情绪低落、不开心，身边的家人和朋友往往会劝说他们，让他们振作起来、开心一点，但是他们往往很难做得到。其实抑郁者比其他人更希望自己能变得更加乐观、开朗，但是他们真的是力不从心。

意象对话的"看房子"技术对于改善抑郁情绪有着非常好的效果。当处于比较严重的抑郁情绪时，人们潜意识所呈现出来的房子往往是矮、小、破、旧、脏、乱、差的，房屋的里面或者外面总是落满了灰尘，有的时候会有蜘蛛网。更严重时，房子则会坍塌或者根本没有建好（房子没有顶或墙），或者是烂尾楼；有的房子建在悬崖边，甚至一半在地上，另一半悬空着；有的房子架在几根棍子上，棍子还快烂了；有的房子外面看上去还挺好的，但进入房子里面，脚一踩上去"房子"就摇晃，地板移动，地基塌陷；有些来访者的房子里还住满了毒蛇、蜘蛛、蜈蚣、蝎子，还有血迹、毛发、人类或动物身体部件等。在咨询师的协助下，随着这些房子状况的改善，来访者的情绪也会变得越来越好。

也有些来访者看到的不是房子，他们看到的是山顶的亭子、厕所、废弃的电梯或汽车、公交车站、垃圾桶、电话亭等。所有这些潜意识的呈现都有着不同的意义，而且它们与来访者的状况有着惊人的对应关系。

当然，"看房子"只是一个媒介，在"去看房子"的途中，来访者的潜意识往往会呈现出许多与他们情绪相关的意象。例如，在抑郁者的潜意识里，季节往往总是秋天或者冬天，天气总是阴天、下雨、下雪、下冰雹（所有这些都与现实中真实的季节无关），在情况严重时，他们甚至会"看到"下刀子、钉子、血等；而对于患有双相情感障碍的来访者来说，他们所看到的天气总是忽晴忽阴，当他们看到晴天的时候，就是阳光明媚，而当天气不好的时候，要么下雨，要么刮风，要么雷电交加，甚至下雪、下冰雹；另外，抑郁者所感觉的时间也往往总是在下午，甚至是夜晚或者深夜。

在抑郁者的潜意识中，腐烂的东西，黑暗、发臭、混浊的水，洪水泛滥，天崩地陷，也是常常呈现的意象。

如果你从未接触过催眠，特别是当你不相信催眠的时候，你肯定会说，怎么可能出现这些东西。也有些朋友会说，那我就把房子想象得好一点不就行了吗？可是，事实却不是这么简单的，如果我们足够放松，我们的意识是左右不了我们的潜意识的，潜意识里究竟呈现出来什么样的东西，是不由我们控制的。

记得我第一次接触意象对话的时候，赵燕程老师带领我们去"看房子"。当时，我看到的房子是由红砖、红瓦砌成的两间平房。在分享环节，我问赵老师，为什么我看到的是红砖红瓦房呢？我们家从来没有住过这样的房子，我希望看到青砖青瓦的房子。赵老师问，你为什么希望看到青砖青瓦的房子呢？我说，因为青砖青瓦的房子质量好啊！说完这句话我就知道，我所看到的房子意味着什么了——我看到的房子意味着我的心理状态并不如我自己期待或者是预期的那样好。

有一位大学生的意象让我至今难忘。那位大学生的抑郁情绪相对来说已经比较严重了，并且因为抑郁而严重影响到了学业，甚至可能毕不了业。在前两次"看房子"的过程中，她所看到的房子总是厕所。她感到很疑惑，所以那一次催眠之前，她就问我房子代表着什么。我告诉她，房子代表着我们当下的心理状况。她说，那是不是看到的房子好就意味着我现在变得好一些了呢？我说是的。

接下来我们就进行正常的催眠放松。当她放松之后，我引导她向前走，并且告诉她如果看到了房子就可以告诉我，如果看不到就一直向前走。沉默了好长时间之后，我问她，你看到房子了吗？她说看到了，就是比较远。我说，没关系，不着急，你慢慢往那边走吧。又过了好一会儿，她还是没声音，我问她，你现在距离房子大概有多远呢？她说好像还是那么远。我说好的，那你继续往前走吧。又过了一会儿，她跟我说，曹老师，那个房子一直是那么远，但我的右边有个厕所。我问她，那我们继续去看那个房子，还是看这个厕所呢？她说当然去看那个房子了。我说，好的，没关系，那你继续往前走吧。又过了一会儿，她跟我说，曹老师，那个房子还是那么远，厕所还是在我的右边。我再次问她的选择，她说我当然去看房子啦。又过了一会儿，她说，曹老师，前面没有路了，现在厕所就在我前方的尽头。也就是说，她已经没有任何选择余地了，她不得不去看这座厕所，因为她已经无路可走了，而且她也到达不了她想去的目的地——那座房子了。不过，幸运的是，虽然她看到的仍然是一座厕所，但是里面却不是很脏，因为在前几次的咨询中，我们已经对"厕所"做了一些处理了，所以她的房子的状况已经不那么糟糕了。

在"看房子"的过程中，一般来说，每次看到的房子都是不一样的，像这种连续几次"看房子"看到的都是厕所的是少数。但即使她几次看到的都是厕所，每次的状况也是不一样的。第一次的时候，她看到的厕所非常脏且臭，但第二次、第三次的状况却变得越来越好，所以她的情绪也变得越来越好。只是当她知道了房子所代表的意义后，当然就不愿意自己的房子是个厕所了，但这只是她意识层面的想法，而她的意识却控制不了潜意识。

其实，在咨询室里这样的故事并不少。很多人知道了房子代表的意义之后，自然期待他们能够看到状况更好的房子。但是，当他们进入深度放松之后，潜意识里呈现出来的往往不像他们所期待的那样。在有些情况下，我们会把意象所呈现出来的信息分享给来访者，当他们听到这些分享之后，会觉得跟自己的实际情况特别吻合。

有些来访者在看到某种房子之后，会特地向我解释，说这是因为他几年前或者多少年前在某某地方看到过这个房子。这时，我会问他，那是很久以前你看到过的，那现在呢？你天天看到那么多的房子，为什么这一次你恰恰看到了很久之前看到过的，或者你在某个时候偶然看到过的房子呢？也许对于这种现象的解释，只能是你的潜意识需要将你当下的状况呈现出来，那么它也需要一些材料，你曾在几年前看到过的某个房子正好与你当下的情况相符，于是你的潜意识就选择将你的状况以这样的房子呈现出来而已。

提 升 自 信

不自信应该是抑郁者的通病，他们总觉得自己非常糟糕，常常感到内疚、自责。一位刚上初中的学生瞒着家人来到了咨询室，因为她感觉太痛苦了，她不知道该如何是好，所以不得不寻求帮助。一进咨询室，还没坐下来，她就哭得梨花带雨。她说她非常对不起父母，对不起弟弟，因为她常常嫉妒弟弟，觉得父母对弟弟好，对她不好。她恨自己怎么可以这样！自己怎么可以嫉妒弟弟，怎么可以怨恨自己的父母！

其实自从"二孩政策"开放以来，这样的案例很多。当弟弟或妹妹出生之后，一直作为独生子女的孩子们很难适应新的生活环境。父母们通常都觉得新出生的孩子更弱小，需要更多的照顾，父母和家人们往往忽略了年长孩子的感受——这些哥哥姐姐们，原来都独享父母和家人的爱，但现在却要与弟弟或者妹妹分享父母的爱，甚至弟弟或者妹妹分享了更多的爱。在意识层面，他们知道作为哥哥姐姐，应该爱自己的弟弟妹妹，应该照顾自己的弟弟妹妹。可是在潜意识层面，对于那些夺走了父母大部分爱的弟弟或者妹妹是免不了嫉妒、愤怒，甚至怨恨的。但是在意识层面，他们又不能容忍自己的这种状态，于是就产生了心理冲突。处于情绪中的他们很难清醒地看到外部因素的影响，却将这些不良情绪转向自己，向内攻击自己，因此陷入抑郁。

抑郁症患者都容易内疚、自责，而这些是能量等级最低的情绪，能量等级再低的话就趋近死亡状态了。所以，重度抑郁的人也较有其他生理、心理病症的人更容易自杀。其实，多数情况下，抑郁的人的真实条件并不那么糟糕，但他们太不自信了，所以他们总觉得一切都是自己的错，自己是世界上最糟糕的人。所以，如果想摆脱抑郁，提升自信是根本。

那么，如何提升自信呢？经过多年实践，我觉得疗愈"内在小孩"是一个非常好的途径。内在的小孩，有人把它叫作奇妙之子，有人叫它灵魂，有人叫它潜意识，反正它有许多名字，因为它真的很奇妙、很神奇，就像催眠一样让人迷惑、迷恋，并且效果显著。

最初接触"内在小孩"与心理咨询并无任何关系。当初，因为自身的烦恼，机缘巧合认识了刘军老师。在一次心理课程上，老师带领大家放松，随着老师的引导，我越来越放松，当老师引导我们去看内在小孩的时候，我看到了一个5岁左右的小女孩，在傍晚天色已暗的时候，一个人独自走在大街上，她在找妈妈，因为她回到家里没有找到妈妈。这时，我的眼泪"哗"地一下流了出来，我知道那就是我。

小时候，我跟着妈妈住在她单位里，父亲带着哥哥姐姐住在老家。那时，妈妈经常出差，而且常常是临时出差，她让我知道她出差的方法是让邻居或朋友告诉我，并把我安排在人家家里吃饭。但问题是，她不能总是麻烦一个朋友或邻居，所以在这样的晚上，我总是不知道我今晚的晚饭是在哪家吃，谁来陪我睡觉。在整个放松过程中，我好心疼那个小女孩，我不断地去安慰她，和她做伴。

在放松的过程中，我一直泪流满面，但当冥想结束后，我却感到了从未有过的轻松。因为这种感觉太好了，所以在接下来的近10天里，我天天都去听这段录音，跟着做放松。越做眼泪越少，内心也越轻松，在生活中生气的次数也越来越少了。当老公偶尔回来迟的时候，也不再想着去打电话给他了，是不再想着去打，而不是像以前一样强压自己不去骚扰他。

在之后的几年里，我持续承办刘军老师的地面工作坊，为了让自己更专心地回到内在，我也去外地参加刘军老师的工作坊，让自己在那样宽松的环境中，充分地释放自己的情绪，让自己完全放松。当我一次次充分放松之后，很多的记忆会涌现出来，我常常在工作坊中流很多的眼泪。随着一次次的释放，自己的烦恼越来越少，也很少发脾气了。

在后来的一次参加工作坊的过程中，老师先带领大家呼吸放松，然后引导大家"抱着自己轻轻摇晃，感觉就像在摇篮里，父母在你的身边怜爱地看着你"，我的眼泪一下就流出来了。我仿佛看到我躺在地上的一个篮子里，但身边没有父母，就我一个人孤零零地躺在那里。一个声音说，"父母不要你了，你的出生就是个错误，你是个累赘""你妈妈当初就是打算把你送给你姨妈家的"。

从小，我是在妈妈的姐妹家长大的，妈妈好像也给我解释过，说是因为妈妈的工作非常忙，不得已才把我送到她的好姐妹家里，而且在我可以上幼儿园的时候，就把我接到她的身边了。我清楚地记得，刚回到妈妈身边的时候，我并不愿意，只要一有机会，我就会跑到姨妈家去，有时甚至不告诉妈妈，怕她不同意我去。我一直觉得妈妈还是很爱我的，我总炫耀妈妈每次到姨妈家来看我的时候都会带很多好吃的，同学们也一直羡慕我从小不缺吃、不缺穿的生活。只是，我心里有什么话很少跟妈妈说，有时反而会跟姨妈说，为此妈妈没少生气、伤心。

我一直以为我之所以跟妈妈不亲，是因为从小没在她身边长大，但我没有想到，我的内在还有这么深的被遗弃感。现在妈妈已经离开我们了，对于这个问题已经无从考证，即使妈妈仍然在世，我也不可能再用这个问题去伤她的心了，因为无论答案是什么都没有意义，这只是我潜意识的感觉，与真正的事实并无直接的关系。这是那个幼小的我对于妈妈把我送到别人家的解读，有一种深深的被遗弃感。

更深层次的释放也是在工作坊中，当时一位学员的家庭系统排列引发我回想起出生时的危机（我出生在一年中最冷的季节、最冷的日子、最冷的时辰，当时我被冻僵了，3天没能吃奶，差点死掉。而且我是意外怀孕生出来的孩子，妈妈曾多次想把我打掉），当时闪过一个念头——妈妈当时不想让我活下来。我跪了下来，不断问苍天，为什么？！为什么？！为什么？！……既然你们不爱我，为什么不放了我，为什么还要对我好！为什么不直接放我走？！这一阵叫喊声嘶力竭、撕心裂肺，内心翻江倒海。我知道，这是对自己的不接纳，对自己感到恶心。这时，老师的引导响起，"也许事情不像你看到的那样，不是你想的那样"，同时，在音乐的疗愈下，我渐渐放松了下来，身体仿佛变成了一摊烂泥。后来，我不断去拥抱、温暖那个潜意识中刚刚出生的自己，让她真正活了下来。

从那之后，我整个人好像软了下来，不再是"一只好斗的公鸡"了。我可以拥抱我自己、爱我自己，整个人变得自信了很多。我应该是拥抱了自己的灵魂，与自己和解了吧。

在我与自己的"内在小孩"拥抱的过程中，自己和身边的人都感觉到了我的巨大变化，我变得越来越自信、越来越开心。我也希望身边的人和来访者的生活都能够变得更加美好，所以，我把"内在小孩"带进了咨询里，让来访者们在潜意识里与自己的"内在小孩"拥抱、合一。

在咨询中我也发现，我们许多人之所以焦虑、抑郁、愤怒，其实都跟自己的内在联结不好、对自己非常不接纳有关系，所以，才会出现各种各样的问题、不适。一旦我们与自己的内在很好地联结，情况将会有极大的改变。

在做咨询的时候，我们要先带领来访者做放松。在加深阶段可以用深谷花园法、私人空间法，或数数法等（这些技巧在此就不做详细介绍了）。

当感觉来访者已经足够放松的时候，可以对来访者说："你就顺着一条路向前走，在不远的前方，也许是在某棵树上或者树下，或者在某个假山的后面，或许是湖边，或者在花丛中（催眠师可以运用自己充分的想象去引导来访者），更有可能就在你走的这条路上，你将会看到一个小孩，他在那里等你。"给来访者一段时间，让他在看到小孩的时候告诉你。当来访者说看到了小孩的时候，请他详细描述小孩的年龄、性别、衣服、表情，让他问小孩叫什么名字……

通常，来访者看不清小孩，或者分不清小孩的性别（或与生活中的不一致），或者走不近小孩，这时，需要催眠师去引导来访者改善与小孩的关系。

如果来访者已经能靠近小孩了，那问问他愿意不愿意在一起玩一会儿，如果愿意，他愿意玩什么就和他玩什么，并且跟来访者说，如果他们其中有一个不愿意玩了，就告诉催眠师。

当他们一起玩了一会儿后，催眠师最好引导来访者与小孩做一个很好的互动，如拥抱、抚摸等，进一步改善与内在小孩的关系。

然后，让来访者将小孩放下，并且跟小孩说："对不起，我到现在才来看你，我让你一个人在这里等了这么久，请你原谅我！谢谢你一直在这里等我，谢谢你！我爱你！现在我要走了，但今后无论你有什么需要，我都会在你的身边，我今后还会再来看你的。再见！"这个过程不能太急，要等到他们两个人都愿意分离才行。

最后，唤醒来访者，结束催眠。

有的时候，如果与内在小孩的关系特别不好，就会无法走近小孩，或者不认可小孩，或者小孩不愿意理睬来访者。

当来访者抑郁比较严重时，他们看到的小孩基本上都是让他们嫌弃的类型：小孩长得很丑，甚至像怪物或外星人；小孩很脏，脸上、身上都是黑乎乎的，甚至有伤、血；小孩身上衣衫褴褛、破破烂烂，有的身上只缠着破布，有的甚至根本没有穿衣服；小孩通常会在地上、角落里、床下、阴沟里、快掉下去的地方，甚至在食人花里，等等；情况更严重的时候，小孩的身体是冰冷的，没有呼吸，最要命的是来访者还不愿意救小孩，有的甚至还用脚踢小孩；……不论什么情况，催眠师都不可以着急，要有耐心。如果一次实在不能和好，可以进行第二次、第三次，你会发现情况将会越来越好。而且随着与内在小孩的关系越来越好，他们的情绪也越来越好，越来越自信，生活也越来越顺利。

改善人际关系

人际关系不协调或社交障碍也是抑郁症患者常有的一种症状。在抑郁没有发作时，很多人的人际交往非常正常，有的人甚至是别人的开心果；但是当抑郁发作时，他们宁愿一个人待着，有时甚至恨不得挖一个洞，自己躲进洞里。

在很多情况下，一些孩子不愿意去上学或者一些成人不愿意去上班，别人往往认为他们是因为学习压力或者工作压力太大造成的。其实在很多时候，有些人是因为逃避人际关系而不愿意去学校或者去上班的。

在所有的关系中，最重要的应该算我们和父母的关系了。有观点认为，我们和母亲的关系将会影响到我们与他人的情感关系，而我们和父亲的关系则有可能会影响到我们与财富的关系。肯定有人会问这个说法是不是有科学道理，这个我倒真的说不清，因为我不是专业研究这方面理论的，所以我也没有通过科学的方法去验证这个观点。不过，在咨询过程中，我确实发现我们与父母的关系是非常重要的。

记得曾经有一位从其他咨询师那儿转来的来访者。她人长得非常漂亮，家庭也幸福美满，她的老公能挣钱，也非常爱她，可是她却总是莫名其妙地非常焦虑。在一般人看来，她根本没有焦虑的理由——自己长得漂亮，老公长得帅，也非常爱他，儿女双全，她可以安心地在家当一名全职太太，可以用圆满二字来形容她的生活。但是她却无法解除那种莫名的焦虑。

作为咨询的一部分，我自然而然地问到她的原生家庭，没想到，我一提及这个话题，她的情绪顿时就失控了。她让我以后再也不要提及她的父母，她说她这辈子也不要与他的父母有任何联系了。因为在第一次咨询过程中，我触碰了她的这个痛点，所以，第二次她都不想再来咨询了，但是她又觉得这个咨询对于她来说还是有帮助的，所以她还是忍着不舒服继续做心理咨询。

又做了几次心理咨询之后，我们的关系更加稳定了。对于精神分析的一些观点我还是非常认同的，我也觉得我们与父母的关系对我们来说确实是非常重要的。有一个比喻是这么说的：我们是从父母这棵树上结出的果实，父母就是这棵树的根，果实能否健康成长，完全取决于下面的根，如果某一边的根断了，那我们就很难得到很好的发展。

引发这位来访者焦虑的一个很重要的"按钮"是他父母的电话。如果晚上听到电话铃声响，她的每一根神经都会绷得非常紧，她非常担心那是父母打来的电话，她真心希望她与父母这一辈子再也不要有任何交集。可是，在现实生活中却又完全做不到。不管从根部来解决她的焦虑也好，还是从按钮来解决这个问题也好，我觉得处理好她与父母的关系，都是我们在心理咨询过程中必须要做的。她终于同意和父母做一个和解，但是她真的不愿意面对他们，而且她的父母与她也不在同一个城市。我跟她解释说，我们并不需要她的父母在场，只需要在潜意识里面去做一个和解就可以了。由于对潜意识和催眠不是很了解，她对这件事情抱着非常怀疑的态度。

我的目的是想通过催眠让她在潜意识里去跟她的父母做一个和解。但是父母是她生命中的重要人物，而她对于催眠又是那么的不认可，一旦失败，可能会对他们的关系造成更大的伤害。所以我跟她商量，在第一次的催眠过程中，我们暂且不去跟她的父母对话，而是请她选择一个对她来说不是那么重要，目前关系也不是很好的人，我们先来做与这个人的对话，让她先感受一下。她想了想说，她曾经有一个非常好的朋友，还一起做过事业，但后来两人之间发生了一些矛盾，已经很多年不联系了，即使那个朋友找她有事，也都是通过她的老公转告。在征得她的同意之后，我们做了一个她与那位朋友的对话。对话结束之后，她感觉自己的心里轻松了很多，感觉当初对朋友可能是有一些误解，她也不再那么记恨那位朋友了，甚至说也许今后的某个时间，会邀请那位朋友一起喝个茶、吃个饭、聊聊天。

打好这样的基础之后，我们决定开始做她与父母的对话。我让她选择父母中的一个，她说还是先做跟父亲的对话吧，她觉得她跟母亲的关系还好一些。于是在这次咨询中，我们用空椅子技术做了一个她与父亲的对话。不过，直到对话的最后，她仍然没有能跟父亲做一个很好的和解，也就是说，她并没有完全原谅她的父亲（这在咨询过程中也很平常，很多时候，一些矛盾并不是通过一次对话就能够解决的）。非常巧合的是，这次咨询结束之后，她将去往父母所在的那个城市，当然她去的目的并不是为了看望父母，而是有其他的亲戚去那个城市，她是去见亲戚的，当然既然到了那里，免不了是要与父母碰面的。

当她再次走进咨询室的时候，脸上略带一点喜气。刚一坐下，她就告诉我说她的父亲变了，这次她父亲竟然跟她说了一些关于生意上的事，而这在从前是从来没有发生过的，以前父亲只会跟她的弟弟讨论这样的事情，所以她觉得她的父亲发生了很大的变化。可是，她的父亲在这期间并没有去做任何的改变，真正变化的是她的内心，而不是她的父亲。通过上次的催眠，这次她很期待去做与她母亲的对话，因为现在她觉得与父亲的关系已经很好了，但是跟母亲的关系好像没有跟父亲的关系好。

于是这次我们又用空椅子技术让她与母亲做了一个对话。这次她跟母亲做了一个很好的和解。

在下一次咨询的时候，离咨询开始时间还有10分钟，我在咨询室里就听到了从外面传来的她的笑声。一会儿，她非常开心地走了进来，人还没有坐下，就非常兴奋地跟我说，曹老师，我告诉你，这个星期六我去绿博园了。你知道吗，现在路上好漂亮哦，路的中间栽了许多树，还开满了各种各样的鲜花，美丽极了。我呆呆地看着她，说，你刚刚才看到吗？这些花草树木在那里已经很久了，只是你以前从来没有注意到它们罢了。

这次咨询之后，她就再也没有进过咨询室，安心地过她自己的幸福生活去了。再次见到她，已经是几年以后了。知道我的工作地点变了，她特地买了鲜花来看我，并表示感谢。

在处理人际关系时，空椅子技术是一个非常好用的技术。借助这样的技术，我们让来访者在非常放松的情况下与他人重新沟通，这时也许他们会发现当初与对方可能有一些误解，或者理解了对方的苦衷，或者即使当初是对方错了，他们也可以在潜意识里面去原谅对方。一旦解开了心结，他们就将产生一个全新的关系模式。

通过意象对话的"看房子"或者绘画疗法中的房树人疗法，我们的潜意识可以给我们透露很多的信息。

在这个社会上，很多人觉得自己没有知心朋友，非常寂寞，他们在"看房子"的过程中也会透露很多信息。有些人去"看房子"的过程就非常艰难，有的需要爬很高的山，或者要绕很远的路；有的房子甚至建在很高的地方，却没有通往房子的路径。这就意味着，如果别人想走进你的内心是非常困难的。如果别人走不进你的内心，你又如何能跟别人成为知心朋友呢？你又如何能够不孤独、不寂寞呢？

到了房子的附近，你会发现有些房子在一个院子中，而这个院子由什么材质围成的，它的高度如何等这类信息也意味着一个人的防御力有多强。有的房子的院子是由石头垒成的墙围起来的，有的院墙是由砖砌成的，有的围墙上方还有铁丝网或者非常锋利的玻璃，有的甚至还有电网。这些同样显示了一个人的防御强度。

院门的不同材质和高度也意味着防御能力的强弱。如果一个院子的门由铁板做成，并且还非常难以打开，那么，这同样也意味着别人很难走进你的内心。

房子的不同材质也有着不同的意义。由石头垒起来的城堡的防御性和木头制成的房子的防御性自然是完全不一样的。

另外，窗户的大小和是否能够打开、窗外是否有保护栏杆也意味着一个人是否愿意向他人敞开心扉。当然也影响了一个人与他人之间的关系。

与防御性相反，一些人则极度依赖他人。这类人在"看房子"的途中，常常会抱怨路上没有其他人或车，另外一些人则总是一直行走在闹市区、居民区，很难走到一个相对比较安静或者独立的地方。如果他们看到了房子，也总是抱怨房子里面没有人，或者他们看到的房子常常是与别人的房子连在一起的。

有个女孩子总是在恋爱出问题的时候来找我咨询。在以前的咨询过程中，她也曾抱怨过与其他人的人际关系，她觉得在她与别人的交往过程中，别人老是沾她的光。原来我对此并未很在意，因为她是一个比较能赚钱的女孩，如果身边的人沾她的光，我觉得也是可以理解的，而且她的咨询目的基本也是关于恋爱的，与其他人的关系不是我们关注的点。

但是在这一阶段咨询的过程中，她反复抱怨她与别人一起吃饭时总是她买单，而且有些人比她更有钱。当她抱怨了几次之后，我问她，既然你心里觉得这么不平衡，为什么你还要跟他们在一起玩呢？如果不舒服，你可以减少与他们的交往，重新选择其他的朋友啊。她想了想觉得很有道理，可是下次来的时候，照样抱怨。

那次我还是带她去"看房子"。这次她看到了一座房子，房子在一个院子里。进了院子，正对面就是她的房子。在她的房子的左侧和右侧，垂直于这个房子，还有其他的房子，相当于她的这个房子是个正房，两边还有厢房。但是这个正房很奇怪，这个正房没有门，如果要进入她的房子，要从右侧的厢房的门进去，必须通过右侧的厢房，才能走进她的房子，而右侧的厢房并不是她的。

看了她的这个意象，我一下子就理解为什么她会存在这样的情况了。因为她确实需要依赖她人，她连进出自己的房子都必须经过别人的房子，所以她必须依赖她人，但是这又让她特别不舒服。但即使不舒服，她也没有办法，因为她离不开别人——离开别人，她就无路可走了。

把她从催眠中唤醒之后，我跟她分享了我的这个感觉。她听了之后说，哇，真的太像了。很有意思的是，一旦这个意向由她的潜意识移到了她的意识里，她与别人交往的这个困扰就消失了，她的人际关系相对来说也变得轻松许多。

另外一个高中生关于人际方面的意象也非常有意思。

这位高中生在第3次来咨询的时候，说她这个星期挺开心的。她说上次咨询后，她做了一件她已经想了半年，但是没有勇气去做的事情，就是她终于鼓起勇气跟老师说她想调座位，她从第一排调到了后面。她觉得这个星期之所以开心，是因为调换了座位，她觉得压力没有那么大了。

我问她为什么要调座位，她说当她坐在第一排的时候，她觉得旁边的同学都是好学生，给她的压力非常大，另外她觉得她右边的一个男生和另外一个女生的关系比较好，而与她的关系比较疏远，她有一种被排斥的感觉。她之所以来咨询，是因为她前一段时间已经不想上学了，但是关于这方面的情况，我们并没有涉及过。

在一次"看房子"的过程中，进房子之前，我建议她先绕着房子转一圈，看看房子的周围有些什么。在上一次催眠过程中，我们也做了"看房子"意象。那次，她发现在房子的周围有血迹，感到非常害怕，我建议她再去好好看一下。当她鼓起勇气再看的时候，她告诉我她尝了一下那血，发现是甜的，当时我吓了一大跳，她说仔细看那些血，才发现那些红的并不是血，而是番茄酱（当她的潜意识认为这些红的东西是血的时候，她会害怕；但当她的潜意识知道这些红的是番茄酱的时候，她就不再那么害怕了）。

这次，当她开始绕着房子走的时候，我还担心她会不会再次看到一些让她害怕的东西，不过这次她看到的与上次不一样。刚刚看到房子的时候，房子的两边并没有其他的建筑，但是当绕房一周的时候，她发现在房子的两侧都有非常高的楼房（这在催眠中很常见，因为在潜意识里并无逻辑可言），而且这些楼房离中间的这所房子非常近，中间就隔一条小路。她还特别提到，这些楼房面对中间这栋房子的侧面都没有窗户。然后，她咦了一声，我问她怎么了，她说："曹老师，好奇怪啊，为什么右侧的两栋楼房是面对面的？我从来没有看到过楼房是面对面的。"我当时只是嗯了一声，并没有做过多的解释。

把她从催眠中唤醒之后，我问她，两边的高楼紧贴着中间的这栋房子，带给她什么样的感觉，她说感到非常压抑，感到压力很大。我说，那这种感觉跟你坐在前面时，旁边的好学生给你压力的感觉是否有点像？她说，哎呀，真的太像了！然后她问我，现实生活中从来没有看到过楼房是这样面对面的，我在催眠中为什么会看到面对面的楼房呢？我问她，你觉不觉得如果是面对面的，就意味着它们的关系比较好呢？她说，是的。我问，是不是有点感觉像你旁边的那一位男生和女生的关系？她说，哟，好像真的非常像。

其实，在现实生活中，这个女孩的学习成绩很好，她跟她周围同学的关系也是很好的。可是她就是觉得压力大，并且觉得旁边的男生与另一女生的关系比较好，他们与她的关系就比较疏远，这也许跟事实是不符的，可能是因为她潜意识的这种想法才让她在现实中产生了那样的感觉。

减缓失眠症状

失眠是一件令人非常痛苦的事情，失眠后，人的精神和身体都会受到一定的影响，失眠也是令抑郁者非常烦恼的事情。

一、什么是失眠

失眠是一种常见病、多发病，在临床医学实践中，失眠是指3周以上的睡眠障碍，且专指那种呈现睡眠不足的睡眠障碍，如入睡困难、早醒等，失眠使患者严重感觉睡眠不足，自觉疲劳、头昏、精神不振。

随着现代生活节奏的加快，工作和生活压力的增大，许多人都有失眠现象。其实，我们每个人都曾经历过失眠，例如，遇到紧急事件、到外地、兴奋等，在这些情况下，许多人都会失眠。偶尔的失眠现象是正常的，不要因为一两天睡不着，就开始紧张，就担心自己失眠了。

但是，如果是长期失眠，就应该引起重视了。而且，许多心理问题都会伴有失眠，例如，抑郁症、强迫症、焦虑症、疑病症、考试综合征等，都会伴有失眠。长期失眠有可能引起这些心理疾病，如果患有这些疾病也会加重失眠症状，而且失眠也是诊断这些心理问题的一个标准。

二、失眠的成因

失眠的成因很多，如环境影响（噪音、光太强等），或者因为环境的改变而造成的不习惯，或因为某些事情的发生。但失眠的人有两个共同的特点——紧张、焦虑。紧张和焦虑一般是同时存在的，它们的对立面则是放松。而一个放松的人是很难失眠的。

问题是，许多人觉察不到自己的情绪，包括紧张、焦虑，因为现代社会中，许多人已经习惯压抑情绪了，时间久了，他们就很难觉察到自己的情绪。他们的这些情绪都被压抑在了潜意识里，某一天，这些情绪压不住的时候，就会以各种方式来提醒主人，而失眠就是提醒方式之一。

当然啦，如果身体有疼痛或其他不适，也会引起失眠。在这种情况下，要先去治愈身体，毕竟能忍受疼痛而睡得很香的人还是很少的。

其实，许多单纯失眠（指不伴有抑郁症、强迫症等）的人的失眠是对失眠的恐惧引起的。也许当初只是某些原因导致睡不着，使他们有些紧张，后来看到有些养生知识说，如果一夜未睡就如何伤身体，需要多久的时间才能把一夜未睡的精血补回来，如果少了精血就会如何不好，他们就更紧张了。到了晚上或刚上床，他们就开始担心，如果今夜还睡不着怎么办。于是，他们就开始数羊，有时甚至还没上床，就先放上放松的音乐。但是，他们经常会发现怎么数了几百只羊、听了好几段音乐还没睡着？难道今夜又失眠了？又是新一轮的焦虑开始了。

对于抑郁的人来说，失眠几乎是家常便饭了，失眠也是痛苦、抑郁情绪的重要来源之一。

三、如何改善失眠

改善失眠状态有许许多多的方法，例如，听音乐、数数、换床、换窗帘、饮食配合等。这些方法对有些人有效，但对有些人却无效，特别是对于抑郁症患者，这些方法几乎都很难有效果。

在咨询的过程中，我们发现让来访者放松是最重要的。如何让来访者放松呢？

首先，让来访者在思想上放下包袱，放下担心和害怕。

其次，教会他们做深呼吸（腹式呼吸）。这是一个非常重要的技能，可能有人的说，呼吸谁不会呀？可是，现代社会中，由于工作生活的节奏太快，许多的人呼吸都非常浅，这也是人们焦虑的一个非常重要的原因。

再次，让他们做好今夜睡不着的准备。注意：不是准备今夜睡不着，而是允许今夜睡不着，这两者有着本质的区别。当没有了担心，没有了责备，没有了期待，很多人就能睡着了。

最后，用催眠让他们体验放松，再进一步解决他们内在的一些东西，这样，他们的睡眠才会得到真正的改善。

其实，如果能够放松下来，失眠还是比较容易解决的。曾经有一位来访者，因为一位远亲去世，启动了她的焦虑和恐惧。来咨询前，她失眠近半年，几乎不能上班，并且已经打算请一年假在家解决自己的失眠问题。

在前两次来咨询时，她不敢自己开车（她与老公各自有车），一定要她老公陪她来，从第3次起，她可以自己开车来咨询了。经过4次的催眠治疗，她的失眠问题基本解决了，在咨询师的建议下，她没有请假在家，也没有影响上班。

几个月后，她再次来到咨询室，想解决一个困扰了她很多年的问题——她一直很担心自己的身体，所以，自孩子出生，她都没有能够好好照料孩子。有时，全家一起出去玩，不到一小时她就累了，为了不影响孩子的兴致，她都不敢陪孩子一起出游。经过一段时间的咨询，她的这个烦恼也解决了。当她第一次陪着孩子玩到 4 个多小时时，她开心极了，她终于可以与家人一起享受天伦之乐了。

还有一位 60 多岁的先生，因为失眠非常痛苦，他感觉半年多来，自己好像从未睡实过。为了改善睡眠，他想尽了一切办法，包括吃药，但他觉得仍然不能真正入睡。不睡的时候，困得要死，但头一靠近枕头，好像又变得特别清醒。

"催眠"虽然源自睡眠这个词，但催眠却不是让人睡觉，因为催眠的目的多数是为了解开潜意识里的一些"结"。但对上面那位先生的催眠却让他好好睡了一觉，因为他觉得太久没能睡着了，感到特别痛苦，那次引领他放松后，他就进入了深深的睡眠状态。在正常情况下，我们必须将来访者唤醒，以进行后续的潜意识沟通。但我觉得睡眠对这位先生来说太珍贵了，所以，在他睡着后我并未唤醒他，而是让他好好睡了一觉。当他醒来后，脸上泛着红润，健康的肤色让他显得年轻了 10 多岁。

对于抑郁症患者来说，事情就没那么简单了。他们的失眠通常有着其他生理和心理的成因。但是，催眠确实是缓解失眠的一个非常好的方法，而且催眠后带领来访者"看房子"，也解决了不少人失眠的问题。

减轻拖延症

许多抑郁症患者都有拖延现象，夸张一点说，拖延是抑郁症患者的共性。不知你是否有以下现象。

• 新年或新学期之初，你下了决心，定了计划。开始的时候，你觉得时间还早，不着急，然后一个月过去了，又一个月过去了，但是，计划还没开始执行或只是开了个头。

- 领导布置的任务，你总要拖到最后才去做，所以最后总是要加班，甚至熬夜才能完成。而在当今这样一个充满竞争的社会里，你因为自己这样的处事风格，常常担心自己被老板"炒鱿鱼"。
- 你为一个很重要的客户准备文案，但却一拖再拖，最终失去了商机。
- 该交的论文，却一拖再拖，最后导致自己不能顺利毕业。
- 假期作业总是要拖到最后一个星期才做。
- 家里的脏衣服几乎堆成了山。
- 水池里的碗已经好几天没洗了。
- 约会、乘车、看电影、开会总是迟到。
- 晚上，看手机、玩游戏、看电视，总要熬到深夜甚至凌晨才睡。
- ……

如果你有以上现象，那么，你可能就是一个拖延者了。

当然啦！也许你已经习惯了这种拖延，或者说拖延还没有让你那么痛苦，那就没有关系。但是，如果你已经很痛苦了，或者说拖延已经给你带来了很多的麻烦了，那么拖延可能就是你要去认真面对和解决的问题了。

我从未意识到自己有拖延症，直到那一次，我去赴一个很重要的约会，但却迟到了一个多小时。这让我百思不得其解，之前我一直认为自己老是迟到是因为自己不太愿意去做，但是这次的约会是准备了很久的，因为我要去见的人，是我非常尊敬的老师和他的家人，包括他的父母。老师全家一起到南京来玩，我们约好这一天的中午我去请他们全家人吃饭，但我却迟到了一个多小时。

这次事件让我把我的拖延提升到了意识层面。以前，我可能从未这么清晰地意识到自己的拖延——每次从家出门，我都要准备很长的时间。开始的时候，老公会一直催促我，后来他就不再催我了，而是自己提前下楼去开车，这样我就不得不赶紧跟着下楼，但结果总是丢三落四。但我从来没有把自己这种行为与拖延联系起来，反而一直在心里责备老公没有绅士风度——女人出门不就是要等的吗？

当清晰地意识到自己的拖延之后，我开始认真思考自己以往的行为：我发现迟到几乎是我的惯常行为。而且从表面上看，这些迟到都不是我自己的原因。记得有一次，为了去听一个很重要的课，我提前半小时就出了家门。到小区门口时，看到小区的班车停在那里，我赶紧跑过去，还差两步就要踏上汽车踏板时，我跌了一跤，丝袜坏了，膝盖上也破了一大块皮。我不得不返回家中处理我的袜子和膝盖，这样，我就迟到了。

当然，这样的事情在我的生活中有很多：堆在水池里的碗、几天没洗的衣服等；看电影、约会、请吃饭（哪怕是我请别人）也会迟到；即使是我喜欢做的心理咨询，也迟到过很多次；而且，我发现，越是我认为重要的事情，就越会迟到。

自从发现了自己的拖延行为之后，我试着去解决自己的问题。我用了各种各样的方法，包括时间管理、制订计划、立即行动、提前准备等，但我发现收效甚微。直到有一天，那是在一次工作坊后的第二天，当时我正走到一个十字路口，忽然一个念头从潜意识里跳出来：如果迟点出生，你就不会差点死掉！

天哪！这个念头，把我自己吓了一大跳。是的，妈妈当年因为工作忙，没有能够回家待产，一个人把我生在单位宿舍，导致我被冻僵了，3 天没有能够吃奶，差点死掉。

虽然在我的记忆里并没有这一段（"差点冻死"是听妈妈说过的），妈妈并没有说具体的情况，以前我也很少想起这件事。但看来这些事还是深深地写进了我的潜意识里——包括我的肥胖、我的拖延，看来都是为了保护我不会死掉——因为不能吃奶，差点死掉，这种恐惧让我一直很贪吃；那如果我迟点出生呢？那样就会有人帮着妈妈处理各种事，妈妈就可以有时间照顾我，那么我就不会被冻僵，也不会差点死掉，所以可能在潜意识里，我一直在让自己拖延吧！

非常有意思的是，当这个念头从潜意识里跳到我的意识层面之后，我的拖延现象好了很多。

也许你同样并未意识到自己的拖延，但是你会发现，现在这个社会上充斥着焦虑、压抑，忙碌不堪的人。因为拖延，积压的事情越多，内心的焦虑就越重，压力就越大。对于许多人来说，当有事情做的时候，反而会更轻松一些。这是因为，一来，做事情的时候可以转移自己的注意力；二来，因为正在做着事情，所以相对来说焦虑程度也就下降了。

据说现在 90％ 以上的白领都有拖延现象，这给现在的年轻人带来了极大的困扰。他们也尽了很大的努力去改变这种现象。但是多数情况下，很难有好的效果，这是因为拖延往往与很多心理问题有关。

一、拖延与完美主义

很多人做事拖延，是因为他们总想把事情做得非常完美。如果他们觉得不能做到完美，那还不如拖着不做。但是，他们可能从未意识到，完美主义与追求完美是两个完全不同的概念。做事完美是指我们做事的时候要非常认真，要尽量把事情做好。但是，完美主义者是不允许任何事情有任何缺陷的，他们总想要有一个 100％ 的完美。所以，完美主义者害怕失败，或者说不允许自己失败、不敢失败。就是这种完美主义导致了完美主义者裹足不前，一直拖延下去。

二、拖延与抑郁

当人处于抑郁状态中时，对任何事情都没有兴趣，这是抑郁的一个典型特征。在这种情况下，他们什么都不愿意去做，所以拖延就成了一种自然现象。

三、拖延与强迫

有强迫症状的人总是非常纠结，如从 a 地到 b 地，是乘飞机、坐火车还是开车？这种问题对于他们来说是非常头疼的，因为每一种方法都有它的利和弊。但是有强迫症状的人，总希望有一个方法是能占到所有的利而舍弃所有的弊，或者说他们需要 100％ 的保证。但其实这是很难做到的，或者说是根本不可能的，所以他们往往在纠结中蹉跎岁月。

四、拖延与焦虑

看起来似乎拖延与焦虑是对立的。因为看起来焦虑的人似乎动作会比较迅速一些，但是当我们非常焦虑的时候，是很难抓到重点的，因为焦虑常常会导致做事时东一榔头西一棒槌，所以虎头蛇尾的现象很多，很难将一件事情善始善终地执行完毕。

五、拖延与自卑

自卑的人往往缺少自信，而且非常容易看到事物的消极面。在这种情况下，他们很难积极投身到工作、学习和生活中去，自然也就形成了拖延。

　　也许你已经意识到了自己的拖延。并且可能想了很多的办法去改变自己的拖延。但是可能很难有效果。

　　在咨询的过程中，我发现确实是这样的。为了改变来访者的拖延，我们会协助来访者制订一些计划。例如，我们会带他们制定每天的作息时间。在制订计划的时候，我们会考虑得非常详细，也会考虑到各种各样的因素。一开始，来访者可能执行得不错，但是一个星期之后、10天之后呢？他们往往又恢复成原状，很难坚持下去。

　　后来在催眠的过程中，我才发现其实每个人的拖延都与他潜意识里的一些意象密切相关，而且每个人的原因都不一样。

　　来访者M是一位非常努力的大学生，为了将来的发展，她决定暑假期间留在学校，不回家乡，以便认真学习，准备考研。但是，直到假期要结束时，她才发现自己根本就没有学习。这段时间，她是这么过的：每天上午睡到9点、10点，起床后觉得上午已经快要结束了，还是先玩一会儿手机吧；吃过饭，睡一会儿午觉，起床后，又习惯性地拿起手机，一玩就玩到了下午4点多，这时，她心想都已经快到晚饭时间了，那吃过晚饭再说吧；到了晚上，再次拿起手机，安慰自己说，就刷一会儿，但这一刷就刷到晚上10点多，这时觉得开始学习又太迟了，就继续刷手机或在电脑上看电影。时间过得飞快，一下子就到了深夜了，有时甚至玩到凌晨。

　　就这样，日复一日，两个多月的假期很快就结束了。这时，她才意识到自己的拖延，于是，来到了咨询室。

　　在催眠后，我引导她去看看自己究竟是被什么卡住了。随着放松的深入，她进入了一个非常非常深的山洞里，在山洞的最底层，有几道非常厚的门，有铁门、石门，还有机关。她克服了重重困难（中途她多次想退出，但在我的鼓励下，她勇敢地一步一步地向前进），终于打开了最后一道门，当门打开的一瞬间，无数毒蛇、蜈蚣、蝎子，还有许多不知名的虫子像潮水一样地冲了出来。当"潮水"退得差不多之后，她鼓足勇气进到最里层，里面有一个石棺，我鼓励她打开它，当她打开棺材后，发现里面躺的是她自己。

　　啊！这样就很容易理解她为什么这么拖延了，因为在潜意识的底层，她是没有生命力的，所以当然就没有活动力了，她又如何能够拖动一个没有活动力的躯壳呢？

一位临近毕业的博士生，早就开始准备写毕业论文了，但是一直没有什么进展，而且一想到论文他就开始头疼。开始咨询后，我协助他做了一些小调整，论文似乎开始启动了，但他发现进展好像仍然非常缓慢。

在一次催眠的过程中，出现了一个非常有意思的意向。当时，我引导他去"看房子"。在前面的引导过程中，他都能非常清晰地看到一些画面。但是，当我开始引导他去"看房子"的时候，前面突然就没有路了，周围一片漆黑，他一步都不敢向前走。我引导他一步一步地向前移动，他移动一步，前面就出现一点可见的地方，但只有一步远。走到最后，前面就是悬崖峭壁，无路可走。到这个时候，我忽然明白他为什么拖延了。试想一下，如果你的前面根本没有路，你还敢动弹吗？你是不是只能小心翼翼地待在原地呢？（这样的现象在催眠中非常常见——无路可走导致缺乏行为动力）。当他在意象中有路可走时，他的论文进展快了许多，并且按时毕业了。

有的时候，我们可能会被一些看上去不错的意象蒙蔽。一次，有个来访者说她看到了一圈树，她就在这圈树的中央，这里充满了阳光。乍一听，这是一个很好的意象，阳光、树木，看上去充满了生机。但是我觉得这与她的心理状态不符，好像有哪里不太对劲。这时，一个词从我脑海里跳出来——无路可走。于是我问她说，你可以从这个树围成的圈子里走出来吗？这时她才发现她根本动不了，就是说她根本走不出去。在咨询的过程中，如果咨询师被这种看似很好的景象欺骗的话，可能就错过了一个治疗机会了。

当人们陷入严重抑郁时，他们的拖延要比普通的拖延严重得多，他们根本无法完成正常的工作。

对于这些原因引起的拖延，如果我们只在意识或理性层面做处理，是很难有效果的。因为我们每个人都能够清醒地意识到我们应该做什么，但有时我们就是做不到。当我们实在解决不了问题的时候，可能要考虑一下在潜意识层面做工作。

从这几个案例来看，我们在潜意识里做工作的速度要比我们在意识层面做工作的速度快很多。

疗愈身体疼痛

一、头痛

抑郁期间的人，常常感到头疼、头涨，脑袋"转不动"，严重影响了工作和学习。

曾经有位来访者，奋斗了很多年，才从原来的基层岗位调到了干部岗位。现在他是做文字工作的，对他来说，写东西是家常便饭。自到岗以来，这份工作他应付得轻松自如，他很喜欢这份工作，也很珍惜目前这份工作。

但是，最近他不得不考虑换个工作了，因为现在他根本无法胜任目前的工作——当他被抑郁情绪吞没时，内心感到非常绝望，他常常坐在电脑前一个字也写不出来，原来只需半小时或1小时就可以完成的稿子，现在他用一个星期的时间也完成不了，特别是当领导催得急的时候。他真的快崩溃了，他常常感觉头疼得快要裂开了，并且脑袋里好像塞满了东西，脑子根本转不动，所以无法完成正常工作。

在他充分放松后，我引导他去看自己"脑袋内"的意象。他一进"脑袋"，一股热浪扑面而来，而且还夹带着各种非常难闻的味道。在他的"脑袋"里充斥着各种各样乱七八糟的东西，垃圾、废纸、苍蝇、老鼠、蟑螂、毒蛇、粪便等塞满了他的整个"脑袋"，可以说里面什么恶心的东西都有。

我们用了3次咨询，才把他"头脑"里的这些东西清理完毕。每次清理的过程都使他感到精疲力竭。但是每清理一次，他就感觉头脑轻松很多。渐渐地，他的下笔也变得流畅起来，工作也变得越来越顺利了。当然，他也用不着换工作了。

二、胃疼

在抑郁期间，胃疼也是常见的现象。胃与情绪的联系非常密切，如果情绪出现问题了，我们体内的中空器官——胃，将首当其冲，成为不良情绪的"承载器"。另外，在抑郁期，人们的饮食也常常不正常，这也容易对胃造成伤害。

所以，胃疼对于抑郁的人来说是家常便饭。

一般来说，女孩都希望苗条，生怕自己太胖了。但在咨询室里常常发生一些令人感到匪夷所思的事情，有些女孩子听到夸她们苗条的时候，往往会脸色一变。比如，在咨询室里就发生了以下的故事。

有一天，一个咨询了几次的女孩子满脸喜气地走进咨询室，进来后就告诉我说：曹老师，我昨天竟然吃了一碗鸭血粉丝和一笼汤包，我太开心了。看着她满脸的喜气和略带一丝红色的脸庞，我也由衷地为她感到高兴。

这个女孩子刚刚来咨询的时候，几乎吃不了什么东西，还经常胃疼，一直在吃中药。我一直很羡慕她的苗条，但每当我说出来的时候，她总是面有愠色，虽然她没说什么，但我知道她是不高兴了。后来，我们就这个问题也进行了讨论，才知道因为她一直吃不下东西，所以体重掉得厉害，她为此感到很害怕。

咨询了两三次后，她就把中药停了，胃疼也渐渐减轻了。慢慢地，她的食量也变大了。对于她来说，一次吃下一碗鸭血粉丝和一笼汤包是几个月前想都不敢想的事情。

当她能吃下东西之后，人也变得丰满了些，脸色也好看了。更神奇的是，她半年多来悬而未决的工作问题也解决了。

三、其他疼痛

抑郁中的人，脖子疼、后背疼、腰疼、心口疼等都是常见的身体症状。曾经有一位耳鸣的来访者，在朋友的提醒下来做心理咨询，结果她的痛苦很快解除了。

这位来访者是一位非常知性的女性，她和老公的事业都非常成功，女儿学习也很好，双方父母也非常好。但半年多前，她得了一个"怪病"——她在夜里总听到有声音，而这些声音其实是不存在的，因为其他人都听不到。

她去了好几家医院诊治，都没有效果，还有一位医生对她说，可能这种耳鸣要陪伴她终身，因为医生在她身体里并未检查出什么毛病，所以也无法对症下药。有一天，她与好友聊起她的烦恼，这位好友想起来，有另一位朋友曾经胃痛了好多年，吃了无数的药，但也未能治好，后来在别人的建议下进行了心理咨询，胃就好了。所以，好友建议她不妨也试试心理咨询。于是，她走进了心理咨询室。

在心理咨询室里，我很少关注她的耳鸣，更多的是带领她放松，并用催眠去看她的内在存在什么。

经过几次咨询，她的耳鸣消失了，但她还是会在夜里担心或确认是否有耳鸣现象，这也在某种程度上影响了睡眠。又经过了一段时间的咨询，她真正地变得越来越放松，担心也渐渐消失了。

另外一个故事也很有意思。

一位临近毕业的博士生前来咨询。因为论文写作受阻，他感到非常苦恼。如果让他做其他事情都没有问题，但只要看到或想到自己的论文，他就感到非常焦虑、厌烦。

带他"看房子"的过程是非常艰难的，他常常就飞到天上去了，所以，我们很难"看到"他的房子。后来，我们终于"看到"他的房子了。但他一进房子，房子的梁就塌了，然后，整个屋顶全塌了。我们费了好大劲儿，才帮他把房子重新"修建"好了（这其实是一个疗愈的过程，有的时候这种疗愈进行一次就能解决问题）。

当他下一次来的时候，他告诉我，已经两年多了，他的整个脊柱一直都非常疼。虽然疼得不是特别厉害，但是这种疼痛一直都存在，他做过按摩，也吃过药，但是一直都不见好。

在这次的催眠过程中，房子的房梁再次塌了下来，而且整修工作变得十分艰难——在构建基础时，都建得特别坚固，但只要梁一架上去，整个基础就塌了，要不就是梁断了，最后，"房子"也塌了。

我们的潜意识真的太有智慧了，通过这样的方式来告诉我们哪里出问题了——我们的脊柱还有一个俗称叫脊梁骨，这跟房梁不是一个意思吗？

再后来，当他的"房子"变得越来越好，房梁不再倒塌时，他的脊柱也不再那么疼痛了。

解围职场困境

在我的咨询生涯中，做职业规划或工作选择的案例并不多，因为这群人不是我面向的主要人群，他们多数只是想在意识层面寻求一些职业规划的指导，而我的来访者多数是想解决情绪问题的人，特别是那些想从根部解决自己心理问题的人。但是有些人在对前途感到非常迷茫的时候，也有可能来找我咨询。一般我不会帮他们从意识层面或从环境因素分析，而是习惯性地帮助他们先解决他们的情绪问题，或者陪伴他们去看看是什么阻碍了他们职业生涯的顺利发展。

一般来说，当人们在职场遇到困境，或者是找不到工作的时候，通常情况下我们会认为是因为外部条件所限，或者是我们自身的能力不足等，极少数情况下才会想到是我们的潜意识对前途产生了影响，即使在心理咨询过程中，我也不会过多地往潜意识这个层面去想。当来访者因为前途方面的选择而来找我做咨询的时候，我的关注点仍然会在他们的情绪上，我会协助他们从情绪的层面去看究竟是什么造成了他们当下的困境。非常有意思的是，当我用"看房子"技术带领他们去看当下的心理状况的时候，经常会在无意中发现，他们潜意识里的有些意象影响了他们的职业生涯。

有一次，一个毕业了近两年的男生来找我做心理咨询。他咨询的目的是想知道，他去做公务员好不好。这位男生刚刚毕业不到两年，但却已经换了十几份工作。对于曾经的工作，他总有"非常合理"的辞职理由，当他被辞退时，也总是认为那些领导或同事有问题。我是做心理咨询的，不是做职业规划的，所以我的着眼点基本上是引导他去看看，究竟他内在的什么原因造成了他当下的状况，是什么原因使他在不到两年的时间内更换了十几份工作。但是他很不耐烦，他说你只需要告诉我公务员这个工作好还是不好就可以了。也就是说他并没有真正从内在解决他自身问题的意愿，他的目光仍然放在外界，放在他所处的环境上。我说公务员确实是一份不错的工作，稳定而且待遇也很好。他听了很高兴。接着我又说，既然公务员的工作是一份非常理想的工作，那么很多人都会去争取这样的工作，那你觉得你的优势在哪里呢？这时他显得信心满满，列举了自己的一些优势。我再问他，在将来的工作中，如果再次遇见类似你以前的领导，那你又该如何呢？他说不会的（在他过去的工作经历中也是这样的，当未开始一份新的工作时，他看到的都是未来工作的优势，对于可能存在的不利因素，他通常都采取自动回避的方式）。

在咨询过程中，我感觉他的焦虑程度还是比较高的，所以我建议他可以做一些放松，并且感受一下催眠。他想了想，同意了。

引导他充分放松后，我让他想象走出这个院子的大门，外面会有一条路。但是，他一出院子的大门，面对的却是一堵非常非常高的墙，这堵墙完全挡住了他的去路。既然不能向前走，我只能引导他向左边或者向右边走，看是否能找到出路，不幸的是左边和右边也都是被堵死的。

这就是他潜意识里的意象。也就是说，在他的潜意识里，他是无路可走的，目前他所计划的考公务员这条路，说明他想找一个出路或者突破口。但是如果他潜意识里的这种意象不改变的话，他的职业生涯仍然将是非常艰难的。

去年的一个个案，就更有意思了。

来访者是一个年近30岁的女性。为了养育孩子，她辞去了以前的工作。现在孩子渐渐长大了，所以她想继续出来工作。可是让她始料不及的是，当她重新开始找工作的时候却不是那么顺利。她花了大半年的时间，仍然没有找到一份工作。她觉得可能是她非常轻微的结巴造成了当下的困境。为了改变这种状况，她来找我做心理咨询。

我仍然用催眠加意象对话的方法，帮助她寻找内在阻碍她的东西。当引导她去"看房子"的时候，一件非常有意思的事情发生了。我引导她走到楼下，然后右转弯，再左转弯。当左转弯过了一条马路之后，她就走不动了。马路对面的路、建筑及树，她都看得非常清晰，在她的前方也没有任何障碍物。也就是说，在她的前方没有任何障碍物阻挡她，但是她就是不能前进。她的手可以伸向前方，但是脚却无法向前。我们做了各种努力，似乎也没有什么作用，我只好建议她换一个方向前进。但这时她却发现她无法向任何方向前进，也就是说她的前后左右都被堵死了，但是又看不见任何障碍。我花了很长的时间才将她从这个困死的围城里拉了出来。

出来后，我又引导她继续向前走。不一会儿她又走进了一个四合院里，然后又出不去了。我再次引导她走出了那个院子。

催眠结束后，我建议她近期暂时不要去找工作了，因为看起来她的潜意识里的路都被堵死了。我建议她等到以后在催眠意象里看到自己有路可走了再说。

出乎意料的是，在这次催眠后的第 3 天，她接到了一个电话，电话来自一个她半年多前投过简历的一家公司。那家公司让她去面试并录取了她。这样的一个结果，也让我感到非常震惊。我从未想过我们的潜意识不仅对我们的意识和行为有影响，甚至可能会影响到一些我们不可预测的因素。当然，肯定有很多朋友会说，这是一种巧合。是的，这也可能是一种巧合，但是这种巧合未免太巧了。在半年多的时间里，她的工作一直没有着落，但是当她在潜意识里从困境中出来之后，她的工作就在向她招手了。

因为她开始工作了，我们的咨询就中断了（她咨询的目的就是找工作）。半年后，她再次预约了咨询。这次我感觉她比以前更有信心了，但人却显得有些疲惫。她告诉我，这份工作她干得还挺开心的，就是太累了。因为工作本身就特别忙，常常要加班到晚上九十点钟，再加上单位离家很远，所以有时要到将近晚上 12 点才能到家。家人都劝她放弃这份工作，但是她自己不愿意。

在这次的催眠中，她看到了一个被关在牢房里的苦力。我建议她去跟那位苦力交流，并把那位苦力带出牢笼，但是那位苦力却怎么也不愿意离开这个牢笼。当时我觉得这个意象真的是太有意思了，这跟她当下的情况难道不是完全吻合吗？

类似的故事在咨询室里发生过很多次。如果您从未经历过，真的无法想象我们的潜意识对我们的影响究竟有多大，这种影响程度真的是令人难以置信。

****

走出抑郁并不是一蹴而就的，它需要我们付出非常艰辛的努力。也许最初阶段我们会走得比较快，从绝望、无望到有希望；然后渐渐地就会进入一个平缓期；再往后甚至会有下降的现象。任何事情都不可能直线到达，我们都需要波浪前进。特别是当我们从潜意识层面去解决问题时，这样的情况可能会更加明显。

面对潜意识需要很大的勇气，因为潜意识里往往压抑了许多我们平时不敢面对的东西。在咨询的某个阶段，也许我们感觉情况会更糟糕，因为很多人平时都在不自觉地"装"着，但是当潜意识里更深层的东西呈现的时候，原来压抑的内在情绪就会呈现出来，这时候连伪装都已经很难了。所以，在某个阶段，自己和别人可能都会觉得我们的情绪更糟糕。但这是一个必经的过程，我们无须害怕，越过这个坎儿，就会有一片新天地。

利 与 弊

在潜意识层面（灵）对抑郁做工作也有其利和弊。

一、优点

1. 从根本解决问题

在潜意识层面做工作，相对于在身体和心理层面做工作而言，要更深入。

2. 效果更好、更快

我们直接与真正的"Boss"沟通，其效果当然更好。

3. 复发率低

将形成症状的内在"种子"清理掉，复发的可能性将大大降低。

二、缺点

1. 一般来说，很难自己操作

只有在非常放松的情况下，被压在我们潜意识里的一些"种子"（特别是我们曾经被伤害的记忆）才有可能浮现。如果我们想自己解决问题，就需要意识的参与，这时，被埋藏在潜意识深处的"种子"很难浮现，问题当然就不太可能得到解决。

2. 对心理咨询师的要求比较高

首先，需要心理咨询师自己能够充分放松，这样才有可能与来访者在潜意识层面对接，用心理大师荣格的话来说，才能进行"下"对"下"的连接；

其次，心理咨询师的心灵最好能足够纯净、通透，这样才不会因自己的不纯而污染来访者，因为潜意识的力量真的是太强大了，所以影响也极大。

3. 有时中间过程会比较痛苦

当要取出"肿瘤"的时候，"开膛破肚"自然会让我们感到很疼。